曾文星教授心理治疗丛书

心理治疗：学说与研究

Psychotherapy: Theory and Research

曾文星　徐　静　合著

北京大学医学出版社

图书在版编目（CIP）数据

心理治疗：学说与研究/曾文星，徐静合著. —北京：北京大学医学出版社，2005.5（2008年重印）
ISBN 978-7-81071-798-4

Ⅰ. 心… Ⅱ. ①曾…②徐… Ⅲ. 精神疗法
Ⅳ. R749.055

中国版本图书馆CIP数据核字（2005）第015225号

心理治疗：学说与研究

合　　著：曾文星　徐　静
出版发行：北京大学医学出版社（电话：010-82802230）
地　　址：（100191）北京市海淀区学院路38号 北京大学医学部院内
网　　址：http：//www.pumpress.com.cn
E - mail：booksale@bjmu.edu.cn
印　　刷：北京地泰德印刷有限公司
经　　销：新华书店
责任编辑：药　蓉　　**责任校对**：金彤文　　**责任印制**：张京生
开　　本：850mm×1168mm 1/32　　**印张**：16.25　　**字数**：403千字
版　　次：2005年5月第1版　2008年9月第2次印刷
书　　号：ISBN 978-7-81071-798-4
定　　价：35.00元

[作者简介]

曾文星

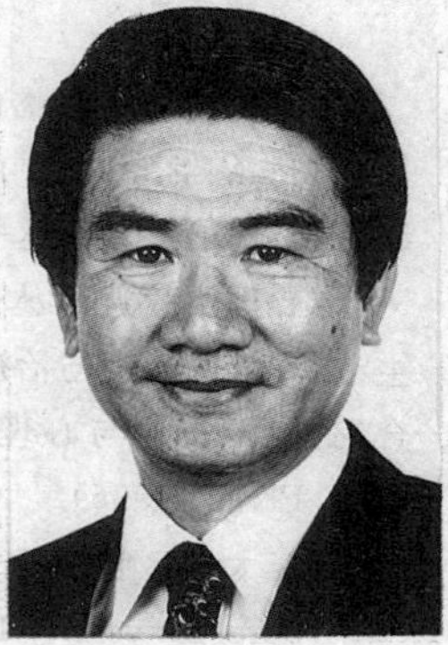

本籍：台湾省　台南人

学历：台湾大学医学院医科毕业

台湾大学附属医院精神科住院医师专科训练

美国哈佛大学医学院精神科进修

曾任：台湾大学医学院精神科讲师

美国夏威夷东西文化中心研究学者

世界精神医学会文化精神医学分会会长

现任：夏威夷大学医学院精神科教授

北京大学精神卫生研究所客座教授

世界精神医学会文化精神医学分会荣誉顾问

美国文化精神医学研究会委员

美国精神医学会卓越终生院士

世界文化精神医学协会筹备理事长

专长：心理治疗、文化精神医学

合著：心理治疗：原则与方法（北京医科大学出版社，2000）

心理治疗：理论与分析（北京医科大学中国协和医科大学联合出版社，1994）

最新精神医学（水牛出版社，1988）

现代精神医学（水牛出版社，1994）

新编精神医学（水牛出版社，2003）

文静心理卫生丛书（十二册）（水牛出版社，1989～1996）

文化、心理与治疗（Culture，Mind and Therapy：Brunner/Mazel，1981）

文化与家庭：问题与治疗（Culture and Family：Problems and Therapy：Haworth，1991）

文化与司法精神医学（Cultural Competence in Forensic Mental Health：

Brunner-Routledge, 2004)

专著:文化精神医学大全(Handbook of Cultural Psychiatry: Academic Press, 2001)

文化精神医学临床指南(Clinician's Guide to Cultural Psychiatry: Academic Press, 2003)

编著:心理治疗普及丛书(十本)(北京医科大学出版社,2001~2002)[简体版]

心理治疗普及丛书(十本)(香港中文大学出版社,2004)[繁体版]

主编:华人的心理与治疗(北京医科大学中国协和医科大学联合出版社,1997)

合编:中国文化与心理卫生(Chinese Culture and Mental Health: Academic Press, 1985)

亚太地区自杀行为(Suicidal Behavior in the Asia-Pacific Region: Singapore University Press, 1992)

中国社会与心理卫生(Chinese Societies and Mental Health: Oxford University Press, 1995)

移居与适应(日本评论社,1996)[日文]

文化与精神病理(Culture and Psychopathology: Brunner/Mazel, 1997)

文化与心理治疗(Culture and Psychotherapy: American Psychiatric Press, 2001)

文化与临床精神医学(Cultural Competence in Clinical Psychiatry: American Psychiatric Publishing, Inc., 2004)

亚洲文化与心理治疗(Asian Culture and Psychotherapy: University of Hawaii Press, 2005)

[作者简介]

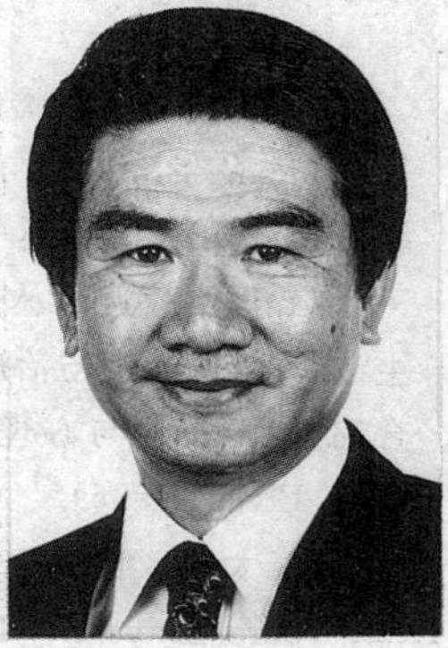

曾文星

本籍：台湾省　台南人

学历：台湾大学医学院医科毕业

台湾大学附属医院精神科住院医师专科训练

美国哈佛大学医学院精神科进修

曾任：台湾大学医学院精神科讲师

美国夏威夷东西文化中心研究学者

世界精神医学会文化精神医学分会会长

现任：夏威夷大学医学院精神科教授

北京大学精神卫生研究所客座教授

世界精神医学会文化精神医学分会荣誉顾问

美国文化精神医学研究会委员

美国精神医学会卓越终生院士

世界文化精神医学协会筹备理事长

专长：心理治疗、文化精神医学

合著：心理治疗：原则与方法（北京医科大学出版社，2000）

心理治疗：理论与分析（北京医科大学中国协和医科大学联合出版社，1994）

最新精神医学（水牛出版社，1988）

现代精神医学（水牛出版社，1994）

新编精神医学（水牛出版社，2003）

文静心理卫生丛书（十二册）（水牛出版社，1989～1996）

文化、心理与治疗（Culture，Mind and Therapy：Brunner/Mazel，1981）

文化与家庭：问题与治疗（Culture and Family：Problems and Therapy：Haworth，1991）

文化与司法精神医学（Cultural Competence in Forensic Mental Health：

Brunner-Routledge，2004）

专著：文化精神医学大全（Handbook of Cultural Psychiatry：Academic Press，2001）

文化精神医学临床指南（Clinician's Guide to Cultural Psychiatry：Academic Press，2003）

编著：心理治疗普及丛书（十本）（北京医科大学出版社，2001～2002）［简体版］

心理治疗普及丛书（十本）（香港中文大学出版社，2004）［繁体版］

主编：华人的心理与治疗（北京医科大学中国协和医科大学联合出版社，1997）

合编：中国文化与心理卫生（Chinese Culture and Mental Health：Academic Press，1985）

亚太地区自杀行为（Suicidal Behavior in the Asia-Pacific Region：Singapore University Press，1992）

中国社会与心理卫生（Chinese Societies and Mental Health：Oxford University Press，1995）

移居与适应（日本评论社，1996）［日文］

文化与精神病理（Culture and Psychopathology：Brunner/Mazel，1997）

文化与心理治疗（Culture and Psychotherapy：American Psychiatric Press，2001）

文化与临床精神医学（Cultural Competence in Clinical Psychiatry：American Psychiatric Publishing，Inc.，2004）

亚洲文化与心理治疗（Asian Culture and Psychotherapy：University of Hawaii Press，2005）

徐　静

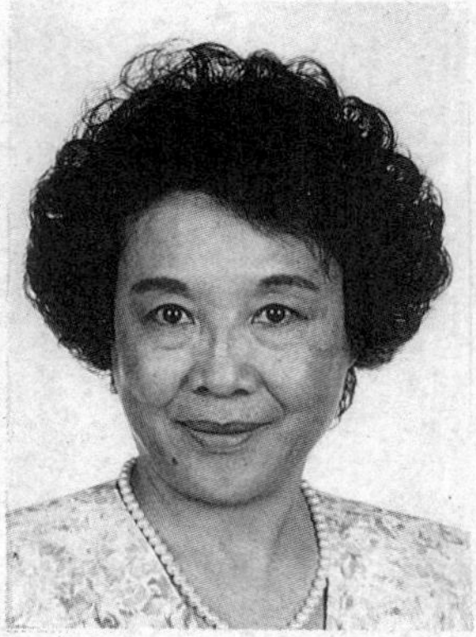

本籍:广东省　蕉岭人

学历:台湾大学医学院医科毕业

台湾大学附属医院精神科住院医师专科

训练美国哈佛大学医学院精神科进修

曾任:台北市立精神医院成人精神科主任

美国夏威夷东西文化中心研究学者

夏威夷圣法兰斯医学中心精神科主任

太平洋家庭心理治疗研究所所长

现任:主持徐静医学博士心理治疗诊所

夏威夷大学医学院精神科临床教授

美国精神医学会卓越院士

北京大学精神卫生研究所荣誉顾问

中国心理卫生协会心理治疗与心理辅导专业委员会 2004 年大会顾问

专长:家庭与婚姻治疗

著作:心理自卫机转(水牛出版社，1969)

精神医学(水牛出版社，1971)

合著:心理治疗:原则与方法(北京医科大学出版社,2000)

心理治疗:理论与分析(北京医科大学中国协和医科大学联合出版社，1994)

最新精神医学(水牛出版社，1988)

现代精神医学(水牛出版社，1994)

新编精神医学(水牛出版社，2003)

文静心理卫生丛书(十二册)(水牛出版社，1989～1996)

文化与家庭:问题与治疗(Culture and Family: Problems and Therapy: Haworth，1991)

丛书总序

《曾文星教授心理治疗丛书》共六本，这些书是自从一九七〇年出版第一本（繁体）以来，先后陆续出版的姐妹本。这套丛书的特点是从简单而易解的原则与方法开始，逐渐说明心理治疗上如何会谈与操作，介绍所需知晓与运用的理论与学说，包括基本的学说，进而讨论如何配合所依据的学理而透彻了解病情，并树立治疗的策略，运用于实际的操作，然后经过督导而去提高操作的水准。本丛书是配合治疗者的学习程度而可去按序阅读的有系统、有连贯性的一套书。

这六本书也反映着本人将近四十年来对心理治疗上的了解层次的进展，也显示了自己对心理治疗教学的学术生涯的逐步演变与发展，以及社会专业学者们对心理治疗的学识上所需要的时时提高的表现，是个人与社会并行进展的相互反应结果。

此丛书开头三本，即：第一本至第三本，是本人与徐静教授共同书写。我们夫妇俩有五十年来共同学习、进修、工作、研究与书写的专业背景，以及一起成家立业的长年缘分与关系，能合作一起著写我们所心愿的书籍是一件很有意义的事情。

至于后面三本，即：第四本至第六本，是依靠华人学者们共同参与书写而编著完成。在过去三十五年的光阴里，我们很关心并协助华人同事们对文化与心理卫生或心理治疗方面的进修。除了邀请许多学者们先后参加国际会议，有机会与国外学者们做学术交流，或者共同进行研究工作以外，还屡次举办有关心理治疗的讲习班。这些跟我们夏威夷有关的华夏学者们，特别对心理治疗有兴趣的，被邀请提供他们过去治疗过的实际临床个案经验，构成第四、五、六本的基本资料，并经由本人编辑与书写，是共同合作著写的成就。

最后要感谢北京大学医学出版社陆银道社长的好意，建议把早期出版过的有关心理治疗的姐妹书跟目前书写的合并起来，以丛书的形式共同出版，方便当前对心理治疗很关心的学者与医师们能使用此套丛书，有系统地一起先后阅读。对于陆社长的远见以及长年的赞助表示衷心地感谢。相信这套丛书的发行能促进华人心理治疗水准的提高，推动我们社会的心理卫生事业。

曾文星

夏威夷　檀香山

2007 年 6 月 5 日

前 言

随着现代精神医学的进步，最近数十年来精神医疗工作已经有明显的改善。特别是生物精神医学的突飞猛进，药物治疗的显著发展，对比较严重的、生物性的精神疾患的治疗已有比较具体的医疗策略可循。可是相对地，对比较轻度的、心因性的精神疾患，或者是日常性的心理问题，无法单靠药物来治疗，还得依赖心理治疗的途径与方式来给予辅导。基于此，许多精神科医师及从事心理卫生工作的专业人员还是感到需要注重以心理为着眼点的医疗及咨询，来满足大部分的求医者的需要。

随着社会的进步、经济的改善，一般人对心理生活的关心度提高了，对心理卫生也更加注重了。基于这样的理由，在社会上，近年来一般人士对心理治疗的认识逐渐加深，要求心理治疗的患者与正常人也逐渐增多，而如何提高治疗者对这种以“攻心为上”的特殊治疗方法的知识与技术，已成为迫切的课题。

针对这样的需要，我们近几年曾经出版《心理治疗：原则与方法》，主要以通俗易懂的方式介绍有关心理治疗的基本原则及方法；接着又出版《心理治疗：理论与分析》，从专业的立场讨论心理治疗的基本理论，分析各种治疗模式的要领。可是随着专业人员素质的不断提高，我们感到专业人员还需要能以比较有深度的层次来体会与了解心理治疗的学说，更好地把握心理治疗工作的要领，并且能以专业性的立场、比较客观的方式来评估辅导的效果。基于此，这次决定出版《心理治疗：学说与研究》此书，这样三本姐妹书能先后以不同的深浅、层次与需要而结合起来相辅相成，提供一个完整性的综合探讨与说明。

此书共分四部。第一部是就不同的治疗模式而分别详细介绍各种学说。由于精神分析不仅是最早建立的治疗模式，而且所含的学说也比较多，况且日后的影响很大，因此特别用较多的篇幅去说明。在讨论各种治疗模式的学说时，在适当的地方插入学者们最初所提出使用的个案，帮助我们体会学者们当初是如何根据这些历史性的实际的临床例子而推演出他们的学理的。第二部是就各种精神疾患有关的学说做说明与评论，方便治疗者了解如何治疗各种不同的精神疾病，进一步推广和运用于辅导各种心理问题。在这部分里，在适当地方插入华人的实际例子，并且分析其病理，说明如何可把源于西方的学理运用到华人的实际个案，帮助我们体会其可运用性。这些华人的临床例子有些是作者在别的书曾经登载过的，在此修补并增加讨论，说明治疗上的要领。第三部是从文化的立场讨论：如何把这些源于西方的学说，经过调整与修补而运用于东方的社会，可施行适合文化的心理治疗。最后一部是讨论有关心理治疗的评估与研究，增强我们对心理治疗疗效的客观性了解。

为了提高学术性的水准，本书大致采用国际上常被用来书写有关心理与行为科学书籍时所遵循的《美国心理学学会出版手册》(Publication Manual of the American Psychological Association)的方式，使用(作者、年代、页数)的形式来指明各个引用资料的实际来源，以及参考文献排列的方式，以配合学术上的水准与要求；但同时也遵循出版社的格式，以方便国内读者的阅读。在文稿的书写方面，除了中文里常用的逗号(，)、顿号(、)及句号(。)以外，还采用当代英文学术性文稿书写时所使用的冒号(：)来表达被涵盖的文词，也使用分号(；)来连接包含有复合性质的连带文句。为了中文读者的方便，所有西方人的名字在各章里头次出现时，除了列出中文音译的姓及名字，同时用半圆括弧列出西方原文姓名，好让读者知道原本名字。如：查尔斯·达尔文(Charles Darwin)。可是在以后段落中重复出现时，就只用中文音译的姓。除了已经习惯被使用的西方人名字的中文译名，其他的都尽量遵照商务印书馆(2004)出版的《英语姓名译名手册》(第四版)而使用，以求统一。在文章里，必要时，用方括弧，即：[ ]插入注解，以作者的立场附加说明。在本书后面还特别附上“英汉词汇对照与索引”，包括书文里所提的有关心理治疗的专业名词、西方人士姓名，一方面方便华人对外文的了解，另一方面方便就名词查寻阅读。

总结说来，这本书是从学术性的立场来探讨心理治疗，是针对心理治疗已经有基本认识与经验的专业人员而书写的。对初学者来说，建议首先参考先前已经出版的《心理治疗：原则与方法》及《心理治疗：理论与分析》依序阅读，最后才阅读此书，这样比较能从浅而深地、有程序性地逐步去体会与吸收对施行心理治疗所需的专业知识。

最后要感谢北京大学医学出版社陆银道社长的远见、赞助与支持，先后有连贯性地出版了《心理治疗：原则与方法》、《心理治疗：理论与分析》与《心理治疗：学说与研究》此三本书，有系统地提供有关心理治疗的书籍，提高专业人员对心理治疗的知识，协助我们推展社会的心理卫生工作。我们也要特别感谢程伯基总编辑及庄鸿娟副总编辑的热诚关注，以及药蓉责编的细心编辑，使该书能在短期内出版发行，以供社会上关心心理治疗的同道们使用。

曾文星

徐　静

夏威夷　檀香山

2005 年 3 月 23 日

目　录

第一部　各种心理治疗模式的学说

第二部　有关各种精神疾患的学理与治疗

第三部 文化与心理治疗的学理

第四部 心理治疗的评估与研究

第一部

各种心理治疗模式的学说

要能有效地施行心理治疗，除了要具有适当的治疗经验与技巧以外，最重要的，还是要有基本的学理根据，能有深度地了解心理治疗的本质、内涵及其施行的方向。这就需要有充分的学理上的知识背景，能透彻地体会治疗的策略与施行要领，获得比较有意义的效果。因此，本书的主要目的，是介绍与说明与心理治疗有关的各种学说。

在此部分里，我们将依据精神分析、行为治疗、认知治疗、家庭治疗、团体治疗等各种心理治疗的模式而分别回顾过去的学者们曾经所提出的学说。除了大致依照时代上被提出的先后顺序而分别给予简约说明，了解学理在时间上的进展情况以外，还根据目前的看法而提供评价，以便能适当地体会与运用。

从医学历史的眼光来说，现代心理治疗可以说是由精神分析开端的，而且了解人的心理与治疗的学说也比较丰富，因此，在此部里也就从精神分析开始讨论，接着就说明其他模式的个人心理治疗，包括：行为治疗与认知治疗，以及一些富有文化色彩的其他治疗模式。最后就依家庭治疗与团体心理治疗来讨论以人际关系为主要焦点的各种治疗模式的学说，可以说有系统地涵盖了所有有关心理治疗的理念。

第一章　精神分析的学说

第一节　早期精神分析的开创与假说

前　言

从医学史的眼光来说,“精神分析”(psychoanalysis)可以说是发展最早,学说比较有系统,而且对日后心理治疗的发展影响比较深刻且广泛的。因此,我们在本部里将首先讨论精神分析。精神分析是以深层心理的分析为主的一种心理治疗,是一种比较特殊的心理治疗要领与技巧,也可说是一种探讨深层心理的方法与学问。精神分析是由犹太籍的医师西谷蒙德·弗洛伊德(Sigmund Freud)于 19 世纪末在欧洲维也纳创始的,20 世纪初流传到美国,盛行一时。弗洛伊德一生专心于精神分析的发展,随着临床经验及思考的演变,数十年中对自己的学说修改很多(Eidelberg, 1968, p152～166)。因为学术上的原因,有些弗洛伊德的继承者脱离了他,推崇另外不同的理念,提出新异的学说。为了区别,有人就把弗洛伊德创始的传统性的精神分析称为“经典精神分析”(classic psychoanalysis),或者是“传统精神分析”(traditional psychoanalysis),跟日后经由有些继承者变异、修整、推展的“非经典精神分析”(non-classic psychoanalysis)或“新弗洛伊德精神分析”(neo-Freudian psychoanalysis)有所区别(Harper, 1963, p11)。随着时代的考验,精神分析已经不再是唯我独尊,在欧美的施行已经不像 20 世纪中叶时那么专一而盛行,临床上实行的方法也逐渐改变,改为注重短期性的、实用性的心理治疗。可是由于仍运用其基本的精神分析的学理,故被称是“分析取向的心理治疗”(analytic oriented psychotherapy),以别于行为治疗或认知治疗等不同取向与模式的心理治疗。

开创的时代、社会与医学背景

凡是有关人的行为与心理的学说,往往脱离不了创立时代与社会环境及文化因素的影响。精神分析也是如此。在19世纪末,精神分析开创时,欧洲的学术界已经有几样突出的学理发展,相互影响科学家的思想。早在17、18世纪自然科学家伊萨克·牛顿(Isaac Newton)提倡机械物理学,用“动态力学”原理来解释自然界里的能量转换,说明万物相互冲突、转变与平衡的现象;生物学家查尔斯·达尔文(Charles Darwin)发表“进化论”来解释生物的发展性演变与生长;生理学家赫尔曼·赫姆霍尔兹(Herman von Helmholtz)提倡生理现象都能单纯以物理化学的原则来说明,认为生物体也只不过是物理界自然现象之一,否认中世纪前所相信的灵魂等超自然力量存在的观念。这些时代性的学术界思考,直接或间接地影响精神分析的基本学说(Mack & Semrad, 1967, p270)。

另外需要说明的是,19世纪当时的精神医学,虽然已经进入现代精神医学的状态,建立精神疾病的分类系统,但是还完全是“描述性精神医学”(descriptive psychiatry)的取向,主要注重并依靠病症的描述,进而达到临床诊断的结果,并推测病情的预后,跟后来经由精神分析而开导出来的“动态性精神医学”(dynamic psychiatry),追究病状的意义及动态性心理因果有所不同。而且,所有精神疾病当中,临床上主要注重严重的精神病(psychoses),并且对精神疾患仍没有可靠的治疗方法,只依赖精神病医院来施行拘束性管理。电疗、胰岛素治疗等对精神病的躯体治疗都是等到 20 世纪初才被尝试采用的。至于对比较轻微的精神疾病还没顾及到，而目前所称的神经官能症（psychoneuroses）的总称呼还没有，只有歇斯底里症（hysteria，癔症）、神经症（neuroses）、神经衰弱（neurasthenia）等各种个别病称，而对这些疾病并没有深刻的了解与关注，更谈不上具体的治疗，可说是仍被忽略的精神疾患。事实上，歇斯底里症（hysteria）是公元前 4 世纪希波克拉底（Hippocrates）时代遗留下来的古代病名，按其字义，指的是“子宫脱位症”，认为是女性想男人而子宫在躯体里乱跑脱位，是女性特有的疾患。神经症此病名是 18 世纪末由英国医生威廉·卡伦（William Cullen）所创立的，从内科的立场指的是没有发热，也没有局部性障碍的躯体疾患，推测是神经系统有问题而发生的疾病，可说是无法用炎症、肿瘤、外伤等各种病因来说明的疾患都归称是神经症（Alexander & Selesnick，1966，p109～110）。至于神经衰弱是到了 19 世纪末，由美国医师乔治·比尔德（George Beard）起名的，被认为是神经系统过分疲劳或中毒而引起的衰弱现象，用来包含疲乏、无力、缺乏精神等各种症状的病名。可说这些疾病都是建立在器质性上的病理观念。

还值得一提的是精神分析当时开创萌芽的自由社会与文化环境。奥地利的 19 世纪末，是笼罩在维多利亚文化的时期，深受维多利亚女王的影响，崇尚清教徒的生活，强调性的禁制。在这样禁欲思潮浓厚的社会里，一方面人们的性欲受到文化上的压抑，但另外一方面在现实的生活里却又私自隐蔽性地放纵，形成极端矛盾的情况。或许跟这样的情况有关，当时患癔症的患者特别多，来神经科就诊的患者，多半也都是癔症患者。当时以神经科医师身分开业的弗洛伊德医师在他的维也纳私人诊所所看到的所谓的神经科患者，事实上许多是癔症的患者，患着与性有关的情结问题，无形中促使弗洛伊德根据诊治癔症的临床经验而建立与性有关的病理学说。

开创人的个人背景

学说的创始,也难免受到开创人本身的心理、个性、家庭环境与个人的生活经历的影响。弗洛伊德于1856年出生于捷克斯洛伐克(Czechoslovakia)的小镇,4岁时随家人迁居奥地利首都维也纳,以后在该地长大,受教育。弗洛伊德的父母都是犹太人。他的父亲是毛衣商人,父亲40岁时娶20岁的母亲为续弦,前妻遗留的两个异母兄比弗洛伊德大将近20岁左右。因此,从小弗洛伊德深受亲生母亲的宠爱,而父亲跟他不亲近,保持距离,而且对他很严格,常为小事而责备他。因此,弗洛伊德小时候的这种严父慈母的亲子关系,就让他体会到男孩的"惧父恋母"的情结。

事实上,犹太人的家庭里,母亲跟儿子很接近的关系是常见的现象,可说是犹太人家庭关系的特性。从文化的观点来说,犹太教本身崇尚讲道理,习惯于推究字义,追究字里行间的含义,可说是跟分析的方法(即:按字推敲所含的潜在意义)有相似的地方。跟基督教比较起来,犹太教基本上认为人的终极快乐可在现实里追求获得,不用等到天国来世才能享受,而且经由自己理性与智慧的控制,可以处理内心的欲望。可以说,这些犹太人文化都反射在精神分析的基本态度与施用方法上,即:依靠理性的了解与领悟来处理内心的症结,解决自己情绪上的矛盾,而追求人生的满足(Meadow & Vetter, 1959)。不用说,弗洛伊德的犹太背景,对他的学习态度与学术见解有很大影响(Robert, 1966,p13)。

弗洛伊德从小很聪明,喜欢看书,成人后进入医学院就读。当时的医学已经脱离拿破仑时代遗留下来的浪漫主义与神秘主义,充满自然与科学的气氛,认为一切生物的现象都可以从生理、化学的层次来把握(Mack & Semrad, 1967, p270)。弗洛伊德毕业后从事于神经科的生理研究,并且发表过若干有关神经生理的论文。不久,29岁年轻的弗洛伊德获得奖学金,于1885年到法国巴黎短期进修，在当时有名的法国神经医学家琼-马丁·沙考(Jean-Martin Charcot)那里学习，可说是弗洛伊德学术生涯里的一个转折点。原来他在那里，观察到沙考施行戏剧性的临床示范，可经由催眠术来解除歇斯底里症的躯体症状(麻痹或抽筋等)。催眠术是19世纪初，由奥地利医师弗朗茨·安童·梅斯默(Franz Anton Mesmer)所开创的技术，经由暗示来解除患者的躯体性症状，历史上被称是梅斯默疗法(Mesmerism)，在法国曾经盛行一时。梅斯默当时并没用催眠术此名称来称呼他的特殊医疗法。虽然他让接受治疗的患者进入精神恍惚的状态，进而施与“暗示”，可是他认为患者的好转是经由他设计的治疗桶的化学与磁性传导到患者身上，改善了症状。可是到了后来，英国的内科医师詹姆斯·布雷德(James Braid)模仿了梅斯默疗法，并且于1842年称其治疗方法是“催眠术”(hypnosis)，建立了此专业名称。后来，沙考采用其方法，对患者施行暗示，让患者经由暗示而能解除或重现症状，可是他只是应用催眠术来说明癔症症状的非器质性(功能性)病理特性，却并没有进一步运用为治疗的方法。但这些对于当时年轻的弗洛伊德来说确实是个开眼界的经验，使他领悟到有些躯体症状跟心理状态有关，而且有些心理是患者没意识到的。

精神分析的萌芽

弗洛伊德从巴黎回到维也纳以后，为了经济上的现实因素，放弃了实验室的生理研究，开始神经科的私人门诊，并且跟当地有名的医师约瑟夫·布鲁尔(Josef Breuer)认识并保持密切合作的关系。布鲁尔当时(1880～1882年)曾使用催眠术试图来治疗一位长期患癔症的年轻女性患者，假名为安娜·欧(Anna O)(真名为Bertha Papenheim)。弗洛伊德于1885年事后听到布鲁尔对此个案的描述，及如何经过催眠而又发生怎样的结果，弗洛伊德初步领悟到心理分析的道理，此可说是精神分析的开端。因此，让我们简要叙述安娜此患者的情况。[**注解**:此个案在日后弗洛伊德与布鲁尔合作出版的《癔症的研究》(1892/1966,p55~82)一书里,作为第一个个案而报告。]

安娜·欧(Anna O)的个案(Breuer: in Freud & Breuer, 1892/1966, p55~82)

安娜是21岁的未婚女性,聪慧但性格有点不成熟,特别是有关性方面的发展比较幼稚。从小喜欢沉迷于幻想,做白日梦。安娜被送来求诊,主要是呈现多样的癔症性症状,包括四肢的麻痹、抽筋,发作性视力障碍及讲话困难,畏食,神经性咳嗽。同时还有自我意识状态的障碍,偶尔还会表现另外人格。这些症状都是父亲生病以后相继发生的。由于安娜自小跟父亲很要好,父亲生了病就特别着急,费心跟母亲共同照顾生病的父亲。

针对这样各种癔症状态,安娜自己无法说明是如何发生的,可是经由布鲁尔施与催眠,结果发现在被催眠状态下,安娜不但会回忆起并叙述各个症状发生的前后经过情况。而且,很奇妙的是,经过这样叙述过去病状发生的情况,发泄当时无法表现的情绪以后,各个症状就会逐一消失。

譬如,不知何故,安娜的右手会偶尔麻痹,无法动。在被催眠、意识朦胧状态下,她却能回述麻痹头次发生的情况。原来有一天母亲外出不在,由安娜一人陪伴着发烧生病的父亲。由于她日夜看护得疲劳,就坐在病床旁边的沙发上打盹。在半睡半醒当中,看到一条黑色的蛇,从墙壁爬过来,往父亲身上爬,好似要咬睡眠中的父亲似的。安娜感到很害怕,想用手去驱除该蛇,可是她的右手因被自己的身体压着麻痹而无法动。虽然后来蛇消失不见了,安娜仍很惊怕,想开口念经祈祷,可是由于过分惊怕,无法发声。此事发生后翌日,安娜在院子里偶然看到一个掷环套桩游戏的"绳环"(形象类似一条蛇)而想捡起来时,右手就忽然麻痹起来。从此,(每次看到类似蛇的东西)就产生右手麻痹的症状发作。经由催眠,在意识矇眬被催眠状态中向医师叙说此症状发生的境遇,表露害怕蛇的情绪,并且经由催眠者安慰后,从催眠状态醒来,以后就不再发生右手麻痹的症状(Freud & Breuer, 1892/1966, p73～75)。过去对于癔症的了解有限,只认为是神经系统发生了(功能性的)障碍,但不知如何治疗。但是这样"谈话治愈"(talking cure)现象的发现,不但说明癔症是心因性的毛病,还可经由心理的方式,依靠"谈话"而消除其症状,的确是医学史上划时代的发现。[**注解**:数年后,根据弗洛伊德后来的分析推测,安娜在矇眬状态所看到的"蛇",可能是父亲的阳具,因又好奇、兴奋,想用手去碰,而又害怕,发生矛盾复杂的情感反应,无法面对与处理,形成病情症结,表现癔症的(躯体性)症状。可说是采用"转化作用"(conversion)的心理防御机制 (defense mechanism),把心情问题转换到躯体的症状,以回避的方式来处理好奇想碰而又不敢碰的矛盾心理困难。]

经过将近一年半时间的治疗,安娜无形中对治疗者,即布鲁尔医师,产生了很浓厚的感情,常借故要医师陪伴着她,给她关心照顾,结果布鲁尔的妻子发生嫉妒,布鲁尔不知所措,害怕滋事,只好中途匆促停止,放弃治疗。[**注解**:弗洛伊德后来医治自己的患者时,也经历这样类似的情况,可是了解到这是患者对治疗者所发生的特殊的"转移关系"(transference),不但没有害怕,还用来了解病结,运用在治疗上。]

受到布鲁尔对安娜·欧治疗经验的显著影响,弗洛伊德在自己刚开业的诊所也开始企图施用催眠的方法来帮助患者吐露自己过去的病结。弗洛伊德于1889年首次试用催眠治疗的是40岁的寡妇患者,假名是艾美·恩(Emmy von N),接触治疗期间不到3个星期。虽然艾美这个个案并没有像布鲁尔所治疗的安娜那么有戏剧性的效果与发现,可是,这是历史上弗洛伊德初次尝试分析的个案,而且他还日日做记录,可让我们追寻每日催眠与企图治疗的进行情况。因此,让我们简单描述一下这个案例,可了解一下当时33岁年轻而还没有经验的弗洛伊德,是如何摸索与尝试他的早期分析性工作的。

艾美·恩(Emmy von N)的个案(Freud: in Freud & Breuer, 1892/1966, p83～143)

艾美(Emmy)是位40岁的寡妇,在诊断为癔症的情况下由弗洛伊德治疗。主要呈现的症状是脸部偶尔会抽动,谈话时会突然发出尖锐的“毕剥”声音,以及发作性的惊慌,而且在其恐慌中要求任何人都不能动,要保持静态。这些症状都是丈夫去世后发生的。艾美在23岁时嫁给年纪比较大而能干的丈夫。丈夫事业很成功,主持很大的企业。可是婚后没几年,艾美生了两个女孩后,丈夫就中风而突然去世。失去丈夫的艾美,自己辛苦养育两个孩子,过了将近14年的寡妇生活,而也在这漫长的十多年中她经常生病。

患者在1889年5月1日来就诊。弗洛伊德提议患者放弃生活上的负担,把两个已经是16岁与14岁的两个女孩委托别人照顾,自己进入疗养院尽心疗养与治疗。患者在疗养院住院数星期当中弗洛伊德每天去看她一两次,嘱咐患者日日接受“热水浴治疗”,弗洛伊德还亲自给患者按摩,帮助患者放松不紧张。[**注解**:这样的治疗方法跟日后建立的精神分析的治疗里,不跟患者接触,也不面对面看着谈话的经典精神分析步骤完全不相同。]

弗洛伊德每天跟患者谈话,并且时时施行催眠。根据弗洛伊德向来的习惯,他还每天仔细做记录,说明每次跟患者接触及催眠时跟患者所谈问的事情。在每天的催眠治疗里,在患者被催眠当中弗洛伊德就提问患者各种他想知道的问题,特别是有关各种症状如何发生的经过。

以下是根据弗洛伊德自己每天仔细所记录的报告所做的摘要性说明:

5月1日　患者是聪慧、文静而看来仍很年轻的女患者。

低声谈话，偶尔在脸上出现抽动，谈话中有时做短而尖的“毕剥”声音。谈话有条理，可是每隔一段时间就忽然停止谈话，表现出奇异的行为，即：脸色显得很紧张，两手伸出，很焦虑地叫：“保持静止！不要说什么！也不要碰我！”我嘱咐患者进入疗养院疗养与治疗。患者很顺从地接受我的建议而住院。

5月2日　　患者主诉左脚感到冷且疼。我嘱咐她每天泡热水浴。并由我给予全身按摩，一天两次。患者很容易被催眠。在催眠中我暗示她将能好好睡，而且症状会好些。（如此，连续治疗数天。）

5月8日　　患者情绪一般，告诉我刚念了一本书，书里描述一个人把孩子捆起来，并把一只白老鼠塞到孩子的嘴里，结果孩子吓死了。患者还谈到有个医生把一箱老鼠运到某地去（去做实验用）。当患者谈这些事情时，突然表现得很紧张，并且又伸出两手而叫道：“不要动！老鼠可能就躲在屋里！有一只是死老鼠！”。（等患者入睡后，我看了患者放在桌上看过的书，发现书里所提的只是小孩被人虐待的事，并没有把老鼠塞进小孩嘴里去的事情。因此，我判断这段跟老鼠有关的资料是患者自己妄想而加入的故事。）

晚上施与催眠。在催眠中我询问她为何那么容易受惊。患者回答当她5岁时，她的姐姐跟哥哥常把死的小动物摔到她的身上吓她，使她发生昏倒与抽筋，以后就常发生抽筋，直到姨妈告诉她那样抽筋不好看，也就停止了抽筋。可是到了7岁时，忽然看到（死掉的）姐姐躺在棺材里，就很害怕；到了8岁时，哥哥披上白布，装鬼而吓她；9岁时看到去世的姨妈躺在棺材里，而姨妈的下巴忽然脱落下来，而惊怕。当患者谈到这些各个过去的情景时，脸上就表现出惊怕的样子。（患者还告诉我，在以后的日子里，包括最近数天以来，这些恐怖的事件就很真实而以塑造性的形象常常浮现在她的脑子里，让她感到很害怕。）在催眠当中，我就暗示她这些可怕的情景不再出现在她的脑海里。

5月9日　　当我给患者按摩时,患者提起孩子们的女家庭教师给她带来一本书看,书里有美国土著印第安人的照片,印第安人化装成动物的形象,让她看了又受到惊吓。我暗示她不但不用害怕印第安人的照片,看了该照片还可以笑(结果从催眠醒来后,看了印第安人的照片时,她就哈哈大笑,不再害怕)。在继续催眠当中,我又问她还有什么让她长久继续害怕的经历,结果,患者就回想起昨天催眠当中所提的一连串事件以后发生的另外一连串事件(让我体会到患者虽然在清醒时不记得催眠中所谈的事,可是在催眠中却可以记起从前催眠中所谈到的事)。[**注解**:表示精神活动在意识与潜意识两层次里同时进行着。]患者提起她15岁时,有一次看到她的表姐被人抓起来送进精神病医院,在惊怕当中她想叫人求救,但害怕得无法求救,到当天晚上还失声无法说话。经我打岔询问,她说自己的母亲也曾经被送进精神病医院住过一段时间。患者还继续回忆她在15岁时发现母亲因中风而躺在地上。后来母亲又活了4年。当她19岁时,有一天回家,就发现母亲脸部歪着已经死了。我还是继续给予暗示,希望她会把这些惊怕的情景逐渐遗忘。

5月10日　　我发现没给患者催眠,而单单给予按摩时,患者就(学会)放松下来,并且如同进入催眠状态似的,自动开口,随意联想,谈起跟她的症状起因有关的事故或情景。[**注解**:虽然在弗洛伊德当时的日记似的报告里没提起这是"自由联想"的现象,但显然弗洛伊德已经体会到,患者从过去几次与治疗者的会谈经验里,无形中学到如何配合着治疗者而谈话,获得"分析"的效果。]我也注意到患者这样把过去跟症状发生有关的情景吐露出来以后,其情绪也就会平静下来,表示其焦虑的症状会随之消失。而且这样的"治疗"效果,并不用催眠,在非催眠的清醒状态下也可以发生。

虽然有如此的发现，我还照样继续给她催眠。今天在被催眠状态下，我特别问她为什么总是要很紧张地突然叫喊："不要动！"等字句。结果患者解释说，因为，每当她情绪不好时，在她的脑里就浮现动物似的怪影，而且内心觉得：假如在她周围的人移动，这个怪物就会攻击她似的，因此，非要紧张地喊叫"不要动！"。患者还接着联想到另外一个事件，即：有一次当她跟她的小孩坐马车经过森林时，天气变坏，忽然雷打下来，打到一棵树上，而树刚好倒到马车的前面，马受到惊吓。这时她心里想，我一定安静不能惊叫，否则马会更惊慌，而马夫无法控制，会发生危险。也就从这次雷打倒树的事件发生后，她就发生要惊叫"不要动"的（病状性）习惯。[**注解**：这些例子说明：所谓奇异的癔症症状有其背后的含义，并非是莫名其妙发生的，这是证实"精神决定律"的例子。]

我发觉我已经挖掘到此患者症状发生的根源，我就继续利用催眠状态询问患者还有哪些类似事件让她惊怕。结果患者说出一些从前曾经发生过的事，即：有个男性的朋友住在她家，此朋友常静静地溜进她的房间，让她吓了一下；她为了照顾母亲而过分劳累，结果自己暂时住在疗养的地方时，疗养院里有个疯子患者常搞错地方，半夜里闯进她的房间，出现在她的床边，让她受到惊吓；当她乘火车旅行，坐在她的包厢小房间时，有个不认识的男旅客，忽然打开她的小房间，并瞪着她，前后有 4 次，都让她很惊怕。[**注解**：虽然当时弗洛伊德在他的报告里没有提，但这后面 3 个事例都很明显地牵涉男人忽然出现而让她害怕。由于没有说明事件发生的时间及患者遭遇时的年龄，无法进一步去推论：到底这是幼小时所遭遇过的创伤性事件，或者是成人后，因心理敏感而发生的琐事。但这些资料都类似后来学者所提的：患有癔症性格女性患者常申述的，是跟性有关的敏感性反应。即：由于心性发展比较幼稚，遇到异性时，不知所措、惊怕，而发生转换性躯体症状。]

5 月 11 日　夜晚，在催眠状态下，我询问她：在过去，最影响她一生而常常出现在她的记忆里的是什么事情。患者回答说是：丈夫的死亡。在我督促下，她就详细描述与她丈夫去世有关的经历，即：有一天，她跟她丈夫在过桥时，她的丈夫忽然倒地，犹如死了，片刻后，才苏醒过来；没多久，又一天早晨，当她丈夫坐在她床边吃早饭时，站起来，以奇异的眼光看着她，向她走过来，但没走几步，就倒地，死亡。我在催眠里，暗示她对这些跟丈夫死亡有关的记忆将会逐渐消失。

5月12日　　患者今天情绪不好，经过按摩后，情绪才好转。在催眠状态里描述所做的可怕的梦。即：椅子的手把及脚都变成蛇；有秃鹰嘴的魔鬼在啄着她的全身，吃着她；别的野兽跳到她身上等。[**注解**：弗洛伊德当时还没有解析梦的知识，并没有去解析这些梦的内容。这些梦都可能暗示此女患者害怕男人侵犯她。因为“蛇”或尖的“秃鹰嘴”都象征着男性的阳具，而野兽跳到她身上，意味着跟她发生性关系的缘故。]我发觉在催眠中给她的暗示都没有生效。我怀疑她害怕野兽跟她所患的胃疼可能有关，乃乘机询问她为何患胃疼，而胃疼是哪里引来的。结果患者以埋怨的语气说，为什么我总是问她为什么，从哪里发生，而不让她自己说她自己想说的话。接着，患者就自己说，当她的丈夫(尸体)被抬出去的时候，她还不肯相信她的丈夫已经去世了。她认为，假如她不被生病的孩子纠缠，她或许还可以照顾丈夫，让他活久些。她还谈起丈夫去世后的辛苦日子，包括被丈夫亲戚欺负的事情。

5月13日　　由于胃疼，患者昨晚没睡好。在催眠中她记得昨天在催眠中我曾经询问过她胃疼的来源。今天她回答说丈夫去世后，她长期的胃口不好，可是她后来勉强吃了饭，引起了胃疼，以后就常患着此毛病。她还主动地说出，最让她在意的是，她根本不喜欢她的女儿。

5月14日　　患者今天心情比较平稳，并没有什么特殊的话可谈，只谈到她过去照顾她生病的弟弟时，首次出现脚疼的症状。

在催眠中继续谈起她过去被惊怕的事件。即：当她跟女儿出去散步时，有两个外表看来令人怀疑的男人从树堆里突然跑出来，取笑她们；有个晚上，她自己外出走路时，有个疯子似的乞丐突然出现，跪在她的面前；还有，当她住在偏僻的乡下房子时，有小偷闯入偷窃，让她很惊怕。这些害怕陌生（男）人的情绪，都是源于丈夫去世后，所遭遇到的诸样（男人对她）迫害性行为与事件。[**注解**：弗洛伊德3年后出书时，在此处加注，说他当时治疗此患者时没想到，患者是丈夫去世后，变成寡妇而缺乏性的生活，而发生这些神经官能性的疾病。即依他日后的学理，意味着没有性的满足与发泄，会引发癔症这类神经官能症。]

5月15日　　患者一早就表现得很焦急，脸上频繁地出现抽动，讲话发生"毕剥"声音，甚至无法发声。经由探问，患者诉说是由于她昨天吩咐她的两个住在高楼的孩子，为了安全要乘电梯上下，不要走楼梯；但事后又想到屋主曾说过，电梯不很可靠，因此担心孩子发生意外而着急起来。

我给她全身按摩，而患者在被按摩时，断断续续地谈到一些让她焦急过的事情，如在储藏东西的地窖里看到癞蛤蟆；奇异的母亲以怪的方法对待痴呆的孩子；因情绪忧郁而被关进精神病院的女人等等。等到谈了这些琐事后，她心情就好起来。

后来在催眠当中我又询问她为什么今天情绪特别焦虑紧张，患者回答说，因为月经快来了，担心因此无法接受医师的按摩（弗洛伊德在书里的此处加以注解，澄清事情发生的先后关系的矛盾。即：患者早晨一起来，首先就感到心里着急，然后脑子里才跟着想起昨天跟孩子吩咐不要乘电梯后而开始担心的事。可是今晨按摩时，被医师一询问，就说是今天因为一早起来，想到电梯不可靠的事而着急起来。弗洛伊德利用此例来说明在意识状态中，会不顾虑实际的时间与因果上的连带关系，而会把没有因果关系的事情连接起来，说明得好似有连带关系，称是："假性连带关系"即：false connection)。[**注解**：患者的焦虑可能是经前焦虑症而所呈现的现象，跟所谈的焦虑事件没有关系。可是弗洛伊德并没有提到这个可能性。]

在催眠当中我继续询问她脚疼的症状是如何发生的，患者仍就昨天清醒时所说的，是照顾她生病的弟弟时，第一次发生的。再继续询问，仍无所获，不知还有什么理由引发她脚疼的问题(弗洛伊德后来注解说：脚疼的症状可能是器质性的病因所引起的，没有心因性的原因)。

5 月 16 日　　患者昨夜睡眠很好，但仍诉脸部、手脚的疼。白天催眠时，并没有谈到什么特殊的心理资料。夜晚去看患者时，患者就说很高兴看到我，说她很害怕。她描述今天在花园时，看到极大的老鼠从她的手上闪电似的跑过去，树上还躲着许多小老鼠，让她很害怕。她还说了一些害怕的事情，犹如她的脑子有点混乱似的。我给她催眠，询问惊怕的理由，而患者回答同样看到老鼠的事情。我就给她解释是她受了错觉的影响，不用害怕。

5 月 17 日　　患者报告昨夜做的梦。她梦见在满地水蛭的地方走。她还说前夜也做了梦，梦到把许多尸体放下来，放进棺材里，可是却没有把棺材的盖子盖起来(显然是回想到她丈夫死时放进棺材的事情)。在催眠状态里，她回述有一次她跟丈夫在公园里散步，看到满地都是癞蛤蟆，只好掉头回来的事情。

5 月 18 日　　患者诉脖子背后感到冷。我在催眠中询问有关背后感到冷的起因，可是没联想到什么事因。催眠醒来后，给予按摩，她就感到好些。(由于催眠当中我没有极力费心去询问所患的症状的来龙去脉，患者也就没吐露什么特别的心理材料。)

弗洛伊德认为这样报告 3 个星期以来所治疗的情况，就可以大致说明对此个案的分析与治疗的经过，在他的书里也就没继续报告其余的治疗情况。根据弗洛伊德的说明，此患者在疗养院总共住院疗养了 7 个星期，患者认为病情好转，也就让她出院了。

［**总注解**：这是弗洛伊德年轻时，首次尝试催眠治疗的个案。难能可贵的是，弗洛伊德每日仔细写下记录，让我们能体会这位还是神经科的医师，因对催眠术感到兴趣，把其治疗方法首次试用于自己门诊患者的情况。从此个案里，我们可以感到弗洛伊德临床上常很细心观察，并且忠实地做记录，包括自己所遭遇到的困难与错误，可体会到他表现出的敏锐的思考与认真的工作态度。同时让我们体会，在治疗过程里，患者对分析的反应如何，治疗连续与起伏的情况。

总结说来，在短短的十几次的催眠治疗里，弗洛伊德并没有从患者那里发现特别与症状有直接因果关系的早期创伤性事故，也没有经由倾诉发泄而发生戏剧性的症状消失。事实上，这个患者的病情并没有完全治愈好转，数年后，经由间接的追踪而得知患者的病情仍继续起伏，让弗洛伊德发觉催眠术只能把症状暂时性的消除，没有长期性的治疗效果。弗洛伊德甚至考虑到此患者的部分病理是基于器质性的原因而来的。此患者的家族史里有若干人曾患精神疾病，包括患者的母亲，而且按现代的精神疾病分类的眼光来说，此患者常呈现各种奇异的思维与恐惧，可能患的是边缘性格障碍，容易透露自己内心里各种原本精神资料，但缺乏其统一性，因此治疗上有困难，这也是预后不佳的理由。

从这个初次的治疗经验里，弗洛伊德实际体会到癔症患者的心理性的病理，体会精神决定律的概念，也发觉了患者可以无形中接受医师的建议与训练而学会吐露内心里隐藏的私事，同时他督促日后放弃催眠的方法，而发展依靠自由联想的精神分析的技巧。

另外值得一提的是，医师与患者的关系上的问题。一位年轻的男医生，日夜照顾且治疗中年的寡妇患者，包括日日地给女患者全身的按摩，究竟这样不寻常的关系，如何左右治疗的过程与分析的结果，特别是患者为了迎合治疗者的期待而去挖掘自己内心的情绪，调换性地维持并夸张症状而持续获得医师的关心，以及可能发生的转移关系等等,都是耐人寻味,并需要进一步去思考的课题。当时年轻而还没有临床经验的弗洛伊德还没有想到这些问题。]

到了 1892 年,根据布鲁尔对安娜施行催眠治疗的经验,再加上弗洛伊德对上述的艾美·恩及其他癔症患者所积累的临床经验,他们两人合作,共同出书:《歇斯底里症的研究》(Studies on Hysteria) (Freud & Breuer, 1892/1966),仔细报告他们使用催眠术来治疗癔症患者的过程,说明癔症的心理性病理,及其心理治疗的原则,可说是开始了精神分析的学术性探讨。

所有的精神疾患里,癔症可说是最能被归为心因性疾病的了,因此,理所当然地,其扮演了开创精神分析观念并开启"动态精神医学"的钥匙。况且癔症是当时维也纳社会里比较常见的轻微性的精神疾病,还没有特殊的治疗方法,也就顺理成章地形成了研究与治疗的主要对象。可是,毕竟癔症是所有精神疾患里比较特殊的一种疾病。到底,从癔症里所引导而来的学说,能否全盘性地推用在所有的精神疾患,是值得推敲的,我们后面还要仔细谈论这一点。在此,我们只说明由癔症的分析经验里,所引导出来的有关精神分析的初步性基本概念。

精神分析的初步概念

到了这个时候,弗洛伊德已经逐渐体会并建立一连串的观念,形成精神分析的基本看法。让我们一一说明:

"无意识"(Unconscious)精神境界的存在

从这些癔症患者的催眠结果,发现患者在意识朦胧被催眠中可回想并描述许多在他们平常清醒时没意识到的精神材料,特别是使人感到难过或不容易面对的事实,或者痛苦的心理创伤事件。这个现象的发现,提示:我们的精神活动(包括知觉、思考、判断、感觉、记忆等)并非全部且时时都在"意识(层次)"(conscious)状态进行，是我们可以认识且知道的，而有时是在“无意识”（unconscious）状态里进行或存在的。而且，这些存在于无意识层次的欲望、感情、意念或记忆其力量相当大，无形中操纵并影响我们的行为与感情，包括正常或病态的反应。反过来说，我们所意识到的精神境界，只是局部的精神领域而已，大部分的精神活动是存在于“无意识”的境界里。这是精神分析最初也是最重要的学理贡献，是日后发展深层心理学的奠基石。

潜抑（Repression）的功能

由于被催眠，在意识矇胧状态中所回想出来的精神材料，都是平时会令人感到难为情的回忆、痛苦的事情，或者使人不愿意面对的事实，可以让我们了解到的是，这些精神材料所以存在于无意识状态，是被我们不知不觉地摆放到不用去意识到的精神层次，是根据“潜抑作用”（repression）的心理功能而发生的，是在保护我们的心理，维持我们日常精神生活的平静。这种潜抑的功能多见于患癔症的患者或具有歇斯底里性格的人。这是因为他们性格比较幼稚、脆弱，对这些创伤性的事件引起的心理痛苦的承受力比较低的关系。患有别的精神疾病的患者，如强迫症等，或者平常人也采用潜抑的作用，但比较不容易被分析发觉。因此，也因为这个理由，从癔症患者的催眠治疗过程里，比较容易发觉到这样的心理现象。在此要说明的是：潜抑作用是在无意识状态里发生的心理自卫机制。假如是有意识地去压抑，就称是“抑制作用”（suppression），两者有所区别。潜抑作用被认为是最主要的心理防卫机制，也是各种心理病情共同使用的基本机制。由于潜抑作用与现象存在的发现，让我们体会到我们的精神状态是“动态性”、而非静态的，随着情况的需要，可以动态性、适应性地调换与处理，启发了动态精神医学的基础性观念。

倾诉发泄（Catharsis）的作用

从布鲁尔使用催眠术治疗安娜的经验里，发觉患者在被催眠中回想出来,并且谈起那些创伤性的回忆或富于情结的事情以后,患者的病情症状就可以消除的事实,令人发觉"倾诉发泄"(catharsis)作用的观念。日后弗洛伊德发觉许多患者不容易被催眠,而改使用患者在清醒状态,使用精神集中法或自由联想的技术而进行分析时,发现患者仍可以引导、发生倾诉发泄的现象。可是不久弗洛伊德发现,倾诉发泄的现象比较容易发生在癔症的患者,患别类疾病(如强迫症)的患者,并不容易发生,而且经由倾诉带来的症状的消失,只是一过性的。因此,以后对于治疗的过程里,也就不再过分去注重并引发"倾诉发泄"的发生。[**注解**:日后改为注重于"病识"(insight)的建立,并关心与着重对"阻抗"(resistance)现象的处理等治疗工作。]

力比多(Libido)的学说

当时对倾诉发泄的观念的产生,可说是间接地受到当时牛顿以来流行的"动态力学"的物理学说的影响,即:解释自然界一切是能量转换的事实,说明万物相互冲突与平衡的现象。认为这样的宇宙性原理也可运用到人们的精神现象里来。也就是说:精神有某种动力,其基本动力可以一时性地潜伏(潜抑到无意识境界),可是时时还在鼓动我们的内在精神。假如这个动力被累积过多,压力增多,就会偶尔爆发,呈现为发作性的病理症状;而适当的排泄,就可解除其压力,恢复平衡,消除症状的发生。至于这个假设性的精神上的基本动力,弗洛伊德把它命名为"力比多"(libido),意谓是生命之源。[**注解**:弗洛伊德当时(1895 年)提出此名称时,并没有进一步地去详细论述力比多是什么。10 年后,到了 1905 年才仔细说明,指明源自"原我"的力比多是属于性欲性质的本能(主要是维持种族的延续)。到了 1931 年,又增加解释,说明"自我"也存有力比多,是属于自恋性的(主要是保持自我的生存),而"超我"也有力比多,是属于强迫性的力比多(督促个体遵循对社会群体的规范)。]

治疗重心:处理被潜抑的欲望

在这个早期的精神分析,可说是主要注重解除被潜抑下来的原本欲望与本能,让这些基本的生命力量能比较自由地发泄与表现,不受不必要的压抑而呈现各种病态,特别是癔症的情况,可说是针对"原我"的治疗工作。[**注解**:这种早期的治疗思想,即:如何摆脱现实社会的拘束、规范或压力,而比较顺畅地去表达内心里的原本欲望,不被当时比较保守的欧洲社会所接受;可是对于企图脱离约束而移民到新世界里开拓的美国人,倒是很受欢迎,因此精神分析就在美国比较能生根发展。可以说学理背后的哲学性思想与态度是左右是否被社会接受的决定因素。]

精神决定律(Psychic Determinism)

从精神医学的立场来说,精神分析的创立,建立在一个崭新的思考与取向上。即:认为精神上的活动有其先后的相应关系,不会偶然或无缘无故地发生。这包括在病理境界的现象,任何症状的呈现都有其意义,有着因果上的关系。具体举例来说,癔症患者的手臂突然麻痹,并不是无缘无故地突然发生,不是缺陷与毛病的表现,而是有特别的功能、意义与理由而发生的,是帮助患者不去用手采取某种动作,避免发生不愿意发生的行动。癔症患者突然昏倒抽筋,是因为面对外在剧烈或过大的打击或内在无法承受的挫折或矛盾时,以抽筋、昏倒的方式去适应,有其动态性的意义。因此,只要细心地去考察,从各种蛛丝马迹里去探讨,特别是去分析潜意识层次的精神材料,都可以寻找到精神活动发生的理由与先后因果关系。这种精神决定律可说是精神分析的基本看法,也是动态精神医学的基石,跟从前单以病态、缺陷、障碍的眼光去看症状的描述性精神医学有根本上的不同,可说是突破性的看法。[**注解**:精神决定律比较适用于心因性的精神疾患,特别是癔症等。可是对于器质性或生物性而引起的精神疾患就比较有限制。]

精神分析技巧上的修进

为了进入潜意识状态里的精神境界去探讨,催眠固然是途径之一,可是其缺点是不是每个人都一定能被催眠,即:可接受催眠的程度有显著的个体差异。不用说,催眠的道理是:一个人被催眠,进入意识朦胧的状态里,其防御性的功能会松懈下来,可以比较毫无顾忌地谈吐平时被潜抑着的心事,犹如喝醉酒的人可以胡说八道似的,把积累下来的各种心情都吐露出来。这时,从临床经验里弗洛伊德发觉到,虽然患者并没有被催眠,仍然清醒,但只要适当地训练患者,使用一些技巧,还是可以使其防御性的心理松懈下来,谈吐潜意识层次的精神材料,帮助分析的工作,达到了解深层心理的功效。弗洛伊德所尝试的技巧,有几种:

注意集中分析技术(Concentration Technique)

弗洛伊德发现有些患者并不容易被催眠,进入意识朦胧的状态,就改而尝试"注意集中"的方法。也就说,在患者(或被分析者)意识清醒状态时,令患者躺在沙发上,把眼睛闭起来,而治疗者(或分析者)把两个指头压在患者的头上,命令患者去集中精神,用心去回想当初引起症状发生的情况。这样的技术是建立在一个假设上,即:引起症状的创伤性事故,患者还有记忆,只是不愿意去回想叙述而已。只要集中精神,用心去回忆,就可想起来。[**注解**:只要能排除不愿回想起来的"阻抗"(resistance),就可以回想起来。]治疗者把两个指头摆放并压在患者的头上,就是暗示性地要患者去克服阻力而把创伤性的事故回想叙述。可是弗洛伊德发现这样权威性且暗示性的技术,也只能适用于一些患者而已,也就放弃了,改而使用自由联想及梦的解析等别的方式来进行分析。

当弗洛伊德早期尝试"注意集中"的分析技巧时,曾试用在一个个案上,即伊丽莎白·尔(Elisabeth von R),并且在他与布鲁尔日后合著的书上报告。由于该个案的报告形式跟上述的艾美的个案全然不同，比较容易连贯性地追踪阅读与了解，况且在个案里，无形中提示了我们分析上的要领，并说明了一些技术与观念，包括阻抗作用的处理、指点的操作、指点后的处理，以及“遮蔽性回忆”(screen memory)的本质等等。因此，让我们在此摘要性地报告此个案如下：

伊丽莎白·尔（Elisabeth von R）（Freud：in Freud & Breuer，1892/1966，p175～223）

1892 年的秋天，有位医师介绍，请我看一位年轻的女患者伊丽莎白。她两年来患着腿疼的症状，影响走路。介绍的医师说明伊丽莎白在最近数年里曾遭遇了许多不幸的事。首先是她的父亲去世，然后母亲患严重的眼疾而接受手术，接着已婚的二姐因长年的心脏病，医治无效而去世。

我初次接触伊丽莎白，这位 24 岁、未婚的女性，并没有马上获悉许多有关她的私人资料。她看来聪明，思考正常，对自己的腿疼持有漠不关心的态度。我不很清楚她所患的疾病是什么，只好依靠介绍医师的印象而认为她是癔症患者。首先在我的脑海里想起的是，究竟患者知不知道自己发生症状的来龙去脉。虽然知道伊丽莎白对她自己腿疼的症状毫不关心的样子，但是我直觉地感到她知道自己是如何生起病的，也就决定不采用催眠术来诊察她，而靠面谈来分析她的病情的发生。

我开门见山地，请伊丽莎白给我叙述她所知道的事情，然后我就细心地听取，特别注意患者一些模糊不清的思绪，或者叙述中没好好地连贯的地方，然后我就进一步地去追究这些含糊或不连贯而叙述的事情。[**注解**：这正是分析的要领，特别侦察经由阻抗作用而迟疑且含糊表达的心理活动与精神材料，经由仔细探讨，可以达到深层心理境界的了解，发觉情结的性质与来源。]我让患者在沙发上躺下来，闭着眼睛叙述她所知道的事情。我发现这样进行会谈，可以让患者进入犹如被催眠的状态而(比较没顾忌地)谈述她的私人性故事。

患者叙述她是三个姐妹中最小的,从小得到父母的宠爱与照顾。母亲的健康状况不佳,长年有眼睛的疾患,受疾病的困扰。因此,伊丽莎白也就逐渐跟父亲要好亲近。她的父亲其实身体也有病,长年隐瞒着(或者没注意)自己有心脏的毛病。有一年,由于肺水肿,父亲在昏迷状态下忽然被人抬回家。父亲去世前在家疗养了 18 个月,而伊丽莎白变成是主要照顾父亲的家人。由于护理的需要,伊丽莎白干脆就睡在父亲的卧室,方便病父随时的叫唤与照顾。伊丽莎白的腿疼在护理父亲的后半年曾经偶尔发生过,可是主要是父亲去世后两年,她的毛病才厉害起来。

父亲去世后,守丧一年,伊丽莎白的大姐就结了婚。姐夫虽然事业很成功,但为人并不理想,缺少文化素养,不懂得为人着想及尊敬女人,伊丽莎白看不惯此姐夫的行为,有时还开口批评他,心里不满意大姐的结婚,认为没给娘家带来幸福。她的二姐的婚姻却不同。二姐夫虽然智慧并不很超然,但有文化素养,为人不错。他们婚后仍住在娘家附近,生下的孩子跟伊丽莎白很要好,变成是伊丽莎白的宠儿。可是好景不长,母亲的眼睛疾患变得严重,还得接受手术。还好,开刀后,病情有改善,住在可以疗养的乡下。总算父亲去世后,家里头一次恢复安宁的气氛。大家希望数年来辛苦劳累照顾患者的伊丽莎白可有点轻松的时刻。可是也就是在这个时候,伊丽莎白的腿疼开始困扰她,觉得腿没力,甚至影响她走路。这时需要提起的,是她的二姐的不幸事情。原来二姐从小就有心脏的毛病,结婚怀孕生孩子后,对身体不太好。这时二姐又怀孕,病情更恶化。听到消息,伊丽莎白从母亲疗养的地方赶回来看她时,二姐已经去世了。

从医师的一般立场来说,伊丽莎白的病情是很平凡的,没什么戏剧性的地方,只知她经历了许多精神上的打击,可是却无法了解为什么特别会发生癔症性的躯体毛病。因此,我决定费心去向患者探讨有什么心理因素导致腿疼而甚至到难于行走的程度。这时我试图给予催眠，可是，发现不容易给伊丽莎白催眠。伊丽莎白自己也说她不容易被催眠而入睡。因此，我就干脆想了个办法，用两指头压在她的前额，命令她当我指头压着她的头时，说出脑子里所想到的思绪、意念或回忆。起初伊丽莎白保持了静默不讲话的情况。经过一段时间，在我的坚持下，她就开始叙说心里想的事。她开始说：在她过去的生活里，曾有个年轻男人存在的事情。这样提起男人的事，完全打开了一个探讨的范围与分析的去向。因为，到此为止，面谈里一直在谈述她一连串所遭遇的家人的不幸，而现在忽然揭开另外一个话题境界，曾经跟一个男人有过私自而隐瞒的感情的事情。[**注解**：分析的要领常在探索（患者）没有提到的事情，而非注重在已经提到的事情上。]

原来，这个年轻男人是她们家常年认识的朋友家的儿子，曾住在他们老家的附近。这个年轻男人很敬佩伊丽莎白的父亲，常来跟伊丽莎白的父亲接触，也对她们家里的妇女表示好感，而且跟伊丽莎白很亲近。他们俩常一起谈话、念书，无形中伊丽莎白感觉这个年轻男人喜欢她，而她内心里想，他是将来结婚的对象。可是自从父亲生病以后，伊丽莎白就全心侍奉生病了的父亲，无形中也就跟这个喜爱的年轻男人逐渐没了来往，关系也就疏淡了。由于父亲的病情越来越严重，更需要她的照顾，伊丽莎白心里无形就开始埋怨自己非得牺牲自己年轻的幸福而来照顾生病的父亲。这些资料让我推测：内心里的矛盾与冲突，性欲望的潜抑，显然让伊丽莎白发生"转化性"的躯体毛病。可是我还是没有线索，可以证实到底伊丽莎白的腿疼是经由何种事端而转化性发生的。经由屡次的试图，都找不到答案，我几乎放弃伊丽莎白所患的是癔症心因性的症状的想法，改而开始考虑是否是风湿性的腿疼。

就在这样的情况里，有一天伊丽莎白突然开口说，她现在知道她的疼为何都发生在右腿的某部分。她说明当她在护理她的父亲时,由于父亲的腿水肿,为了换腿上的绷带,她就把父亲的腿摆放在她自己的右腿上,方便换绷带。可是她的腿疼,也就发生在父亲的腿正好跨在她腿上的部位。虽然她曾经用这样的方法去换绷带好几百次,可是到了现在,她才“忽然”想起这个连带关系。[**注解**:弗洛伊德在此说明了年轻女儿把父亲的腿摆放在自己的腿上,虽然说是为了护理,要换绷带,但也可能经由接触而刺激引起伊丽莎白与性有关的反应,刺激了自己大腿上的性感地带。可是这种性感的反应是道德上不允许、不被接受的,因此“转化”而变成疼的反应。弗洛伊德同时也指出患者对于这样与性刺激有关的疼的来源一直潜抑着,不去认识,经由分析的过程,才容许浮现到自己意识的脑海里,才肯向分析者诉说,好似现在“忽然”想起来其连带关系似的。弗洛伊德进一步地解释,分析的过程是逐步地在处理患者对自己的阻抗的现象,(随着“自我”面对挫折与问题的能力的逐渐增强)而渐渐地放弃潜抑的作用。]

在此我还得特别说明的是,方法上我采取了集中注意的方法,在患者头部摆放我的手指头,并且压着,要求患者把脑子里所浮现的思想说出来。这样(强迫性或暗示性)的要求,还得获得患者的合作,肯这样去做才可以。其实,刚开始使用在伊丽莎白此患者时,并不发生作用,她常静默不作声。等到后来,可能习惯了,或者开始信赖我,才开始发生反应,肯吐露内心的思念。我推测患者所以不肯吐露,可能有两个理由。一个是自己做判断,认为脑子里所浮现出来的思想并不值得谈说,另外一个就是认为所想起来的意念不好意思讲,而也就不说了。[**注解**:弗洛伊德说明了分析的要领,不但要求,并且逐渐地训练,让患者能把所想到的任何琐事,看来无关紧要的事,或者难为情的心事,都要述说出来,让分析者好做分析。这也就是日后采用的“自由联想”来做分析工作的道理与原则。]

虽然分析工作看来逐渐在进行,继续在处理患者的阻抗现象,

者的家人接触，采取家庭治疗式的治疗途径，考虑“人际关系”，争取母亲的意见，可是后期的弗洛伊德却主张只看患者本人，注重于患者的“内心精神状态”而去施行治疗，保持纯粹的个人心理治疗。]她母亲向我证实她早就知道女儿伊丽莎白对二姐夫有迷恋的感情，可是由于目前丧失妻子的二姐夫身体欠佳，母亲不认为伊丽莎白跟二姐夫结婚是个好主意。我把跟母亲谈论的结果，告诉给伊丽莎白，结果听到母亲的意见后，伊丽莎白的腿疼又复发了一段时间，其后又消失。[**注解**：弗洛伊德当时去跟母亲谈话时，事先没有获得伊丽莎白的同意，因此，弗洛伊德本身就解释是由于他把分析里所获得的内心资料告诉母亲，没保守“隐秘”，而可能对治疗者发生反应，使其病情复发了一段时间。可是这样的病情恶化，也可被解释是：因为同性的母亲反对女儿对异性的欲望，刺激了伊丽莎白对性蓄情结的反应而病情复发。]数年后，我被伊丽莎白邀请，有机会看到她在舞台上跳舞的表演。日后还听到伊丽莎白终于跟一位我不认识的男人结了婚。

[**总注解**：这个个案表现弗洛伊德曾经试用“注意集中”的技巧，想办法来协助患者克服自己的阻抗作用而透露叙述被潜抑下来的精神资料，可是同时也让我们体会到对患者的“阻抗现象”的处理是要逐步而层层进行的。换句话说，患者要经过屡次的鼓励，慢慢地减除阻抗的作用，才能一层一层地揭露潜抑下来的内心里的私事，由浮浅而逐渐地深入。这种处理潜抑有关的阻抗作用，也就是分析的主要课题。精神分析的目的，也就在于这样的层层处理阻抗，把认为不能提出的、隐藏的心理问题“意识化”，让“自我”能去面对，在意识境界里考虑如何应付。因此，要点不在于挖掘探讨创伤的事件，而是在于经由这样探讨的操作过程里，去帮助患者的“自我”成熟起来，能以比较健康的方式去面对与处理痛苦的内心情结。

除了经由这样的个案报告而介绍这样精神分析的主要原则与

技巧以外,此个案还让我们体会到“遮蔽性回忆”的道理。也就是说,在我们的脑海里,通常会先回忆出一些阻抗力较少而比较容易回忆起的事情来,而这样回忆出来的记忆,是在保护后面另外一些不容易或不肯回忆出来的、比较痛苦的记忆。因此,这样的回忆也就是有着“遮蔽”的作用与效果的。]

自由联想(Free Association)

从上面伊丽莎白的个案里,我们已经可以看出弗洛伊德虽然说是在采用集中注意的技巧而做分析探讨,其实是在使用自由联想的方法,去探讨深层内心里的精神材料。所谓自由联想,是令患者把脑海里所浮现的任何无关想法都讲给治疗者,好让治疗者能从这些精神材料里去做分析,探讨有哪些线索可了解患者的情结。在方法上,治疗者令患者躺在长沙发上,使患者尽量轻松,容易随意地谈吐。治疗者特别安排坐在患者的头部后面,让患者看不到治疗者的面部表情反应,这样患者就不用担心自己吐露出来的事情,引起了治疗者怎样的反应,可以尽心地叙述谈话,可以随意地谈吐。其要领是,认为在这样比较毫无顾虑的情况里,内心里的防御作用就无形中降低,让平时潜抑着的思考与意念都可以表露出来。

有时,治疗者提出一些词语,如下雨、火烧、步枪、花瓶等等,让被分析的人去说出因这些词语而联想到的任何事情。这样做,其目的就是让被分析的人经由毫无思考与顾虑而去联想,让分析者去分析,看看有什么特别的事情与内容常被联想到。这也是帮助患者在不知不觉中,在随意联想中,透露出潜意识境界的想法与念头。

这些方法,后来变成是精神分析的主要技巧。这样漫无目的地联想,固然可以减除防御心理,可是也就因为这样随意而毫无目标的联想,会花费许多时间。因此,这样施行的经典精神分析,也就要花费很长的时间来进行。不用说,患者要建立起信任治疗者的信心与态度,还要经由训练而养成这样进行自由联想的技巧,经由合作而进行这样特殊的治疗方法。

失误的分析(Analysis of Errors)

这是弗洛伊德聪慧机智的表现。他把平常人认为是讲错的话不当是“讲错”,而认为是脑子里的防御一时松懈,把自己内心里的原意说出来,然后赶紧修正,说是“讲错了”。因此,他就向患者追究,不让患者掩饰,固执地认为是因为失误而讲,而进一步去探讨,口误中所说的原来意思是什么。这是弗洛伊德所考虑到而所运用去探讨潜意识层次的精神材料的方法之一。譬如,一个人在酒醉时,说漏嘴叫“嫂嫂”为“太太”,说自己的上司是没用的“混蛋”,尽管事后如何纠正,说是讲错了,是喝醉而乱讲的话,可是我们可以认为这个人平时对自己的嫂嫂有意思(喜欢且希望把她当为自己的妻子),而对自己的主管没有好感,认为他是混蛋不聪明,不很满意。同样的,当一个人心里很急或不注意的时候,所乱讲的口误,都可以用来作为线索去研究与探测本来隐藏的内心含义是什么。

惟一要小心的是,有些事情我们常会发生错误。譬如,因为发音很相似而用姐姐的名称去称呼妹妹,如“秀兰”叫成“秋兰”,“汽车”说成为“火车”等等,没有什么情感上的因素,只是一时的、普通的(言语上的)小错误而已。可是假如一个人常重复失误,而且是同样的错误,而每次失误后感到很难为情,还特别费心去解释(掩饰)是说错了,表现“抵消作用”(undoing)的性质,企图想把已经犯的心理上的错误去想办法抵消,那么我们就可以考虑是心理上有意义的“失误”,值得协助患者去推敲。

梦的解析(Dream Analysis)

这也是弗洛伊德独创的分析技巧。普通人多半都认为夜里睡觉所做的梦是乱来、是胡思乱想的作品,不把它当为一回事,可是弗洛伊德就把它当为是很宝贵的心理资料,认为是从潜意识境界透露出来的精神材料而可以用来分析探讨。事实上,过去有智慧的先人,曾经考虑“占梦”的技术,利用梦来推测有何含义,并且推算可能发生的事情。可是这样的占梦,是按一定的公式而去推算或推测的,不管做梦的人的心理如何。弗洛伊德对梦的解析,虽然采用解释梦的技巧,可是主要是参考做梦人的心理背景,依靠做梦人自己的联想而来解释梦的含义,是用来分析治疗的一个工具,也是个步骤。跟口误的分析一样的,梦的解析也是建立在精神决定律的基本看法上,认为梦里任何所做的内容,并不是胡思乱想的结果,而是有含义的,只要能懂得梦的语言,就能把其隐藏的含义翻译出来,并且让我们能透视内心深层里的心理状态。因此,如何鼓励患者去报告所做的梦,而跟分析者一起去联想而探讨,是分析工作里很重要的技巧与步骤。

当然,有部分的梦是因为躯体与生理情况刺激了脑部,而脑部发生了反应的心理产物。譬如,感冒而全身酸疼,就梦见肌肉酸疼而跑不走,或者膀胱膨胀,就梦见到厕所去解小便,好久没有性的排泄,就梦见跟异性相抱做爱等等。这些梦通常短而没有细节。可是假如是比较富于情节、有先后故事、内容很特殊、醒来后会让人去思索的,都是比较值得去分析了解的梦。

关于梦的解析,弗洛伊德曾有一本专著,即:《梦的解析》(Interpretation of Dreams)在 1900 年出版,详细且有系统地说明有关梦的心理与解析的要诀,而在 1905 年,他出版的另一本小册里,专门分析一个癔症患者多拉(Dora)时,也就实际个案而分析、报告梦的解析的情况。因此,在此让我们摘要性地报告多拉的个案,同时用来说明梦是怎样被运用来了解病情,并且梦的内容是靠何种方式与技巧去解析的。弗洛伊德对多拉个案的报告,跟上面所提过的艾美与伊丽莎白个案有所不同,即:首先描述家庭与父母的情况,然后依年岁的长大而逐步说明患者的心理发展,让我们体会,病情的发生是随着性格与心理的发展而演变的。可说是耐人寻味的分析性个案报告。

多拉(Dora)的个案 (Freud, 1905/1963, p21～144)

多拉(假名)是个18岁的姑娘,由于常患神经性咳嗽被父亲带来诊治。

多拉的小家庭里有父母、多拉及比她大一岁半的哥哥。多拉的父亲很有智慧,个性强,扮演家里主要的角色。当我诊治多拉时,父亲是40多而快50岁的人,事业很有成就,是个大工厂的厂主。女儿多拉,从小就很崇拜父亲,对他有特别的感情。多拉对父亲的感情还受到了一个影响,因为多拉6岁时,父亲得了肺病,身体经常不好。为了父亲的病,全家常搬迁,选择住在气候良好、可疗养的山地等地方。当多拉10岁时,父亲患了视网膜脱离,他需要经过特殊的治疗,把自己长久关在黑暗的房间里。可是没治疗好,失去了视力。两年后,父亲还发生了较严重的病情,发作性地混乱、手脚麻痹,甚至出现轻度的精神障碍。经由友人的劝告,父亲被介绍来看当时以专门神经科而开业的我,接受诊治。起初我怀疑父亲是否患了肺病所引起的麻痹症(tabo-paralysis),后来认为是梅毒引起的血管性毛病,给他开抗梅毒药治疗,结果症状显然改善。也就因这样的关系,(6年后)父亲就带他的女儿多拉,来让我诊治她的毛病。

由于医治父亲的关系,我间接地还认识了父亲的姐姐(即:多拉的姑妈),她患着严重的精神神经症(神经官能症),而且由于长年的婚姻问题,一生过得不好,后因患了马拉斯穆斯病(marasumus,即:营养失调病)而去世。父亲还有个哥哥,我见过一次面,是有虑病症(或疑病症)倾向的单身汉。

多拉被父亲带来看我的时候,是18岁。我从没有跟多拉的母亲见过面。可是经由多拉与父亲的描述,让我想像母亲没有很高的文化修养,而且不是很聪慧的女人,整天忙于家事,在家打扫做清洁工作,犹如患着"家庭主妇(心理)病"似的,对自己孩子的心理不了解也没兴趣知道。

多拉在8岁时,就患了神经官能症,呈现呼吸困难的症状。当时她们家人住在山地,为方便得了肺病的父亲疗养。多拉的医生考虑到她患着心理上的毛病(但也就解释是疲劳而来的),因此也建议让她休养,并由家人关照,结果,6个月后,病情就改善。多拉到了12岁时,她开始患偏头痛性质的头痛,同时患发作性的神经性咳嗽。偏头痛的毛病后来逐渐消失,可是咳嗽的问题却一直有。到了18岁我看她时,这种紧张性的咳嗽常发作,经常维持3至5个星期,但有一次持续了数月。严重时,咳得声音都哑了。

其实当多拉16岁时我见过她一次,那时已经有紧张性咳嗽,声音也哑了,当时我就跟她父亲建议多拉需要接受心理治疗。到了18岁时,由于父亲的病情比较好转,全家就搬到维也纳来住。那时,多拉已经长得亭亭玉立,可是也是让父母头疼的对象。多拉的性格逐渐改变,而且精神总是不好。她对父亲的态度不友善,而对母亲更是怨恨。她总以疲乏、无法集中精神为理由,不参与学习或社会活动。有一天父亲还偶然发现多拉写了一封告别的信,虽然知道她不会自杀的,但也足够让父亲觉得事情很严重。后来有一次,多拉跟父亲发生口头上的小争执后,发生突然昏倒(且抽筋)的事情。终于被父亲带来看医生,求治疗。

毫无疑问地,对这样的(平凡)个案,到此看来,并不是什么值得特别写下来做报告的。患者只不过是患轻度癔症,呈现呼吸困难、失音、偏头痛、忧郁、非社会化等问题的个案。当我跟布鲁尔合作书写的《癔症的研究》一书出版后,我曾经被同道们批评不能单靠几个个案而推出对癔症的病理学说。可是从出书后,(至今快10年的岁月里)我继续看了不少癔症的个案,而几乎每个个案的分析结果,都让我相信:癔症所患的是心因性的病理,面对心理的创伤,有情感上的矛盾,而且,再加上一个因素,就是患着与性有关的心理困难。当然不会有几个癔症患者来看医师时,就自动地申述她有与性有关的心理困难。就算是医师直截了当地问了,得到

"没有"的答案,医师若没有技术去会谈,也就会停止在那里,不知如何去追究与探讨内心里的问题。[譬如,一位不相信癔症跟性的问题有关的维也纳医师,曾经开门见山地询问一位14岁的女癔症患者,用很没有技巧而令人敏感的话问:"你是否跟男人恋爱上了?"女孩子被这样(粗鲁)的问话吓着了,就回答"没有"。可是这个女孩事后就告诉她自己的母亲说:"这个医师真是个笨蛋,还问我那种话。谁会告诉他我在'幻想'里确是跟男人在恋爱?!"这个女孩子后来被介绍来看我,我才听到这样有趣的事情,而这个女孩子还给我透露,她常自己手淫,想像跟男人做爱。]

关于多拉,我要感谢她的父亲早就提供给我所需要知道的发病前后的背景与资料。父亲告诉我,当他们为了他的健康问题而住在山地的疗养地方时,他们认识了一对姓柯(K)的夫妻。柯太太被请来照顾护理长期生病的父亲,而其丈夫,柯先生,对多拉很好,就常带当时六七岁的多拉在外面散步,而多拉反过来很照顾柯先生夫妇的两个幼小孩子,犹如是他们的干妈似的。

两年前,当多拉16岁的时候,也是多拉要变得忧郁之前,多拉曾经随着父亲到一个湖边的地方,在那里访问柯家的人,并跟他们住在一起一小段时间。这个事情发生后,没多久,多拉就向母亲透露了一个很要紧(而间接地想让父亲知道)的消息,让我们了解到底多拉所患的心病是跟什么有关系。原来,多拉告诉母亲说,就当他们父女访问柯家且短时跟他们住的时候,有一次,像以往似的,柯先生带着多拉散步,而在散步中,柯先生还很无耻地向她表示,要跟她亲热。父亲听到这个消息后,马上去找柯先生对质,可是柯先生完全否认有过这样的企图,而且还告状说,是多拉自己幻想出来的事情。柯先生还追加说明,根据柯太太所说,多拉对性的事情很感兴趣,自己常看一些书,如《爱的心理》等,并推说是因为这样而乱幻想的。

多拉的父亲很肯定地说,就是这件插曲发生后,多拉就发生忧郁等情绪问题,而且常跟父亲吵架,要求父亲跟柯太太不要再来往,也特别要求跟柯先生断绝关系。可是父亲辩护说,因为他过去自己生病时,曾经靠柯太太细心的照顾,而且现在柯太太跟自己丈夫的关系不好,心理很依靠着他,需要他的支持,他无法跟她断交不来往。父亲还特别说,他跟柯太太并没有暧昧的关系。父亲还特别指出,上次多拉发生抽筋昏迷的发作,就是为了柯太太的事,刚好与父亲发生了口角。

父亲所说的话,并不能完全认为就像他所说的那么可靠。我从开始就决定不做任何过早的判断。可是我可以想像柯先生对多拉示爱的行为可能对她发生了心理上的创伤性作用,而那种与性有关的矛盾与挫折,却是我所提出的癔症的心理性病理。可是心理上的创伤并不见得就能足够解释为何发生这种癔症症状的选择。事实上,我们要提醒自己,多拉的紧张性咳嗽,早在她遭遇这次心理创伤发生之前,当她在12岁时就发生了。

等到分析治疗初期的困难应付过,多拉开始能比较自在地叙述她的内心事情以后,她告诉我,当她是14岁时候曾经发生的事情。即:有一次,柯先生刻意安排多拉可以跟他们夫妻一起在他的办公室看附近教会举办的庆祝节目。可是哪知柯先生借故说服自己的太太,让她留在家里。结果,当多拉到了他的办公室时,发现只有柯先生一人在那里等着她。也就在那样的情况下,柯先生趁机拥抱了多拉,并且亲吻她。当时多拉对柯先生的行动感到很强烈的厌恶,赶紧跑开。可是日后并没说什么,只是回避跟柯先生单独碰面接触。

在此我要澄清说明的是“相反的情感反应”。当一个年轻敏感的少女被男人亲吻,一般都会发生喜乐的性的兴奋。可是多拉所感到的却相反,是极端的厌恶,是相反的情感反应。并且,从被柯先生拥抱亲吻的事情发生后,多拉只要看到一对男女在亲热,她的胸前就感到一股压力,并且就得赶紧躲避那些亲热中的男女。这些症状都可以解释是跟那回被柯先生紧抱亲吻的创伤性经验而来的。只是其情感反应是相反的,从喜乐变成厌恶。

很清楚地,多拉无法宽恕父亲还继续跟柯先生来往,特别是跟柯太太。多拉从少女的时候,不管父亲怎样否认,她早就相信父亲跟那位年轻而又漂亮的柯太太发生了爱情。父亲口头上总是说孩子们应该对柯太太感到感激。多拉曾经问过母亲,父亲说这个话的理由在哪里。母亲解释说,有一次父亲因病而心情不好,跑进森林里去想自杀,而护理他的柯太太发觉不妙,也跑进森林去找他,阻挡了他的自杀企图,救了他一命。可是多拉心里并不相信。她认为父亲跟柯太太被人发现两个人私自在森林里约会,父亲才编出这套故事来掩饰他们的暧昧关系。

多拉心里想,她是被"送"给柯先生,作为柯先生容许他的美丽妻子跟自己父亲发生暧昧关系的代价。她认为自己是夹在她父亲与柯先生两个男人间的牺牲品,让她感到很矛盾。

[**注解**:在报告此个案的书里,弗洛伊德还继续仔细分析若干要点。包括:多拉自己很喜爱美貌聪明的柯太太,内心里暗地模仿她,也想靠躯体的生病而获得她的关心。也分析说明多拉内心里事实上也很喜欢并爱上了柯先生,只是心里很矛盾,要潜抑下来对他的爱意等等。为了篇幅的关系,这些细节就不在此说明,进而讨论多拉所报告的梦,并且讨论弗洛伊德如何分析她的梦。]

就在分析有点停顿,无处可走的时候,多拉突然提起她前几天所做过的梦。多拉说是她连续几夜梦到的梦。由于常常出现的梦,一定有特别的心理意义,我就决定费心去探讨这个梦的内容,看看有什么意思。根据多拉所说她所做的梦是:

房子着火了。父亲站在我床边,把我叫醒。我赶紧穿上衣服。母亲想去找她的珠宝盒,可是父亲却说:我不能为了你的珠宝盒而让我跟孩子们烧死。我们都赶紧跑下楼,当我们跑出来,我就醒来了。

由于是她常做的梦,我就问她什么时候第一次梦到。她回答不记得,但她记得她住宿在湖边的地方时(被柯先生突然拥抱与亲吻的地方),曾经连续三夜做了这个同样的梦,而这几天又重复出现。我很想知道这个梦为何在住宿湖边地方时,连续地出现,也想知道为什么最近几天又出现,但我首先让多拉就梦的各部内容细节逐步地联想,看看联想到什么事,可以怎样解释梦里的含义。(过去我曾经为了一些琐事似的梦叫多拉去联想过,因此,在这个时候,多拉已经有点经验,被我训练得知道如何去联想自己做的梦。)

随着我的督促,多拉就开始随意地联想。她说最近父亲跟母亲曾经发生口角。因为母亲要把餐厅的门在夜晚的时候锁起来,可是因为哥哥的卧室没有另外的出口,要经过餐厅的门才能进出,父亲不愿意把餐厅锁了。父亲说:夜里有什么事可能发生,因此就需要从屋里跑出来。我问她,是否因听到父亲跟母亲的口角,就这样又做了这个梦。多拉回答说"是"。我就提示:"那么现在我要你把你刚刚讲的话每个字句都去回想。你说:**夜里有什么事可能发生,因此就需要从屋里跑出来**。请你就这些话而想到什么,告诉我。"可是由于多拉内心里忽然想起什么事,她就没照我所说的去联想。但她却告诉我:"当我跟父亲两人到了湖边的地方去访问柯先生夫妇,并住宿在他们家里时,我记得刚到时,父亲曾经说过,他很害怕火。因为我们到达时,刚好天气不好,天空打雷,结果附近的小木屋停了电,因此父亲提出怕火烧的念头是很自然的。"

这时我想知道的是,所做的梦跟住宿在湖边柯先生的家有何连带关系。我就问:"你在湖边地方三夜连续做同样的梦,是刚到的时候做的,或者住宿几天以后才做的梦?"(我故意没暗示是被柯先生拥抱与亲吻事情发生之前,或者是后)。多拉开始时说她不记得,但紧接着就说:"是跟柯先生发生事情之后!"因此,我就明白了,做了梦,是(在柯先生的办公室里被拥抱与亲吻的)事情发生后引起的反应。可是我还不知道为何这个梦要连续三夜的发生。我就问到底(跟柯先生的)事情发生后,在湖边还继续住宿了几天,结果多拉回答说,还住了四天,第五天就跟父亲离开了。我跟多拉解释说:"看来,这是你头次做了这个梦,可是因为'事情'的打击很大,你就连续做了三夜同样的梦。只是因为对心情的打击大,你就把'事情'的发生与开始做这个梦的(时间上)连带关系潜抑下来,没想出来。"[**注解**:也就是说,把两样事情发生的时间上的先后关系一说,就等于让人知道两件事的连带关系。因此,此患者开始时就否认,不知道是何时开始做的梦。]多拉对我的解释没说什么,也没有反对,可是却接着说,她刚想起来一件事情。她说:"我跟柯先生发生那件事情后,我回到卧室,在沙发上躺了一下,打了一阵小盹,醒来时,霍然发现柯先生正站在我的床边……""就像你的梦里,**父亲站在你的床边**似的?"我问了。多拉回答说:"是的,我就问他(柯先生)你要干吗?而柯先生就向我回答说:'这是我的卧室,我高兴进我自己家里的卧室,我就进来了。'翌日,我就向柯太太打听,问她我们借宿的卧室的门有没有锁可以锁起来。到了那天下午,当我要换衣服的时候,我发现柯太太借给我用的锁就不见了。"

我说:"现在我们弄清楚了你的联想里,提到**要锁门**的部分了。可是梦里你**赶紧穿衣服**有什么关联呢?"

多拉回答说:"从那件事情发生后,我就决定,除非父亲在旁,我绝对不跟柯先生在一起。翌晨,当我起来要换衣服时,心里难免想起柯先生是否又会突然闯进来,我就**赶紧穿我的衣服**。因为父亲住在旅馆(只有我住在柯先生夫妻的家里),而柯太太一大早就到旅馆,去找我父亲,他们一起去爬山,可是柯先生没去,让我不高兴也不放心。"

我听了,就回答说:"现在我们能比较清楚地了解到你梦里的意思了。因为晚上一个人(在柯先生家里)睡觉,没有安全感(惟恐柯先生夜晚会又忽然闯到你的床边),睡不好,到了早晨醒来,走到房子外面,才能解脱不安之感,因此,你在梦里梦到:**跑到房子外**

面,就醒来了。至于你连续三夜做这个梦,就是天天靠夜晚里做梦,在梦中解决你白天所担心的忧患。"[**注解**:弗洛伊德在此解释了一下,梦的功用之一,就是在梦里企图解决白天里没有解决的问题。]

可是,梦里的内容还有一样事情没弄清楚,那就是珠宝盒。在此我就问:"母亲想要去找的**珠宝盒**,到底表示什么?"

多拉回答说:"母亲很喜欢珠宝。父亲常买珠宝送给她。"

"那你呢?"我问。

多拉回答说:"我也很喜欢,可是从我生病后,我都不戴我的珠宝了。有一次,四年前(我开始做这个梦之前),父亲跟母亲为了珠宝曾经闹得很不愉快。母亲喜欢可以戴在耳朵而垂下来的珍珠耳环,可是父亲并不喜欢,给她买了可以挂在胸前的珍珠项链。母亲很不高兴而发火,骂父亲说,他花了那么多钱,买了她根本不喜欢的东西,还不如给别人。"

"你是否心里想,就给你好了?"我问。

多拉说:"我没想到。可是我不知道为什么梦里还跑出来母亲?她当时根本不跟我们在一起。"

我说:"我以后会给你解释。可是我们现在都在谈珠宝,可是没谈到珠宝盒。"

"是的!"多拉接腔说:"柯先生曾经赠送给我一个很贵重的**珠宝盒**"。

我问:"你知道**珠宝盒**代表什么?(在德文里)**珠宝盒**跟女人的**私人部位**有类似音,(是重要的空洞盒)也就是代表女人的阴部,是你想不被柯先生侵犯而担心着去保护的东西。"

"我知道你会这么说。"多拉回答着说。

我就反应着说:"既然你本来就知道**珠宝盒**的含义是什么,那么我们对梦里的含义也就都能了解了。"[**注解**:在此书里,弗洛伊德解释说,在梦的境界里,常可以发生刚刚相反的现象,肯定与否定可以相反性地倒过来。譬如：很想保护不肯给的东西，却是很想给予，是心理很矛盾而产生的相对现象。在《梦的解析》另一书里还解释说，重复出现的梦是表示做梦的人还一直在挣扎着，想办法解决内心里的矛盾性情结。]

最后，弗洛伊德在此书里总结性地解释，像多拉这样的癔症患者所患的心理情结就是对性欲望的矛盾，一方面很想要，而另一方面很害怕发生，是心性发展不成熟而面对性的刺激与诱惑时无法处理而发生的结果。对多拉在其潜意识境界的梦里想表达的，弗洛伊德把它翻译解析为：**"（性的）诱惑对我是那么强烈。父亲，请保护我，让我不要在床边发生问题！"**即：表现着：年轻女患者想从内心里矛盾的困扰中求得解救的企图表现。

[**总注解**：此个案在弗洛伊德所著《多拉：癔症个案的分析》(Dora: An Analysis of a Case of Hysteria)（1905/1963）一书里详细报告。该书在1901年就写好了，但到了1905年才出版。弗洛伊德一生里著写了详细的个案共5例。除了多拉(Dora)外，其他4例是：小汉斯(Little Hans)、老鼠人(the Rat Man)、施列伯(Schreber)及狼人(the Wolf Man)，而多拉(Dora)是其中最早出版的个例。该书分析癔症的病理，说明治疗的情况（请参考本书第七章：有关癔症的学理），而且除了把多拉头次所提出的梦做解析以外，还做了以后提出来的另外一个梦的解析。为了篇幅的关系，在此主要报告头一个梦的解析，不仅作为梦解析的个案示范说明，而且用来仔细说明弗洛伊德是如何训练患者，同时跟患者密切合作，共同来分析梦的内容的实际情况。]

原本（思考）程序(Primary Process)

经由自由联想、失误的分析、梦的解析等技巧去探讨被潜抑下来的潜意识心理材料时，弗洛伊德发现这些潜意识层次里的思考法则有其特性，跟我们日常的思考方式有所不同，是比较原本的，被称是"原本程序"。这种原本程序,有一些特点,就是不用考虑逻辑或道理,不用顾虑时间、地点或人物等实际性的客观条件,而且采用凝缩(只靠一个局部来代表全部)、转移(把感情或欲望转移表达于类似的对象)、替代(靠相似的东西而替代性地表达)、相反(受矛盾的影响而以正反相对或颠倒的方式表达)、象征(依靠含义而以抽象的方式表达其意愿)等各种作用而来表达。常没有依靠语言来沟通,而是依靠具体与象征性的动作来表达。譬如:以拥抱来表达喜爱或爱情,以动手打人表示气愤等。富于感情而没有明显的理念,可说是比较幼稚性的,是幼小的孩子所采用的思考程序。这与成人长大后,在清醒状态下,有理智性地思考时所采用的"续发程序"(secondary process)有所不同。除了幼小的孩子仍使用原本程序来思考与表达以外,当我们在做白日梦、幻想时,也就退行到原本的程序来思考,而童话故事、诗歌,或梦的内容,以及精神病的病状内容,也都是依照原本的程序而表达的,是原本思考法则的心理产物。

换句话说,要了解梦的内容、自由联想里出现的心理材料,或者平时失误的话等,都要以原本程序的观念、知识与原则来解析才能了解,犹如经由"翻译"而了解另外一种语言似的。从事分析性心理治疗的治疗者,要能熟悉原本程序的要领,才能轻易地体会梦的内容、失误的话,以及其他潜意识状态透露出来的精神材料。

心理防御机制(Defense Mechanism)的初步概念

在精神分析的萌芽阶段,弗洛伊德一开始时就使用"潜抑作用"(repression)这个词来说明一个观念,即是:一个人所采用的心理机制(psychological mechanism),是用来面对与处理自己无法承受的挫折或打击,把它抑制并移放到非意识的精神层次,以免痛苦。因为是在潜意识情况下进行的,不知不觉地发生的,就称呼是潜抑作用,以别于意识状况下,特意去压抑的"抑制作用"(suppression)。这些观念,可能是间接地受到当时物理学里的动能转换观念的影响而来的,可是,是指心理在不同意识层次的转换。即:可以潜抑下去,也可以经由阻抗作用的减除,而浮现出来,认知上发生意识化,或者经由倾诉发泄(catharsis)把积累的情绪排泄。很显然,这跟物理学的能量转换的学说有异曲同工之处,是动态精神医学的基本看法。

在这个初期阶段里,弗洛伊德还使用"退行作用"(regression)此词汇。他认识到我们的精神活动有比较成熟与非成熟的差异,譬如,当一个人比较清醒时,是依靠比较成熟的思考与判断来做决定,表现情绪与行为,可是入睡而做梦时,其思考与情绪的表现就比较原本不成熟。同样的,当一个人遭遇心理上的挫折或面对困难而心情不稳定时,也就表现比较非成熟的精神表现。弗洛伊德就使用"退行作用"此名词来指一个人从比较成熟的境况而退回到比较不成熟而原本的状态。当一个人发生情绪障碍、患了精神疾患、做白日梦、夜里做梦,都被看成是退行(或退化)的状态,而"退行作用"也可用来当作一种心理机制,被使用来处理所面对的心理挫折或困难。至于这种心理上的退行(或退化)的观念,可能间接地受着当时已经被推出的达尔文的进化论里的发展与退化观念的影响。

虽然弗洛伊德已经陆续地提出这些与心理机制有关的词汇,可是在初期还没有把这些防卫自我心理的机制有系统地加以说明,还是等到他的女儿安娜·弗洛伊德(Anna Freud)本身成为儿童精神科专家,将近50年后,继承并扩充父亲弗洛伊德已经开拓的观念,著书(Freud, A, 1946)阐明心理自卫机制的全盘观念,有系统地给予说明。到了20世纪70年代,后来的精神分析学家(Vaillant,1971)又把已经被认识的精神防卫机制给予分类,配合心理发展的阶段与成熟程度而做上下不同的成熟性的区别与分类。

对于心理自卫机制的了解,可以说增强了我们对心理活动是动态性的观念的认识,而且可以比较有深度地去透视与体会一个人的心理与行为的真本意义,可说是精神分析的最主要贡献之一,至今仍被学者与临床医生广泛使用。

转移关系(Transference)的了解

对转移关系的了解,可说是弗洛伊德在心理治疗的领域里的另外一个特殊发现与贡献。我们已经在前面提过,当布鲁尔在早期于1880～1882年使用催眠术试图治疗癔症女性患者(安娜·欧)时,此女患者对治疗者布鲁尔发生很强烈的感情与依赖,使布鲁尔的妻子发生嫉妒,迫使布鲁尔无可奈何地突然放弃对此患者的治疗。可是当弗洛伊德碰到类似的患者对治疗者的特殊关系时,他不但没有畏怯而脱离,反而去追究为何患者对治疗者会发生这样无法理解的特殊情感关系。结果他从检查患者过去的发展经历,发觉患者不过是把过去对自己很有关系的人物(通常是父亲或母亲等主要养育者)的心情、感觉与关系"转移"到治疗者身上来。因此,这样转移过来的关系,不但可以用来诊断与发觉过去患者幼小时对自己的主要养育者的"关系"曾经是如何,及那种关系如何影响患者日后的心理、性格与行为,包括目前病理的形成等,而且,进一步,可以透过目前跟治疗者所发生的关系而去矫正,改善过去遗留下的心理、情绪与关系上的问题。

换句话说,转移关系的认识与把握,可以说增加了精神分析里了解与分析患者心理的另外一个很重要的途径与方法。与转移关系相对的,治疗者有时也可以发生"反转移关系"(countertransference),让治疗者自己因为过去幼小时对自己的主要养育者发生过某种特殊的情感与关系,而目前却不知不觉地转移到患者的身上,影响着治疗的性质与过程,需要特别提醒并且去好好处理。这也是精神分析的治疗跟别的模式的治疗有所不同的地方。

神经症(Neuroses)与精神神经症(Psychoneuroses)的区别

在精神分析刚萌芽的 20 世纪初，在医学界里仍使用神经症(neuroses)此病名。我们在本章开头已经说明过，神经症此病名原是 18 世纪末所创立的，指的是没有发热，没有局部性障碍的躯体疾患，就如其病名所指，推测是神经系统发生障碍的疾病。到了 20 世纪初，医学界里当时所认识的癔症、神经衰弱、焦虑症、强迫症、虑病症(或疑病症)都统统被归纳为是"神经症"，认为是神经系统的障碍而表现的心理上的症候与行为上的问题。可是经由弗洛伊德的临床研究，他认为有些神经症里，即：癔症、强迫症主要因心理上的问题而发生，跟神经系统无关，因此，提议在神经症此病名前加上"精神"此前缀，以"精神神经症"(psychoneuroses)而称呼，强调是心因性的疾患。[**注解**：由于中文里把 psycho neuroses 直译为"精神神经症"，容易让人对其意义搞不清楚而混乱，专业上乃刻意翻译为"神经官能症"，标榜是"功能性"的神经症，与器质性的神经障碍做区别。]值得一提的是，弗洛伊德当时仍依从旧观念，认为有些神经症，如：神经衰弱是神经系统可能中毒而发生了神经的衰弱，而虑病症也是神经系统有了毛病而产生的。因此，仍把这些疾患继续保留，称为是"真实"神经症(actual neuroses)，与他命名的"精神"神经症(psychoneuroses)做区别。

到了后来，在 20 世纪中叶时，精神科医师已不把这些轻微性的精神疾患如此分为两类，统统归类为精神神经症，并且干脆除去"精神"此前缀，就回归过去的名称，简称为神经症(neuroses)，主要跟严重的精神病(psychoses)相对。可是到了 20 世纪末，美国的精神医学界放弃了精神病与神经症这样轻微与严重的划分观念，把原来归类于神经症里的焦虑症、强迫症等以他们自己的病名独立使用，不再把神经症当成是一个集体性的病名总称。可说是针对神经症此病名在专业上曾经发生了许多波折的变化。可是不管如何,在20世纪初,弗洛伊德当时提议了“精神神经病”的病名,可说是开启了心因性疾病的观念,是划时代的创举,也是促成动态精神医学开端的一个表现。

婴孩的性学说(Theory of Infantile Sexuality)

在所有弗洛伊德提出的学说里,对“婴孩的性学说”可说是特殊而从过去到现在引起学者与通常人强烈反应的一个学说,也是他自己的一些追随者离开他而另外独立的主要理由之一。当弗洛伊德年轻时,在维也纳头次报告此开创性的学说时,曾经受到当时学者们的强烈反对与批评,弗洛伊德受到的打击很大,让他决心日后再也不在维也纳做类似的学术性报告。事实上,弗洛伊德对此学说的创举有其独特的看法,而可能因为过分强调“性”的性质,而且别人又误解,也就无法接受,而发生阻抗的现象。假如能把其“性”的定义澄清,稍微修改一下,以广泛的“生物性的基本欲望”来了解,就能适合一般人们的心理与文化的接受程度。

现在首先让我们简约地说明弗洛伊德当时原本所提出的“婴孩的性学说”(theory of infantile sexuality)究竟是什么。然后提出弗洛伊德得到启示的孩童个案,作为举例解释之用,然后再加以注解,如何宜把其性的性质与定义扩大,这样我们就能比较容易了解与接受。

弗洛伊德在当时所提出的“婴孩的性学说”,简单说来是这样的:我们一个人从很小的时候,即从婴孩开始,就有获得(“性”)快感的欲望与需要,而这种快感可以透过不同的方式与途径而得到满足。这种“快感”是成人“性快感”的前身,在各种发展阶段以不同的性质,透过不同的解剖器官而获得满足。当婴孩刚生下来时,其主要快感是在透过嘴巴的黏膜经由吸奶而获得满足。也经由皮肤的接触,被抚养人抱而感到舒适与满足。到了一、两岁(断奶)后,其快感就转移到肛门与尿道的排泄管,经由大小便的排泄而感到舒服。有时，闻大便、肛门或尿道的味道而感到好奇与有兴趣。到了三、四岁（学会按时且在适当的地方大小便）以后，其兴趣就转移到自己与异性的生殖器，喜欢看异性的生殖器，并且经由生殖器的玩弄而感到舒适好玩。到了青春期后，就对异性很感兴趣，并且透过生殖器的交媾而感到性的兴奋（Freud，1905/1962，p66～106）。

弗洛伊德所强调的，是认为一个人的性本能与欲望并不是经过青春期，成为大人后，才忽然出现的，而是从婴孩时期开始，就以不同的性质、管道、方式而表现，并且获得满足。在青春期以前的，就称为“生殖前”欲望（pre-genital drive），其性质与成人后的性欲望有所不同，但是这种生殖前欲望在成人的性行为里，常以性前行为而表现。如：接吻，透过嘴唇黏膜的接触而获得（性）的刺激；跟异性对象彼此的拥抱，经由（皮肤）接触，而感到刺激。有时，闻异性的体嗅而感到性的刺激，玩弄对方的生殖器而感到刺激等等。事实上，这些“生殖前”欲望的刺激与满足是性前游戏的部分，是达到最后经由交媾而获得性快感的必需前奏，是透过身体不同的“性刺激带”（erotic zone）而逐步引发刺激。换句话说，一个人的基本生物欲望是以不同的方式，经由不同的解剖器官与地带而获得刺激与满足的，而且从出生以后，就表现这样的生物性生理现象与其所连带的心理现象。可是一般人对于婴孩或孩童在青春期前对（性前身）欲望的存在完全加以否定，认为小孩不该有跟成人类似的（性）的欲望，或者是跟性有连带关系的本能。这种想法主要是受文化与社会道德观念的影响。至于一个人对于自己青春期前存在过的“性前身”欲望也常被遗忘或否定，可是在精神分析的过程里，就可以排除阻抗作用而恢复出现在脑海里，浮现到意识的层次里来。

譬如，幼小时，如何去玩弄大小便，好奇去偷看大人的生殖器，跟异性小朋友玩结婚游戏（包括接吻或拥抱）等等，在精神分析的过程里,透过自由联想或梦的解析而可以“回想”出来。而且,很重要的是,这些性前身的欲望的表现与满足是否适当或受到障碍,会影响日后的心理发展,跟以后发生的心理疾患有关。因此,弗洛伊德就特别提出婴孩的性学说,引起治疗者的关注。

弗洛伊德在其一生的职业生涯里,临床上所看的都是成人的个案,并没有像他的女儿(安娜·弗洛伊德)似的,数十年后,以儿童精神医学家的身分去施行孩童的分析工作。可是,他倒是有过有关儿童个案的经验,是透过大人而间接来分析治疗儿童恐惧症的心理问题。此个案在他所著写的《孩童对性的启蒙》(The Sexual Enlightenment of Children)(1909)一书里详细报告。由于这个个案,虽然主要是讨论如何分析了解恐惧症的病理,可是在开头前半部的资料里,详细提到孩童对性有关的事情,因此,在此大略对此个案做摘要性的介绍,让我们体会弗洛伊德所谈的婴孩的性学说到底是怎么一回事,跟实际的个案怎样配合起来做解释。[**注解**:弗洛伊德早在1905年就提出婴孩的性学说,而此孩童个案是4年后的1909年才提出报告的。因此,可以推测并不是基于此儿童个案的资料而提出婴孩的性学说。婴孩的性学说是根据他过去对许多癔症患者所做的分析工作而积累得来的临床经验而建立的学说。]

小汉斯(Little Hans)的个案(Freud, 1909/1963, p47~183)

小汉斯目前是5岁的男孩。我是透过他的父亲来帮助这个小孩去解决他的恐惧(害怕马咬他)的心理问题的。我将尽量很实在地根据他的父亲给我仔细报告的资料而做说明。(小汉斯的父亲是我认识的朋友,因为知道我对小孩的心理发展有兴趣,他就很忠实地随时给我报告:小汉斯每年成长的过程里所发生的琐事,以及对治疗建议有怎样的反应等。)

小汉斯快到3岁时,对他自己身体的特别部位感到很有兴趣,特别是他所称的“尿尿地方”。有一天,他开口问母亲:

小汉斯:妈妈,你是不是也有"尿尿地方"?

母亲:当然了。为什么(问)?

小汉斯:我只是在想。

就在差不多这个时候,小汉斯有一次到牧牛场,看到牛被人挤奶,就喊着说,"你看!牛奶从尿尿地方出来!"[**注解**:在这个年龄的孩子对躯体解剖的构造还不很了解。小汉斯这个年龄的小孩子误把牛的乳房奶头当成是"尿尿的"器官,对身体器官的构造与功能发生混乱,是可以理解的常事。]

当小汉斯3岁半的时候,有一次母亲偶然发现小汉斯把自己的手摆放在他的小生殖器上(玩弄着),母亲就警告似的告诉他,"假如你(再)这么做,我就把你送到医生那里,把你'尿尿的地方'切掉。那看你从哪里去尿尿?"小汉斯回答说:"从屁股(肛门)尿尿。"这时的小汉斯听到母亲说那些训告的话时,还没感到羞耻或难为情,可是已经开始被大人灌输"生殖器割除情结"(castration complex)的观念与可怕性了。

当小汉斯已经是3岁9个月的时候,有一次小汉斯到动物园,看到狮子时,就很高兴地喊叫,"我看到狮子的'尿尿地方'了!"很显然,小汉斯此孩子对性的事情很感兴趣,而常向父母提问有关的这些事情。

小汉斯:爸爸,你是不是也有'尿尿的地方'?

父亲:当然有。

小汉斯:可是当你在换衣服的时候,我没看到(你'尿尿的地方')啊!

有一次,当夜晚母亲在上床前换衣服的时候,小汉斯睁大眼看着母亲,母亲就问:"你那么注意在看什么?"

小汉斯:我在看你是否也有'尿尿的地方'?

母亲:当然有。难道你不知道吗?

小汉斯:不知道。我以为你个子大,一定会有跟马那么大的

‘尿尿的地方’。

这些对话,显示三四岁的孩子,已经很关心且注意男女的生殖器了。[**注解**:由于认知能力发展上的限制,这个年龄的孩子没把排泄与生殖的功能区别分开,认为是同样一件事。]

我们将接着讨论这些事,可是让我们转移话题,谈谈小汉斯在3岁半时,他的母亲生了小妹妹的事情。小汉斯对于小妹的出生很嫉妒。只要家里人提到小妹是很可爱的娃娃,他就很讽刺地说,“可是她还没有牙齿”。事实上,娃娃生下来后,小汉斯发现娃娃还不会讲话,小汉斯(在他小孩的脑子里)就认为是因为娃娃还没长出牙齿而还不会说话。半年后,小汉斯对小妹的嫉妒才逐渐消失,变得对小妹很喜欢。有一次,当母亲给小妹洗澡时,小汉斯看了,就说:“她‘尿尿地方’还很小。”思索了一下,接着又说:“当她长大后,‘尿尿地方’也会长大些。”

当小汉斯快到4岁的时候,第一次告诉父母他在晚上做的梦。他说:“今天,我梦到我在湖边房子跟玛丽尔在一起”。父亲向我解释说,玛丽尔是他们房主的女儿,他们全家半年前到湖边的地方去借住避暑一段时间,在那里,小汉斯常跟房主的孩子们玩,包括13岁的玛丽尔。半年后的现在,小汉斯梦到玛丽尔,一定是想念着她。

很难得的,小汉斯的父亲对小汉斯周边发生的琐事都能记得很仔细,而且能给我一五一十地详细报告,我才能仔细地了解小汉斯这个孩子所发生的事情及他所想且讲的话。父亲还说,有一次,他在纸上给小汉斯画图,画了一只他们在动物园曾看过的麒麟。画完了,小汉斯就说,画里的麒麟要加个‘尿尿地方’。父亲叫小汉斯自己画上去,结果,小汉斯就拿起笔,在纸上麒麟的腹部里,往下画了一条线,表示是‘尿尿地方’。开始时,是一小条线,可是自己对自己说,要长一些,就把线往下更拉长些。有一次,父亲跟小汉斯在路上走路,看到一匹马在路旁小便,小汉斯就说:“马尿尿的地方跟我的一样，在(肚子)底下。”[**注解**：可见在小汉斯的嘴里所提的‘尿尿地方’就是在指他的‘小阳具’。]

小汉斯到了4岁时，父亲说，他们搬家，搬到有楼的公寓里去住。他们公寓有个阳台，可以在那里看到隔街对面的公寓。那对面公寓的住家有一个七八岁的小女孩。每天一到下午，小汉斯常就坐在阳台，会心地去凝视对面的家，等着看小女孩从学校回来。有一天，没看到小女孩，小汉斯就显得很着急，问他家里的佣人，为什么看不到对面的小女孩，而等到小女孩回家来，被他看见了，他就高兴。[**注解**：此段资料，用来证实，4岁的小孩，已经对异性孩子感到兴趣，是性启蒙的事实。]

当小汉斯4岁3个月时，有一次，母亲给他洗澡。洗澡后母亲给他擦干身体，并且全身搽粉。当母亲给小汉斯搽粉搽到阴部地方，特别小心不去碰到小汉斯的小阳具时，小汉斯就问母亲：“为什么不把你的手指头碰这里?”

母亲：因为，那样不好。

小汉斯：为什么不好。

母亲：是不对的事情。

小汉斯：(笑着说)可是那样很好玩哟！

也就在这个时候，小汉斯又说他做了个梦。这次的梦与他最近跟邻近女孩子们玩的事情有关。邻近的女孩子，一个叫贝蒂，另外一个叫欧尔咖。他们白天一起玩捉拿的游戏。到了晚上，小汉斯所做的梦是：“我问谁要跟我来？其中一个女孩(贝蒂或欧尔咖)说：我来。然后她就让我尿尿。”从小汉斯对梦的描述，可以看出有个女孩跟着他到厕所，并且帮他(脱裤子)，让他尿尿(小便)的样子。关于这一点，父亲还补充说，当小汉斯在3岁多的时候，有一次跟父亲一起上厕所，而小汉斯就向父亲说，最近邻近的女孩看着他小便。这个资料让我体会到，小汉斯在3岁当时，让女孩看着他小便是无所谓的，但是到了现在4岁多，就变成是不好意思的事情,被潜抑下来,只能在梦里出现。也就是说,小孩对这些(小便)私人性的事情开始具有羞耻感,而逐渐把有关这样的事情潜抑下来,自己就不用去有意识地知觉且害羞了。

小汉斯的父亲还告诉我,当小汉斯4岁半多时,有一次看到母亲给小妹洗澡时,忽然笑起来。母亲问他笑什么,他回答说:"我看到妹妹尿尿的地方而好笑。""为什么?"母亲问他。小汉斯回答说:"小妹尿尿的地方好可爱。"可见到了这个年岁的小汉斯,开始发觉男女的生殖器是不同的,而感到好笑,证实已经体会男女的不同。[**注解**:此段说明这个小孩已经进到'性蕾期'的特点。到此为止,弗洛伊德用此个案来说明小孩对"性"早已经有兴趣,得到性的启蒙。接着下面就开始报告这个小孩患儿童恐惧症的情况,以及如何透过父亲而给予辅导的经过。]

有一天小汉斯的父亲写信告诉我,他将继续给我报告小汉斯的事情,但是也提到:有关小汉斯他最近开始害怕马的情况,怕在路上的马会咬他,因此,父亲想要来看我,请我给他提供意见,如何去帮忙患了恐惧问题的小汉斯。原来事情是这样的。父亲在信上说:

"毫无问题,小汉斯害怕马的事情,跟小汉斯的母亲宠爱他有关,但是我不知道,小汉斯怎么会害起怕来,怕马会去咬他。小汉斯害怕:**马会在马路上咬他**,而且他这样怕马像跟马的大阳具有关似的。从前我已经给你报告过,小汉斯比较小时曾经提到,马有很大的'尿尿地方',而且也推测过由于母亲身体很大,所以她也一定有很大的'尿尿地方'。可是我还是无法理解为什么小汉斯忽然害怕上马路,说是怕马会咬他。"

在此,得到小汉斯父亲给的消息,我们不宜马上做任何仓促的推论与诊断,而该更进一步仔细地去了解事情是如何发生的。原来,小汉斯父亲早期的报告里曾提到,当小汉斯4岁9个月的时候,有一天早上起床时,脸上泪汪汪的。问他到底是什么回事,他回答母亲:"当我在睡觉的时候,以为妈妈走掉了,妈妈不会再哄我了。”(在小汉斯的嘴里说的“哄”就是要母亲抱着他而“抚爱”他的意思。)

父亲还接着说:“当我们最早在湖边避暑小住的时候,就注意到小汉斯这样类似的行为表现过。他要上床睡觉时,总是显得情绪不好,而且嘴里问:‘假如妈妈不见了’或者‘假如妈妈走掉了’这些话。结果,他的母亲就把他带到她的床里,一起睡,并且哄着(安慰)他。”

“有一次,小汉斯一大早,就跑到母亲的床边,向母亲说:‘你知道不知道阿姨说了什么?她说我有个可爱的小鸡鸡(小阳具)。’原来,几星期前,小汉斯的姨妈曾经来我们家停宿了几天。当小汉斯的母亲给小汉斯洗澡时,姨妈在旁看着时,的确小声给母亲那么说过,而给小汉斯听到了。显然地,姨妈这句话对小汉斯很有影响,夜里又很得意听到姨妈的话了。”

父亲报告说:“有一天,女佣人带小汉斯上街的时候,小汉斯忽然哭起来,说要回家,要妈妈‘哄’他。回家后,问他到底是什么回事,他不回答。到了晚上,又忽然哭起来,闹情绪,要妈妈‘哄’他。结果母亲哄了他以后,就好好上床去睡了。”

“翌日,小汉斯的母亲决定自己亲自带他到街上去走,看个究竟,到底小汉斯为何会在马路上忽然哭泣起来。果然,上街没多久,小汉斯又开始哭,也开始害怕起来,不肯在街上走。在回家路上,小汉斯自己在脑子里经过一阵挣扎,结果对母亲说:‘我怕马会来咬我!’到了晚上,上床时,小汉斯又开始害怕,而且说:‘马会跑进来我的卧室(咬我)’。当天,母亲就问小汉斯:‘你是不是把你的手又放到尿尿地方?’而小汉斯回答说:‘天天晚上,当我上床的时候。’隔日,当小汉斯去睡午觉前,母亲又提醒他,不要把手放到‘尿尿地方’,可是起来以后,被母亲问时,他回答说他还是仍旧摆放了一下。”

到此,我们就恍然了解,小汉斯害怕马咬他的病态理由与真相了。原来小汉斯渴望母亲的爱抚,可是那种欲望转变为焦虑,以害怕被咬的形式恐惧起来。小汉斯在这个年龄开始对性感到很有兴趣,也养成了把手放在自己'尿尿的地方'(小阳具)去手淫,自我享受。可是,又想到母亲屡次的警告,害怕会因手淫而被惩罚,被咬掉(切除)自己的小阳具。因此,怕马会咬他,乍听之下,会以为马是代表母亲,可是仔细一想,却不很吻合,不太清楚。

父亲又报告:"有一天晚上,小汉斯在半夜里,忽然跑到我们床上来睡。翌晨,我就问他为什么。小汉斯回答说:'晚上有一条很大的长颈鹿跟一条皱的小长颈鹿在我的卧室。我把皱的小长颈鹿拿走,而大的长颈鹿就大声地叫。大的长颈鹿停止叫了,我就爬上小长颈鹿的身上去。'"

父亲解释,"小汉斯所说的,就是近来他们家里总是发生的事。即:小汉斯一到夜晚要入睡时,就跑到我们大人的床上,而宠他的母亲忍不住要抱着他睡一下,"哄"他一会儿。然后我就出声,叫小汉斯回去他自己的卧室去睡,把他赶走。"父亲自己分析,小汉斯这个小孩所说的大的长颈鹿就是代表父亲,而皱的小的长颈鹿就是母亲。

就在这个时候,有一次父亲来看我的时候,顺便也把小汉斯带来了,因此,我有机会跟小汉斯直接谈话。由于小汉斯一直提他害怕的马在眼睛附近戴着什么东西,嘴的旁边还挂有一块黑的东西,我就开玩笑似的问小汉斯,那匹令人害怕的马有没有戴眼镜,小汉斯回答没有。我问他父亲是不是戴眼镜,他也回答没有。最后我问他,马的嘴旁挂的,是不是胡须,小汉斯回答是的。由于小汉斯的父亲有胡须,因此让我体会且证实了,小汉斯所害怕的大匹马,就是他自己的"父亲"![**注解**:弗洛伊德的原书里附有小汉斯在纸上画下来的马头,看来小汉斯所指的那些眼睛旁及嘴旁的东西是马在头部被人套上的皮带。]我了解小汉斯所害怕的马却是代表自己的父亲,我就给他解释,父亲很喜欢他,父亲不会处罚他,不用怕他。

日后，小汉斯也提到另外一件事，说他过去曾看到有匹马，拖着马车厢，遇到路不平，马车厢翻倒，而马也跟着翻倒在地上，躺在那里不动，好似死了似的，让他感到很害怕。因此，我们也就知道，小汉斯不但害怕马会咬他，也知道马也会倒下来死掉，有双重的(情感)性质(即：怕马，但也不希望马死掉)。

[**总注解**：对于此个案，在弗洛伊德的书里他还继续接着报告下去，可是，为了篇幅关系，我们就在此停止，并且做个简略的说明。

总结说来，此个案主要说明小汉斯这个小孩进入三四岁，所谓“性蕾期”(phallic stage)以后，就逐渐对与泌尿、生殖等功能有关的器官开始感兴趣。虽然其认知能力还未成熟，没有把排泄与生殖的功能适当地区分，可是已经开始出现自己玩弄自己的性器官而获得快感的“自我性满足”(auto-erotism)的现象。同时对异性的小孩开始发生嫉妒与喜爱的感情，对自己的妹妹或邻居的小女孩发生这些特别的情感。同时对自己的异性父母开始有浓厚的感情。对男孩的小汉斯来说，就希望被母亲“哄”(拥抱、抚爱)，受特别的宠爱。可是由于这样，也就对自己喜爱的父亲害怕起来，惟恐父亲会生气而把他趋走或处罚。这种跟自己父母亲发生三角关系上的情结，可说是“性蕾期”的心理特征与课题，在此个案里把所谓的“伊底帕斯情结”(Oedipus complex)已经说明清楚了。

也就是说，当小汉斯此男孩到了性蕾期，面对伊底帕斯情结，即喜欢被(母亲)溺爱而又怕被(父亲)骂的情况下，产生矛盾心理，小孩不知如何处理，因而出现恐惧动物的心理现象，把恐惧自己父亲的心理转移到对大型动物的恐惧，形成恐惧症的病态。从儿童精神医学的立场来说，到了四五岁以后的孩子发生恐惧是常见的事情。这种儿童恐惧症往往是一过性的，经过心理的成长与精神状态的成熟，就自然而然地会消失。对于小汉斯的情况，经由弗洛伊德的指点与解释，告诉小汉斯说，父亲到底是喜欢他的，虽然他还很小，希望母亲还会“哄”他，可是父亲并不会因为这样就去“咬”

他,叫他放心,并且鼓励跟父亲多在一起,亲近、模仿,并且跟父亲学习(如何做个男孩子),小汉斯的恐惧症状就逐渐消失了。

由于小汉斯的父亲有敏锐的能力去观察,也懂得如何详细地给弗洛伊德报告,让弗洛伊德从此小孩的个案,而去体会儿童心理的发展与病理的发生,可说是难能可贵的。此个案让我们了解到儿童的心理发展是如何进行的,同时也体会到小孩虽然幼小,却会使用一定的方式去满足与表现其生物性的本能与欲望,逐渐向成人的阶段成长。]

心性发展学说(Psychosexual Development Theory)

从上面所说明的,有关婴孩的性的学说里,很自然地,我们就知道,弗洛伊德是如何推论、发展、建立心性发展学说的。即:认为一个人的心理,是经过一层一层的阶段而发展的,而其所关心的主要欲望与满足的本能也以不同的方式与途径表现,经由各个阶段而逐渐成长。在这个学说的背后,不用说,受着解剖学里对胚胎发展观念的影响,只是把其着眼点从器官性的发展放到心理性的发展。而这些逐步演化与发展的想法,是间接地受了达尔文进化论学说的"发展"的基本观念。

根据弗洛伊德,一个人的心性发展要经过口欲期(oral stage)、肛门期(anal stage)、性蕾期(phallic stage)、同性期(潜伏期)(homosexual stage or latent stage)、青春期的阶段而成长进入成人的异性期(生殖期)(heterosexual stage or reproduction stage)。其实,此学说起初被弗洛伊德提出时,只有口欲期、肛门期、性蕾期与生殖期,没有同性(潜伏)期,而该阶段是经由其同事的提议而补加进去从而成为连贯性的一套发展过程,从出生到成人为止。

这个学说,虽然主要以"性"为出发点而强调各个阶段里,如何以不同的"性"的欲望的满足与表现而逐步发展成熟,认为这些

“性”的前身逐渐演变为后来的性欲望，因此，就把此学说起名为“心性”发展学说（psychosexual development theory）。可是提到从婴孩就发生与“性”有关的欲望，就很容易引起别的学者与平常人的反对。事实上，弗洛伊德所指的，是生物的本能与欲望的逐步发展，只是后来才演变成为“性欲”，因此，可以称是“精神-生物”发展学说（psychobiological development theory）。可是弗洛伊德始终不肯修改其观念，坚持是与“性”有关的一连串的发展，因此，也就引起他的一部分同道的不赞同，而离他而去。

第二节 后期精神分析的发展与学说

自从弗洛伊德开始发展精神分析以后，他除了召集同道、组织学会，致力于推动新建立的学问以外，他个人还继续积累自己的临床经验，并且对自己推出的学说做屡次的修改、更正。到了中年以后，有些早期提出的学说，还被遗弃，同时也大幅修改或增添学说，力求其完整。为了方便起见，我们将把弗洛伊德在1913年（57岁）推出有关精神层次学说，企图有系统地去把握“我”的心理以后，到1926年（70岁）出版的最后一本著作：《压抑、症状与焦虑》（Inhibition, Symptoms and Anxiety, 1926）称为他的后期精神分析发展。后来弗洛伊德患了口腔癌，屡次开刀，一直被病魔纠缠十几年，终于在1939年（83岁）去世。

在这段后期精神分析发展期间，有些跟随着他的同道们却开始纷纷离走，发展他们自己的学说。这些所谓离异学者们所建立的修补性学说，我们将在第三节统合说明。

“我”的心理学说：从“层次学说”到“结构学说”

精神层次学说（Topographic Theory）

从头开始，早在1885年，根据催眠术的临床经验，弗洛伊德已经发觉到我们的精神活动可在“无意识”状态进行,并非时时都是被意识到的,开始了精神分析的基本概念。可是只有到 1913 年,即 28 年后,才正式提出“精神层次学说”,有系统地说明我们的精神活动可以在“意识”(conscious)、“潜意识”(subconscious)及“无意识”(unconscious)3 个层次里进行。除了“意识”层次以外,把“没有意识到”的精神状态再区分为“潜意识”及“无意识”两个层次,从精神分析的立场上来说,是有其特别的道理与意义的。“潜意识”层次里的精神材料,是因为意识到时,会使本人难受或难堪,因此经由潜抑作用被潜抑到潜意识的层次,免得本人觉得不好意思或难受。可是也是这个潜意识层次的精神材料,经由阻抗力的减除而可以浮现到意识的层次里来。换句话说,是可以经由分析(即:自由联想、梦的解析、失误的解析等等)而可以被发觉而“意识化”的精神材料。跟“无意识”层次的精神材料比较起来,是可以直接去追究、发觉、分析出来的。至于无意识的层次,包含本能、欲望,早在婴孩阶段,当脑子的意识功能还没发展出来时就存在,而且继续其功能,可是也继续保存在无意识的境界,只能间接地去体会无意识层次里的本能与欲望的精神活动。在这个学说里面,无形中说明我们的精神活动有:“潜抑作用”(repression)及“阻抗作用”(resistance)两个心理作用在进行,而两个作用都是保护我们精神的平衡与宁静的。这种观念也是动态精神医学的基础。

精神结构学说(Structural Theory)

弗洛伊德对自己提出的“精神层次学说”觉得并不很满意,觉得不够完整且实用,到了 1923 年,他又提出“精神结构学说”,说明我们的心理活动在结构上可来自 3 个部分,即:“原我”(id)、“自我”(ego)、及“超我”(superego)。

所谓“原我”是比较原始性的“自己”,因此称是原我。原我主要是属于欲望、本能性质的,是求自我生存的原本“自己”。原我从出生以后就存在,并且发挥其功能。其活动在无意识的层次里进行，依“原本程序”(primary process)而进行，而且遵循生物的基本法则，即：“享乐原则”(principle of pleasure)，乐者趋之，苦则避之。[**注解**：当时在奥地利维也纳使用德文的弗洛伊德，用德文把原我称为是“id”，其字意相当于英文的“it”，也就是中文的“它”，表示是属于生物性的“我”，还没有人格化的自己的一部分。]

“自我”是我们平常所指的“自己”，一部分可以意识到，但有部分是属于潜意识的层次。自我的功能主要是应付现实，一方面要去满足原我的欲望与本能，另一方面又要去符合超我的要求，可说是自己本人的执行机构。自我要等到出生后，才逐渐发育与成长。到了成人时，其精神活动是依“续发程序”(secondary process)而进行的。自我遵循“现实原则”(principle of reality)，即：有利则行，无利则免之，依靠对现实的判断而做实际性的决定。自我的特殊功能就是使用“心理防御机制”(defense mechanisms)来处理外在现实的挫折或困难，或者是内在精神的矛盾或折磨等，以便保护自己。[**注解**：当时从弗洛伊德的眼光来说，自我是为了应付内在本能与欲望以及外在现实条件或因素而产生的精神功能与结构性单位，是处理欲望与现实间的矛盾与冲突的产品。可是日后的学者认为，自我从小就自己成长，有其自己本身的功能，包括记忆、思考、判断等等，并非全是矛盾与冲突的产品，被称是“无冲突的自我”(conflict-free ego)。这些在第三节再讨论说明。]

“超我”是我们人格里比较高超的部分，主要是帮助并督促自我去遵守社会的规范与道德上的要求，因此就称是“超我”(superego)。超我所遵循的是“道德原则”(principle of morale)，即：善则行之，非善则避之。超我的功能大部分在无意识中操作，但部分在意识状态里进行。[**注解**：当时弗洛伊德认为超我是孩童在经由性蕾期时逐渐发展出来的精神功能。即：面对“伊底帕斯情结”(Oedipus complex)时，根据本能性的欲望而想占有异性父母，而又害怕同性父母的处罚与报复，发生恐惧与罪恶感而发展起来的精神功能。可是日后的学者指出,对事情的好坏与否,其道德观念,早在性蕾期之前,经由养育者的栽培与影响,透过“内射作用”(introjection)就逐渐吸收发展起来了。换句话说,对事情好坏与对不对的观念,是在性蕾期之前就开始被父母培养的,而且跟“伊底帕斯情结”可以无关。]

精神结构学说的建立,让精神分析者能比较具体地去了解与说明我们内心里的冲突与矛盾的理由,也能间接地说明不平衡的原我、自我、超我可如何发生且导致不同的人格问题与精神病理状态。譬如自我懦弱的人,无法应付现实,也无法适当地调节内在的本能与现实的要求;或者,超我过分发达的人,对自己有过分的要求,让自我无法适当地执行自己应付现实与本能的功能等等。精神结构学说与先前提出的精神层次学说两者可相补相配,统合起来使用,可以比较完整地说明我们的“我”的心理结构与功能。可说是精神分析所提供的学说上的另一贡献。

性欲望、攻击欲望与死亡本能

受着癔症患者得来的临床分析经验的影响,在早期的弗洛伊德的思考里,认为我们的原本欲望与本能都统统可归入为是性欲望。可是弗洛伊德对这样单元性的看法,日后逐渐有所改变,大约在1920年前后,他逐渐地更改与扩充,除了性欲望之外,把“攻击欲望”(aggressive drive),包括“死亡本能”(death instinct),加进去,形成双元性的看法。促使他这样更改的主要理由是,根据他当时对虐待/被虐待症的临床经验,发现性欲望以外,这些人还受着攻击欲望的纠缠,认识了生物除了“性”的欲望以外还有“攻击”的本能。他还认为我们的性欲望与攻击欲望两者本能是混合而存在的,常以不同的成分与比例而表现出来。譬如,通常人的性交行为里,多少含有虐待与被虐待的攻击欲望的成分。可是患着极端的虐待/被虐待人格违常的人,其攻击欲望的成分比较多,透过攻击欲望的表现而获得性的兴奋。

极端的攻击欲望，有时导致死亡的结果。譬如，战争是攻击欲望的具体表现，可以导致自己及对方的死亡，是死亡本能的表现。从历史眼光来看，群体间的战争时时发生，很少中断，间接地表现人们有攻击与死亡的欲望。可是日后弗洛伊德不太提起有关死亡本能的事，无形中遗弃此观念，而只注重攻击欲望。[**注解**：日后的学者，特别是生物学家提出，保护自己的生活领域是动物界里常见的生存现象，而强者食弱者也是动物的行为。为了保护自己性对象的专有权，而两雄之间比武相斗也是常可见的现象。这些事实间接地佐证攻击欲望是自我保存的本能的一部分。]

焦虑学说的修正

随着精神结构学说的提出，再加上对欲望本质的扩充，后期精神分析的学说已经有了相当大的变化，而另外一个显著的变化是关于焦虑的学说。在19世纪90年代早期的弗洛伊德对焦虑的看法很单纯，根据癔症患者所提供的分析材料，他认为“焦虑”(anxiety)跟性欲望有关，是生物性的原因，由于性欲望的表达发生障碍，无法适当地满足或表露而呈现焦虑的心理症状。上面我们已经说明过，他还把神经症区分为两大类，一类是“真实”神经症(actual neuroses)，包括神经衰弱、疑病症，及焦虑神经症，而另一类是“精神”神经症(psycho neuroses)，包括癔症、强迫症。受着当时医学的知识与观念所限，特别是以神经科医生的角度，他认为神经衰弱、疑病症，及焦虑症这些“真实”神经症所患的病因是生物性的，神经系统发生了问题。他进一步说明，当一个人的“力比多”(libido)积累很多，性的欲望增强时，通常要经由性交而发泄，减除其紧张。[**注解**：犹如动态物理现象似的。]可是假如一个人无法适当地经由性交而发泄其积累的性的欲望，或者透过不适当的性的排泄(如手淫等)，神经系统就受影响(甚至会有中毒的结果)，就容易发生神经衰弱、疑病症，及焦虑症这些真实的神经症(即:神经系统的问题)。可是假如性的发泄受到心理上的压抑或挣扎，无法适当地排泄，就产生心因性的神经症，包括癔症及强迫症，即所谓的“精神”神经症(即:心因性的神经官能症)。

从现在的医学眼光来看，弗洛伊德对神经症与焦虑的看法，深受当时医学知识的影响，是幼稚的推测。况且，跟精神分析整体的心因性学说的基本性质不符合。弗洛伊德对于焦虑的学说完全忽略了焦虑也可能是针对外来的现实危险，或内在性的危险信号而发生。事实上，焦虑是为了保护自我存在的心理功能，警告自己面对着危险，需要警惕。只是病态的焦虑是发生过分的焦虑，跟实际的危险不相吻合的情况。

对各种疾患的病理解释

由于精神分析的临床经验与学说的创立，主要与癔症有关，因此对癔症的病理学说研究比较仔细。可是随着临床经验的扩充，对其他各种疾病的病理，如焦虑症、强迫症、恐惧症也逐渐建立。可是这些疾病多半是神经官能症。至于精神病，如妄想症，也多少有个尝试，可是对于常见的精神分裂症，研究就比较少。关于各种疾病的各个病理解释，我们将在第二部里按章分别详细说明，包括精神分析以外的其他学说对各种病理的解释。因此在此就不详述。

治疗的要领与机制

我们把弗洛伊德在精神分析发展的初期里所提出来的各种学说与观念都一一地说明。在此，需要把分析性治疗里所考虑的技术、要领与机制再统合性地解释，让大家有个轮廓可循。

(精神)分析(Analysis)

精神分析的主要观念是任何症状与问题的发生都有前因后果，常与过去，特别是幼小时所遭遇的心理创伤有关，引起人格发展上的障碍;因此,分析的要领是去回顾与系统地检查患者的发展史,了解过去所经历的心理问题。同时他认为我们的心理、情绪与行为深受深层心理的影响,因此,其着眼点是去探讨与分析潜意识境界里的情结,而在方法上依赖自由联想、梦的解析、失误的分析等特殊的技术,来进行分析,了解病理。

指点(Interpretation)

精神分析的目标不仅是治疗者去了解情结的性质与问题的根源,还要患者自己去了解与体会自己潜意识层次的情结与问题。在方法上就要依靠治疗者的指点(interpretation)。其目的就是基于一个假设,假如能把自己潜意识的情结意识化,就比较容易去处理与解决。而且,只要脑子里能认识到自己的毛病,就可以依靠其病识而去引导自己如何去改善与解决自己所面对的问题。

从技术的角度来说,在施与指点时要考虑若干问题,此包括:什么要指点、如何指点、何时指点,以及指点后的反应等(Fromm-Reichmann,1950,p80～181)。从精神分析的立场来说,要指点的主要是:动态性的心理与行为模式(包括自我防御机制的使用)、潜意识境界的情结、转移关系、对治疗所表现的阻抗现象等。指点的要领是:采取逐步进展的方式,随着患者对问题的了解与认识程度而进行。首先要点出问题存在的方向,进而以疑问的方式,就所要指点的事情以假设的形式而给予提问;接着以比较可能的性质而给予说明,探讨患者的反应,包括阻抗现象的表现;最后才采取明确且比较直接性的说明。至于指点的进行要考虑时机是否适当的问题。一般说来,要求患者跟治疗者已经建立起信赖的关系,希望治疗者能给予辅导与指点。治疗者本身对想要指点的事情已经有比较明确的了解,而且看得出患者在心理上已经达到可以接受指点的地步,患者的"自我能力"(ego strength)是否足够强壮,可以接受并能应付被指出内在精神里存在的原本欲望或情结等潜意识精神材料,才能逐渐进行。在逐步指点的过程里,还要时时地观察患者对指点的反应如何，显现何种阻抗现象，其强度如何，对指点的接受性如何，而谨慎进行指点的工作。

病识(Insight)的形成

精神分析的目的，是让患者能把自己的情结了解，对自己潜意识层次的症结有认识，经由指点而达到“病识”(insight)的形成。病识不仅是对自己问题的根源有所认识，最好是经由分析的过程而自己逐渐体会与认识，发生情感上的领会，可以接着影响与改变自己的行为，而不是简单地被分析者直接告诉与解释。病识地形成，即：把潜意识境界的情结与问题“意识化”以后，患者可以有意识地去纠正自己的情感，改变对事情的看法，更改行为。因此，病识的形成被认为是很重要的过程与课题。

阻抗(Resistance)的处理

要把被潜抑下去的潜意识层次的思维、欲望与情结“意识化”时，患者会发生阻抗(resistance)的现象，阻止潜意识层次的原本精神材料被意识化。也就是说，过去因为感到尴尬、很痛苦或受不了而潜抑下去的创伤或情感上的症结，要把它恢复到意识的层次里来，去认识、体会与面对，就会发生情绪上的反应，企图避免。因此，在思考上及情感上就反抗，形成阻抗。阻抗作用可以以不同的方式来表现。如：正面的否定，拒绝解释与指点，或者反过来，假装性地听从。严重时，甚至停断治疗。治疗者要能细心观察并且适当地解释与适时地处理这样的阻抗现象。

情感矫正(Emotional Correction)

精神分析的最终目标，并不止于获得病识，促成认知上的改变，还希望患者能从情感的层次里，发生作用，达到情感上的病识。假如过去有情感上重大的创伤与挫折，治疗者还要帮助患者去恢复面对与经历过去的情况，帮助患者以目前(比较成熟的状况)去应对曾经遭遇的挫折或创伤，以比较稳定、成熟、健康的方式去重复面对与处理，获得情感上的矫正经验。不但要把情结重新处理，还要把随带的情感纠正。对于情感矫正有个基本的假设,即:早期遭遇的创伤,由于当时的自我尚未很成熟,对面对的挫折或打击无法抵挡,情感上的创伤也就比较大。可是到现在成人后,自我能力比较强壮,对同样的挫折与困难,比较能适当地面对与应付。因此,让患者去恢复面对早期的创伤事件,但以目前比较成熟的自我去重新经历与应付,就可以比较容易处理,进而改善对创伤遗留下来的情感创伤。特别是在治疗者协助与支持之下,比较能自然面对与应付。这就是供给情感矫正的道理。

工作修通(Working Through)

精神分析认为患者的好转并不是单靠一两次的指点,了解自己的情结,就会戏剧性地愈复,而是要经过长期性的、重复性的了解与改变,经过屡次的矫正、训练,才能获得治愈。治疗的目标,不仅要把"原我"所面对的本能与欲望适当地发泄,还得帮助"自我"建立比较成熟的能力去应付内在的欲望与外在的现实。换句话说,整个分析治疗的目的是"自我"的矫正与训练,从而得到比较成熟的情况。因此,是经过层层的工作,求得最后的结果。[**注解**:精神分析对工作修通如何实际地去进行操作,并没有具体地说明。可是如何运用所获得的病识,而实际改变一个人的行为与感情,达到比较成熟而适应性的人格,认知治疗与行为治疗对这个层次有比较具体操作的建议。因此,运用行为治疗与认知治疗的知识、原则与方法,可以比较容易进行所谓"工作修通"的治疗阶段。]

第三节 精神分析的日后变异与增补学说

早期的变异:学理的"非性化"

早在20世纪20年代初,当弗洛伊德正在开始推展精神分析的学说的时候,有一些原本的跟随者,如艾尔弗雷德·阿德勒(Alfred Adler)、威廉·斯特克尔(Wilhelm Stekel)、卡尔·容格(Carl Jung)、奥托·兰克(Otto Rank)等,先后就跟他脱离,而其主要的理由之一,就是认为弗洛伊德的学说过分强调性的重要。特别是有关"婴孩的性学说"(theory of infantile sexuality)不仅通常人无法接受,连有些精神分析者也不赞成。至于"心性发展学说"(psychosexual development theory),完全是建立在性欲的观点而推展出来的学说。为了弥补与纠正这个倾向,埃里克·埃里克松(Erik Erikson)还建立"心社会发展学说"(psychosocial development theory)从社会所要求的心理课题来讨论人生各个阶段的发展。

艾尔弗雷德·阿德勒(Alfred Adler)

阿德勒(Adler)早在1911年,就跟弗洛伊德脱离,是第一个脱离传统的精神分析的跟随者。他主要强调个人的心理学,认为自卑感与权力的挣扎是心理问题的来源,摆脱了性的问题是精神疾患的重要病源的传统性看法。

卡尔·容格(Carl Jung)

容格(Jung)也是早期脱离的学者们之一。他建立了许多假设与学说。虽然弗洛伊德认为成人所表现的精神与行为所根源的生活精力,即:"力比多"(libido),是以性欲为本,而这些性欲早在婴儿、儿童与青少年阶段就以比较原本与幼稚的方式表达,可是容格却认为这些"原本活力"(primal libido)是中性的生活能力,是宇宙的生命活力。他强调人类的精神活力已经经由进化的演变与发展而脱离了原本的"性"的性质,不带性的气味。

容格还指出,精神病患者所想、所思考的方式,跟原始的土著人的思考方式很相似,即:相信超自然力量的存在,并且以象征性的模式思考,不考虑逻辑。容格考察各地原始土著的文化产品,发现许多地域上不相关的土著人们,他们的文化产品,如艺术品或日用物品,使用许多共同的象征与符号,因而很大胆地提出比较特殊的假设,认为:人类有共同的无意识,共有原本的精神思考材料,而这些集体性的无意识的精神材料是宇宙性的而且可以世代传递。

奥托·兰克(Otto Rank)

兰克(Rank)提出比较特别的假设,即:“分娩创伤”(birth trauma),认为婴儿在诞生时,受到的躯体与心理上的创伤,影响日后的心理。跟弗洛伊德所提的经由性蕾情结,儿子与父亲发生情感上的矛盾所不同,兰克说明的是儿子跟母亲有矛盾的情结。他所提的“生产创伤”并不是照字意的指婴孩生产时受心身的打击与创伤,而是强调我们早期最受影响的是母亲,因此,日后一辈子跟母亲发生浓厚的情感,很喜爱,但又想摆脱离开,发生矛盾性的情感与关系。这种生产创伤包括男、女孩子,不仅是男孩才面对的情结。

后期的变异:“人际关系”的注重

有不少精神分析家,离开欧洲,移民到北美与南美等地,在新居住的社会里,自由发展自己的精神分析的工作,也脱离经典的精神分析的学说,而建立新异的想法与理论。霍妮(Horney)与沙利文(Sullivan)就是这样的典型例子。

卡莲·霍妮(Karen Horney)

霍妮(Horney)出生于德国。可是由于父亲是挪威籍的船长,为了父亲的职业,霍妮在幼小时候曾经常常移居,接触不同的社会,对文化影响人的生活有深切的经验与了解。霍妮在德国受精神分析训练,并经过职业精神分析的临床工作十几年后,于20世纪30年代移居到美国,并且跟欧洲的精神分析学会脱离,自己创办精神分析的训练机构。她自己认为并没有脱离与背叛经典的精神分析,只是纠正一些学理上的观点,可是她完全拒绝本能的学说,也不接受精神结构学说。她认为,人的基本问题并不是性与攻击的本能问题,而是对安全感的需要。假如婴儿出生以后,得不到父母的保护与照顾而发生不安的感觉时,对自己的一生会抱有不安的感觉,并且认为世界是危险的而具有仇恨的心理,被霍妮称为是“基本焦虑”(basic anxiety)。

霍妮著书《我们时代的神经质人格》(The Neurotic Personality of Our Time)(Horney, 1937),说明所谓神经官能症性的行为,是我们社会与文化所塑造出来的,是因人际关系上的问题而带来的结果。霍妮强调各种神经官能症的病源,与自己和别人的关系有关。后来,她又著书《我们内心的冲突》(Our Inner Conflict)(Horney, 1945),提出她的见解。她认为有心理问题的人,常拘泥于“理想化的自己”(idealized self),对自己抱有许多不现实的期待与想法,但由于跟“实在的自己”(actual self)有差距,而感到失望与不满足。她认为,一个人可以充分地表达自己的潜在能力,表现“真实的自己”(real self)。治疗的目标也就是把自己从“实在的自己”的情况去发挥潜在能力,达到“真实的自己”。霍妮提议治疗者可以采取比较主动且积极的方式,去帮助患者,可是其主要的要领并不是去开导患者,而是去协助患者自己去发挥自己的潜在能力。可说是为日后的“患者中心疗法”(client-centered therapy)的发展打下基础。

哈利·斯塔克·沙利文(Harry Stack Sullivan)

美国精神医学家泰斗,阿得尔夫·梅耶(Adolf Meyer)所推动的精神生物学治疗(psychobiologic therapy)的思想,强调要全盘性地了解患者,包括生物、心理,与社会环境。沙利文(Sullivan)深受其影响,把着眼点扩放到人际关系。他认为人是社交的动物,一个人的思考、情绪、行为,都脱离不了人际关系的本质。而且与人来往关系当中,有部分往往是基于“脱实歪曲”(paradoxical distortion)而发生的。即:凭自己对非现实的幻想,或者与过去认识的其他任何人的认同,而发生脱离现实而歪曲性的人际关系。沙利文(Sullivan)所称的“脱实歪曲”与弗洛伊德所提的“转移关系”有点类似的性质,但其范围包括幻想而来的部分,而并非完全是对幼小时对重要人物的转移关系而已。

沙利文(Sullivan)的临床经验都是根据精神分裂症与强迫症的患者而来的,而他早就提出,对这两种病患者,都不适用传统的精神分析所采用的自由联想的分析技巧与方法。

心社会发展学说(Psychosocial Development Theory)

精神分析家兼儿童精神医学家的埃里克·埃里克松(Erik Erikson)并没有跟传统精神分析脱离,可是他以不同的角度改变与扩充了弗洛伊德所创立的"心性发展学说"(psychosexual development theory),于1959年提出他的"心社会发展学说"(psychosocial development theory)。他主要以社会对一个人所期待的心理发展课题为主,而说明不同阶段必须去完成的主要课题。他还是采用弗洛伊德的"心性发展学说"里的不同年龄阶段,只是把其阶段从青春发育的生殖期扩充到成人,包括老年阶段。他认为:随着个人的发展,一个人要在婴儿期能获得"信赖"的感觉(否则就"不信赖"世界),在肛门期要能建立"自治自律"的习惯(否则会发生对自己的"疑惑"),性蕾期要能"自动自发"(并且适当解决亲子关系上的情结,否则就会针对同性的父母发生恐惧,并且认为自己违背同性父母,对异性父母发生特别感情不对,而产生"罪恶感"),到了潜伏期就要能"勤勉"而建立自我的信心(否则就因社会关系不好而感到"自卑"),到了青春发育后的生殖期,就要建立对自己性别上的"自我认识"(否则就发生"角色混乱"),进入青年期,要能开始经由与异性的接触而获得"亲密"之感(否则就患"孤单"的问题),到了成年期,要能面对"生产"的课题(否则就会感到生活"沉滞"而没有成就),最后进入老年期,要能对自己的人生做个总结,获得一生"完整"之感(否则会对自己的人生感到"失望")。总之,埃里克松(Erikson)所提出的发展学说,完全脱离了"性"的问题,单就心理社会的课题而讨论,因此,比较容易被一般人及临床医生所接受。

从"原我"到"自我"的关注

传统的精神分析,本来所关心的是如何适当地满足"原我"的欲望,表达生物性的本能,而不至于发生精神上的挫折与冲突。可是后期的精神分析,已经开始注重于"自我",关心如何帮助自我建立足够的能力去应付内在的欲望与本能,而能适应外在的现实。可是到了20世纪50年代以后,把这样的趋势推动到底,认为心理治疗的重心宜放在"自我",而比较忽视"原我"的情况。譬如,弗洛伊德的女儿安娜·弗洛伊德(Anna Freud)于1946年著书,有系统地讨论自我的心理防御机制,是个具体的表现。

对于自我的心理学说比较有贡献的学者们有若干,而海因茨·哈特曼(Heinz Hartman)尤为突出。他在1958年提出"无冲突的自我"(conflict-free ego)的看法。过去弗洛伊德曾认为婴儿出生后,为了满足内在的欲望,而也得应付外在现实的情况,自我的功能才逐渐成立,是经由应付欲望与现实间的冲突而形成的机构。可是哈特曼(Hartman)却指出,许多自我的心理功能,包括记忆、思考、判断等都是出生后就逐渐自然形成的,不必一定是经由冲突而建立的心理功能,因此称为:"无冲突的自我"。

对象关系学说(Object Relations Theory)

定义的纠正与用词的澄清

有关"对象关系"的学理是日后增补的学说;指的是"自己"(self)对他人(对象)所发生与建立的关系。弗洛伊德曾经用德文来说明我们与别人所发生的关系时,曾用object此字句来表达"他人"(也就是:人性的对象,即person);可说是语言使用了错误的名词。可是在学术界里却继续延用object relations此名称来谈论有关"人际关系"上的学说,而没有正确地使用"人际关系"(interpersonal relations)来论述;而有些华人却把 object 此英文字句按字典直接翻译为“客体”(犹如客观的“物件”)来说明人际关系,可说是不适当、也不正确的。

我们已经指出:弗洛伊德比较关心内在精神活动,而比较少论述人际关系。后来,自我心理学发展出来以后,追随者才认真地开始探讨人与人之间的关系上的本质,及其发展的过程与阶段。有一点还要指出的是:弗洛伊德对“自己”的看法与用词。弗洛伊德原初使用德文“ich”(我)来指自己时,其称呼的性质很模糊,没有清楚的定义。后来逐渐朝向使用“自我”(ego)的用词,指的是精神结构学说里所说的“自我”,是内在精神的境界里应付“原我”与“超我”的部分精神;而忽略了面对外在现实的“自己”(self)。后来的学者才开始比较注重处理外界现实的“自己”,开创自我心理学,也探讨自己跟别人的人际关系。

从历史的角度来说,英国的精神分析学家首先以“自己”(self)的角度与立场来开始探讨对象关系的学说。该学说被传到南非,再转载被传到美国,最后在美国继续推展。在美国,大家都认为梅拉妮·克来恩(Melanie Klein)是对象关系学说的主要推展者(Gabbard, 1994, p37～51)。

对象关系的发展

根据对象关系的学说,当我们刚出生时,经历“自闭阶段”(autistic phase),婴儿只知道自己,还没有“别人”存在的观念。到了2至6个月大时,才开始认知他人的存在;开始认识主要的养育者,如母亲,而跟主要的养育者保持依赖与共生的情况,尚没有“我”跟“你”的清楚区别。也就是说,还没有形成自我的界限,跟外人做区别;而且仍完全依靠养育者来生存,被称是“共生阶段”(symbiotic phase),也可说是“寄生阶段”。到了6至10个月以后,才经历“个人分离阶段”(separation-individuation phase),开始体会主要养育者(如母亲)是他人,跟自己不一样,感到“自己”(self)的存在;并且开始学习跟养育者逐渐分离而活动,不再完全寄生于养育者。到了3岁左右,这个"个人分离阶段"就大致完成,能比较清楚地认识"自己"、"你"与"他"的彼此关系。以后,到了5岁左右,随着知觉的发达,也可以认识人有男与女的差别,逐渐认识且会牵涉到三角关系的人际关系,包括跟自己父母的关系。

对象关系有关的自卫机制

从这种对象关系的发展过程里,我们可以体会到几样特殊的心理自卫机制。如:对象的分裂、投射性认同、内射作用等。让我们个别说明如下:

"对象分裂"(splitting)指的是:把对象分裂成为极好及极坏的两种,相对而存在。当我们还是幼儿时,把好坏分得很清楚。当养育者对待婴儿好,满足婴儿时,养育者当时就被认定是"好"的养育者;可是当养育者没有满足婴儿的要求时,就可忽然转变为是"坏"的养育者,两者可以随时且即刻的变换。也就是说,把喜欢与怨恨的两种情感很严格地区分,没有中间或混合的情况,是认知上的发展现象。这种把对象分裂为好与坏的倾向可以继续一段时间,而等到稍为长大以后,才会了解同一个对象可以同时有好与坏的两面,并非是好与坏的两个对象。[**注解**:有些患者,特别是患精神分裂症或边缘人格障碍者,有时继续有这样早期的心理倾向,还把别人(包括四周的医护工作人员或治疗者)分裂认定为好与坏的两者。同时同一个对象也可以随时在好与坏两者之间转换变化。]这种现象被解释成是一种幼稚的自我防卫机制,不愿意把自己的养护者看成是也好也坏的,而认为只有好的养护者,而坏的,是除外的他人;这样可以保持内心的稳定。

"投射性认同作用"(projective identification)指的是:向别人(对象)投射出自己的感觉与印象,而被投射的他人却经由这样的投射而也就其投射的内容而认同,无形中成为了患者所投射的那种人物形象。譬如:一个小孩一直认定自己的养父是很坏而讨厌的人，而养父受其被投射的情况，被以坏人而被对待时，时间一久，而也就无形中向被投射的（坏而令人讨厌的）人物而认同，变成是实在令人讨厌的对象；可说是对方受当事人的态度与影响而逐渐变成当事人所想像与投射的人物。譬如：妻子总是认为丈夫本性不规矩，喜欢跟女人乱搞，而丈夫经由妻子这样的看待，也就真的变成是喜欢拈花惹草的男人。有些学者不那么解释投射性认同作用，而比较单纯地认为当事人不但那么投射对方，还依据自己的投射（与想像）而去对待对方。譬如：想像（投射）对方是不可靠的人，而也就认定如此，并以“对方是不可靠的人”的自己的想法去对待该对象。[**注解**：许多精神病患者，特别是边缘人格障碍者，或者是妄想症患者，常有此心理表现，以自己对他人的偏见而对待他人。]

“内射作用”(introjection)指的是：把外人的特性或影响吸收到自己，变成为自己的一部分。用一般的话来说，就是学习与模仿，可是是在不知不觉当中，无意识地学习与模仿的心理现象。可是进一步地说明，内射作用并不单是把“对象”存在在认知的层次里吸收并吸引到自己的心灵里去，认识该对象的存在，而是把自己跟与该对象所发生的关系上的“经验”全盘性地存进自己的心理境界。

总之，从对象关系的观念，我们可以进一步地了解“自己”的心理发展，也可以体会我们对他人的人际关系是如何发展的，而且在人际关系上可以发生何种的病态情况。根据这样的学说，我们比较能了解人际关系上的问题的本质，可帮助心理治疗的施行。

心理防御机制的系统化

我们在第一节里已经提过弗洛伊德在早期只是散发性地提出：潜抑作用、退行作用等这些与心理机制有关的词语，可是并没有系统地加以说明。几乎是半个世纪后，到了 1946 年（弗洛伊德去世后7年),他的女儿安娜·弗洛伊德(Anna Freud)自己成为儿童精神科专家后,著书阐明心理自卫机制的整体观念(Anna Freud, 1946)。接着,20年后,一些精神分析学家,如乔治·贝蓝特(George Vaillant)把各种心理防御机制给予系统性地划分,配合心理发展的阶段与成熟性而给予区别分类。即分类为:自恋(精神病)防御机制、不成熟防御机制、神经症防御机制,及成熟防御机制(曾与徐,2003,p65~90)。

这样的分类,间接地表示各种不同的防卫机制是在不同的心理发展阶段里比较常被使用的。同时也表现何种精神疾患比较常使用何种类的防御机制,可帮助我们了解各种疾患的病理,以及心理治疗的方向。

对"精神病"的看法与运用

很明显地,弗洛伊德对精神分析所建立的各种学说,都是根据他对神经官能症患者所得的临床经验而建立的。也就是说,依靠在外来门诊就诊的轻度精神疾患而建立他的学说。弗洛伊德对严重而住院的精神病患者,没有接触,只有少数病例经验。他对妄想症患者,曾经做过分析,可是并不是对妄想症患者直接施行分析工作,而是利用一位患妄想症的患者(施列伯医师,Dr. Schreber)当他病情好转后所著写的一本自传书而做分析,主要探讨妄想形成的病理机制(详情参阅第十一章p301~305)。

日后的精神分析家,如:卡莲·霍妮(Karen Horney)才开始尝试治疗住院的精神病患者,开始探讨精神病的病情。最主要的发现是:精神病的患者,其自我功能崩溃,无法做适当的区别内心里的原本欲望与思维跟外界现实的界限,产生自我幻想或妄想与现实的混乱。基于此,精神病患者不适合接受经典精神分析的治疗,而只适合施行着重于现实的支持性心理治疗。

虽然精神分析不适合于精神病患者,却可运用精神分析的学理来了解精神病所呈现的幻觉与妄想的病理机制。譬如:幻觉是患者把内心里的原本思考与欲望外射,经由投射作用以幻觉的形式而表现(详细参阅第十一、十二章)。

与生物神经学的对照

弗洛伊德从事精神分析开创工作之前,原先是神经科的医师,因此,他的部分学说里,带着神经医学观念上的色彩(如推测"真正的"神经官能症是神经系统可能受到某种毒素的影响而发生的),跟他整体的、以心因性学说为基础的各种分析学说有不吻合的地方。根据他神经医学的学术背景,他曾经推测而说过,他的精神分析的学说,将来可能从神经医学的层次来加以解释,可是20世纪初当时的神经医学的水准还没有很发达,也就无法实现他的推测与愿望。可是近年来,随着神经医学知识的发展,有些学者乃运用神经医学的新知识去了解弗洛伊德过去所提出的各种学说,而发现生物神经医学对脑的了解,可以跟弗洛伊德所提的深层心理学说相配而说明许多脑的现象(Solms, 2004)。

譬如:弗洛伊德根据他的临床经验而提出的"精神结构学说"(structural theory),指出我们的心理有"原我"、"自我"与"超我"的3个不同性质的"我"的精神功能,而此观念已经被生理神经医学家指出,跟神经系统的结构与生理功能有相关的关系。即:脑干(brain stem)及边缘系统(limbic system)主要司管本能与欲望,执行相当于"原我"的基本精神功能;而腹侧额叶皮层(ventral frontal cortex)司管选择性抑制,背侧额叶皮层(dorsal frontal cortex)司管意识性思考,执行相当于"自我"与"超我"的精神功能。意即:心理上的观念性划分,跟神经解剖有相关。惟一有所不同的是,对于原本性本能与欲望,弗洛伊德只提出性的欲望与攻击性欲望两种,但是,根据神经生理学,脑干的乳头体部所司管的本能与欲望更复杂,至少包含:追求享乐、生气、害怕、恐慌等四个系统,而且相互重复。

新近的神经生理学也指出,记忆的功能可经由明确(意识性)与暗含(无意识性)两种不同过程而发生,而且明确性的记忆过程在出生后两年内还没发生作用。也就是说,两岁以前的婴儿还没有有意识性的记忆,只有无意识性的记忆,因此跟弗洛伊德所提的“婴孩记忆丧失”(infantile amnesia)不谋而合。弗洛伊德指出我们并不是把两岁前的经验“遗忘”而不肯回忆,而是早期的经验还没有有意识性地被记忆下来,只有无意识的记忆,因此无法(有意识地)去回忆。可是这些日后无法被回忆出来的情绪经验仍(无意识地)影响着我们成人后的情感与行为。

事实上,神经生理医学家更进一步地证实无意识的记忆与情绪反应有密切关系。原来,传导知觉资料而从意识性皮层出发到脑干部去诱发恐惧的本能反应的神经束,在解剖上经过司管意识性回忆的海马(hippocampus)的附近,因此,现在所知觉到的资料,可以常诱发无意识性的回忆,重复早期情绪性的反应。

总之,我们可以了解弗洛伊德所提的,有关深层心理的学说,并不是凭空而想像的,而可以跟神经生理配合而说明。而且,值得一提的是,有神经医学背景的弗洛伊德从来没有反对过使用精神药物来治疗情绪的问题,认为药物治疗与心理治疗可以相配合而进行;而是他的跟随者,在精神分析最旺盛的20世纪60年代,曾经过分强调心因性的观念,认为心理治疗是惟一的途径,而反对使用药物治疗精神问题。当然,当前的精神分析学者,已经比较开放,开始又考虑心理与药物合并使用的方式来治疗病患者。

第四节 总结与评论

我们在第一、二、三节里,大致上依时间的先后顺序而说明有关精神分析的各种假设与学理的提出与进展,刻意让我们能从时间的角度来体会学理的发展与演变，让我们能以历史性的眼光，比较客观性地了解精神分析的发展与演变，并且能体会哪些学说是可以被使用的，而哪些是已经过时的想法。同时，提醒我们，基于社会与文化背景的不同，哪些学说需要调整，或者根本就是不适用的情况。在本节里，我们将概括性地说明精神分析的本质特性及在学术上的贡献，评判精神分析的若干特点，并且解释临床上的运用范围，作为本章的总结。

精神分析的本质与贡献

深层心理的探讨

毫无疑问的，精神分析的基本特点就是把其着眼点放在深层心理的探讨。所谓“深层心理”(depth psychology)，指的是我们没意识到的精神活动。基本上认为我们的精神活动，除了可意识到的层次以外，还有没意识到的层次，而这深层心理，却很重要地主宰与左右我们的思维、情感与行为，也是探讨病理根源的所在。由于不但了解意识层次的精神活动，还探讨没意识到的深层心理，因此，可把我们关心的精神活动的整个范围扩大，能比较彻底而且有深度地把握我们心理的整体。换句话说，精神分析把我们对精神活动的着重点放大，并且发展出一些技巧与方法，能去挖掘许多无意识层次里通常无法解释与了解的精神材料，增加我们对心理活动比较透彻与全盘性的体会。

对我们的心理活动的精神分析还保持着一种看法。即：我们的精神活动，不管是深或浅，都在一种次序与系统里活动，而在其系统里有高低阶级性的区别。即：由比较高等的机构与功能来司管及抑制低等的机构与功能，而假如比较高等的机构丧失其功能时，比较低等的机构就解除被管制的情况，而呈现比较低等的功能。这种结构性与统一性的观念与看法，跟神经生理学的观念模式是一致的(Rapaport, 1967, p23)。

动态心理的取向

精神分析另外一个重要特点是采取“动态心理学”(dynamic psychology)的取向。动态心理也是动态性精神医学(dynamic psychiatry)的出发点。其要点是,所有的心理活动都是以动态的状态而发生的,由许多因素相互影响,随情况而产生思维、情感与行为等的表现。这跟“静态心理学”(static psychology)观念不同,后者认为心理活动不是很单纯地从左而右的,以直线关系而发生反应,而是综合性、动态性地发生。

在这样动态性的关系里,精神分析认为一个人的欲望、本能与生活的原动力扮演很重要的角色来左右动态性的变化。同时把变化看成是一种“适应”(adaptation),是以生物的本能来适应生存的表现。而这种适应包括心理性的适应,以自卫的机制来应付所面对的困难与挫折。

动态性取向的精神医学认为所谓的病理并非是“描述性”的,可以按某种既定的病情而呈现,而且经过可预料的病程,也可按一定的定义与条件而给予分类,而且经由诊断归属于某类的疾病。在动态性精神医学的眼光里,病理并非是固定的,可以随情况而变化,是一种对困难或挫折的“反应”表现。这样的看法与取向,对于心理问题的把握与处理很有帮助,不用一定的规格来分类归属心理上的问题。如此,超出以既定的精神疾病的观点去把握若干种类的疾患的“描述性精神医学”的取向,而可以大大地运用并包括于日常生活里常人也遭遇的各种心理问题,很方便心理层次的辅导。

内在精神的重视

精神分析的最后一个特点,就是临床上把重点放在探讨“内在精神”(intrapsychic)的境界。也就是说,要探讨与分析的是一个人内心里所想、所感觉、所体会与领悟的事情。细心审察内心的精神活动,乃建立在一个基本的假设,即:我们内心里所思、所觉、所感到的，将左右与影响我们的行为。因此，只要针对内心精神而施与适当的控制，就可以操纵我们的行为。

虽然精神分析也很注重人与人的关系，特别是家庭里的人际关系，可是在观念上却固守在“个人”，企图从个人的立场去推广而处理“人际关系”所面对的问题，而辅导的操作也回避跟配偶或其他家人发生接触。[**注解**：因此不考虑婚姻辅导或家庭治疗性的操作。]其理由是，要把重心放在个人的内在精神，能深深地去探讨个人的非意识层次的精神材料，分析非常“私人性”的欲望与本能的关系。让患者能与分析者建立一对一而很特殊与信任的关系，透过“保护隐私”的原则与条件之下，才能达到检验与分析深层的内在心理的目的。

内在精神的范围包括意识与非意识，也包含过去积累的记忆与经验，更包含情感、欲望与理智。而这些都是要综合性地去探讨的。临床上要透彻地去了解一个人的心态时，要考虑“意识”与“非意识”的双相层次；要连接“现在”与“过去”的前后关系；要联系“情感”与“理智”的两面功能，这样才能“深与浅”、“先与后”及“左与右”地从3个轴去整体性地把握，并且透彻地了解我们的整体精神。这也就是实际施行分析性心理辅导的基本要领。

精神分析的评判

过分强调“性”的性质与其重要性

从学理的立场来说，精神分析最受批判的是，其大体的观点是建立在“性”的基础上，是泛性的学说。实际上，有些精神分析的跟随者脱离经典的精神分析，也就是这个原因，企图把精神分析的学说“非性化”来纠正其主要观点。特别是有关婴孩的性学说（theory of infantile sexuality），遭受最多人的反对。至于一般人，也对于这样把所有的问题都归咎到性的问题的情况，觉得不容易接受。特别是文化上比较保守的社会，更是难于面对与接受，曾经发生强烈的反应。

其实,我们要体会的是,弗洛伊德所指的“性”,特别是所谓的“力比多”(libido)往往是象征性而且统一性地代表我们生活的原动力,是生物性的基本活力,而并不指男女成人的“性爱”。特别是婴孩或孩童所表现的“爱”是接近原动力的活力,并非是男女的性爱;只是这个原本的生命力,将来成人后,特别表现成为维持种族生命的男女间的“性爱”罢了。

可是,倒过来说,有些看法,的确有点趋向“唯性论”的趋势。譬如,对妄想的病理,就解释是针对潜在性的“同性爱”的问题,因无法接受其不被社会所接受的性欲,而经由外射作用而产生的病理性妄想。可是,事实上,妄想状态其性质很广泛,并不需要(也不适当)只以性的问题来解释其病理的形成。焦虑被弗洛伊德解释为一个人无法适当地排泄性欲时,由于其力比多过多而过分积累,就产生焦虑的反应。可是我们都知道,当一个人面对危险状态时,也会因恐惧而发生焦虑,跟性的欲望完全无关。

但是,为何弗洛伊德那么注重并强调性的问题呢?仔细探讨,我们可以了解有几个因素。首先要提的是:当时弗洛伊德所接触与分析的患者,大都是患癔症的女患者。而被弗洛伊德分析的这些女患者,如:个案讨论里曾所列举的多拉(Dora)或伊丽莎白(Elizabeth)所示,的确是为了性的问题的纠缠而发生病理的个案。换句话说,弗洛伊德当初所依靠的临床资料,是癔症患者,而癔症的探讨往往让我们发觉有性方面的情结问题。我们在本章开头已经说明过,精神分析开创的社会背景是维多利亚时代的维也纳。当时受维多利亚女王的清教徒信仰的影响,很强调“禁欲”的风气,而实际生活里,又相背地存在着放纵的情形。也就是说,当时的社会充满对性的抑制与放纵的相反极端,发生矛盾与冲突的现象。特别是在比较高等阶层的社会,是癔症发生的培养环境。而弗洛伊德所获得的临床经验与建立学说的资料,确实是来自充满性的问题的癔症的病患。

过分主张“伊底帕斯”型的亲子三角性情结

随着泛性论的趋势，弗洛伊德很重视“伊底帕斯情结”（Oedipus complex），认为早期经验里尚未解决的亲子间的三角性情结是许多精神疾病的病理来源，而且这种亲子间的情结，可以用希腊神话里的伊底帕斯（Oedipus）故事来说明其本质。可是，经由我们跨文化性的广泛的探讨，我们知道父母与子女间的情结，可以以不同的关系而发生，也可以有不同的结局与处理，而伊底帕斯式的结局，只不过是其中的一种而已（Tseng, 2005）（详情请参阅第十六章）。可是为何弗洛伊德很重视并拘泥于伊底帕斯（Oedipus）似的亲子三角情结呢？这要考虑是否反映着创始者本身的个人心理情结。我们在本章开头时，曾经说明过，弗洛伊德的家庭背景与早期经验是：儿子（弗洛伊德）跟自己的母亲很接近，而跟父亲很疏远而惧怕的关系，是伊底帕斯（Oedipus）情结的反映。弗洛伊德依靠自我分析的经验而获得许多内在精神的了解与体会。可能也包括他对自己母亲与父亲的情结问题。可是，值得一提的是：男孩子跟母亲很接近，而跟父亲很疏远的亲子关系，是犹太家庭常见的特点。换句话说，是受犹太家庭的影响。

倾向男人本位的学说

从伊底帕斯（Oedipus）情结的讨论，让一些学者（特别是女性的学者）指出，弗洛伊德的见解与学说，是“男性”本位的看法，而忽略了女性的观点。虽然弗洛伊德所分析与治疗的患者多半是女性，可是，当讨论人格发展，提到亲子间的三角性情结时，弗洛伊德只提出以男孩为本位的伊底帕斯情结，而完全忽略了女孩所遭遇的亲子情结，还得依靠后来的学者提出，相当于男孩所面对的伊底帕斯情结的女孩情结，即：伊莱克特拉情结（Electra complex）（Hendrick, 1958, p49～50）。同样的，跟这个有连带关系的男人本位的学说是：女孩对男孩羡慕的心理问题，即：“阳具羡慕情结”

(penis envy complex),说明女孩基本上很向往做男孩,而对自己躯体上缺少的阳具感到羡慕与嫉妒。可是这样的说法,被批评是受“男人至上”的社会文化的影响。讲究男女平等的现代社会里,就比较少见这样的情结,而在“母系系统”的社会里(家户是经由母亲传递给女儿,因此,女人比男人可享受文化上被赋予的权利与角色),就根本不存在这样的情结。换句话说,弗洛伊德的学说,无形中深受当时他所接触的重男轻女的社会与文化环境的影响,而没有透过跨文化的考验与修正。

推测性与客观性的问题

从学术的立场来说,精神分析不但提供了一种特殊的心理治疗的方法,也建立了“深层心理学”的学术分野。可是,仔细研究精神分析对学术上的探讨方法,我们可以马上了解,它的途径并不是建立在可实验性的客观资料,而是依靠临床上的主观性推测与结论。换句话说,是依靠精神分析者自己的观察、解释与推测而建立各种假说。由于这样的缘故,就需要面对一个学术上的评论,到底这样经由主观性的推测,而创立的学说的可靠性问题。毫无疑问,以精神分析学者的角度来说,弗洛伊德不但很智慧,而且具备很敏锐的观察与透视能力,具有联想、思索、探讨与综合的精神与能力,才能很突出地发觉许多先人没有注意到的事实与现象。可是附带的,也就让人疑虑,多少受分析者本身主观的知觉、判断的影响。譬如,仔细研究弗洛伊德所报告的个案里所提示的实际例子,如,对多拉(Dora)的梦的解析,或者对小汉斯(Little Hans)的病情推测与分析,有些地方会让我们疑虑,是否有点牵强,是否太具推测性。这是学术上的问题,值得我们关注与认识。我们知道,对于被分析的患者,经由长年的分析,分析者通常对患者都会有深度且全盘性的了解,而且,照理临床上不会单靠片段的资料而就去推测且做结论,通常是根据屡次重复出现的资料,再加上各方资料的佐证才做结论。我们也了解,在技术上,作者在个案报告里,无法仔细而全盘性地述说所有的资料，因此难免让我们读起来有点不放心，惟恐是否过分推测了。可是我们也知道，弗洛伊德对学术的研究态度是很谨慎的。比如早期在他所报告的艾美(Emmy)个案里，我们就知道他是把临床工作日日都做了仔细的记录，包括自己不知道的地方，或者自己做错的地方，都表现了很诚恳的研究态度，不会凭空做空虚的推测。

由于精神分析所探讨的(精神)资料，是非意识层次的材料，无法客观地检验，至今我们还没有弥补这个本身存在的基本问题。因此要提醒我们：这些假说都要经由我们的实际运用与考验后，才能判断是否可以当作学说而被接受与使用。

对各种疾病的病理与病因解释

弗洛伊德所提的精神分析的有关学说，虽然没有很明确且具体的说明各个精神疾病的病理来源，可是，从大致上来说，弗洛伊德有意把所有的精神疾病与心理问题，都归根到早期经验的创伤或冲突，或者情结的形成。并且，配合人格发展的各个阶段，随着病情的轻重，而企图说明为何会形成不同的病态。譬如，对最严重的精神病，弗洛伊德认为其自我结构与功能破碎，没有完整性，是在最早的口欲期里就发生人格成长上的障碍而形成的。患强迫症的患者，其主要毛病是自我控制上的矛盾，是肛门期的障碍所遗留下来的病理。至于癔症患者，遇到的问题是亲子三角关系上的情结，是性蕾期的问题等等。乍看之下，这有点道理，企图有系统地去说明各种发展阶段可能引导出来的病因。可是仔细思索，我们会了解，这只不过是“说明”哪些病情有哪些特征，而跟人格发展上的各个阶段有哪些相似关系罢了，而跟病情的发病“病因”还牵扯不上。因此，这样的“病因性”解释不再被重视。

着重于神经症的探讨

最后一点需要提醒的是：从心理卫生与精神医学的广泛角度来说，精神分析的研究与学理的建立，都多半依靠于神经官能症的探讨,也比较适用于神经官能症的辅导。可是精神分析,在过去,对比较严重的精神疾病,很少探讨,因此,我们要知道,其所建立的学说,有其局限性。对于比较严重的精神病,就不是很适用。我们只能借用精神分析的道理来解释并"了解"精神病的部分性病理现象与本质,但不能直接用来做精神病的"治疗"之用。可是精神分析的原理,倒是可帮助我们去体会许多轻度的精神疾患,包括日常生活里常人所遭遇的一些心理问题,而且对治疗与辅导的操作有所贡献。

生物因素的忽略

从大体的角度来看,精神分析似乎是采取"唯心"的取向,而不考虑"生物性"的层次。因为,精神分析的早期企图,就是要摆脱生物精神医学与生物心理学,开拓出以"心理"来了解与把握人的精神现象的途径。因此,的确很注重心理的讨论。可是以神经医学起家的弗洛伊德,却始终没有放弃生物学的取向,总是预料他所提出的心理的学说,将来能与神经医学配合起来,可以整体性地说明我们精神活动的性质与现象。事实上,特别在早期,弗洛伊德还采用神经生理医学的假说来企图说明若干种类的精神神经症(如:神经衰弱症、虑病症)是因躯体的神经系统受某种毒素而发生的问题,违背了他以心理的途径来了解精神问题的企图。不管如何,弗洛伊德的基本态度是希望有一天能跟生物学连接起来,更充实地了解与把握我们的精神活动。这是将来的学者宜努力求进展的方向。

精神分析的运用

我们要了解精神分析所提供的,是一个比较有深度的探讨我们心灵的途径,可以了解我们精神活动的各种学说,建立有关深层心理学的科学分野。在临床上也开拓了可以采用心理的方式来帮助患者解除心理困难的方法。可是这种临床上的技巧与方法,并非是万能的,也不是全盘性可用的。我们要区别什么是精神分析所提供的学理与知识，而什么是精神分析所建议的治疗技巧与方法，两者不能混淆。也就是说，我们要真切地了解精神分析到底在临床上如何运用。

精神神经症患者

由于精神分析的特点是基于对精神神经症（又称：神经官能症）的患者的临床经验而建立的学说与技巧，因此，最适用于治疗这种疾患。特别是患者把自己的病情掩饰，不透露自己内在的精神问题时，可以经由分析的方法来了解，处理阻碍作用，而了解内心里的困难。特别是患癔症、强迫症或恐惧症的患者，他们把自己的心理上的困难，并不直接用焦虑或忧郁表达，表现为焦虑症或抑郁症，而呈现比较复杂而透过转弯的方式表达问题的精神神经症，精神分析的学理很有帮助。

有情结的患者

同样的道理，对于日常生活里，患着一些带情结性问题的一般人，即：自己意识不到自己内心里的心情症结，而表现不寻常的心理与违常的行为时，也可以利用精神分析的原则去分析与了解，探讨其内心里困扰的情结，把它意识化后，就可以正面而且意识性地去处理与解决。比如：莫名其妙地，只对已婚男性感兴趣的女士，重复性地跟已婚男人发生婚外情，而无法解决自己的婚姻问题；或者一辈子什么都不做，只在空等哪一天“神”会出现，而可把他的人生改变的中年男人，都可以经由精神分析的要领而了解，前者的女人患的是尚未解决的恋父情结，而后者的男人是对幼小时丧父而仍渴望去世的父亲再出现的情结。

对精神病的运用

对于严重的精神疾病，精神分析只能提供局部性的解释，帮助我们了解病情的性质，譬如：精神分裂症患者为何总是有别人在责骂他的幻听；想攻击他人的妄想者，为何反而妄想他人要迫害他；很自卑的人却产生夸大妄想等等[详细分别参考第十、十一章]。

可是精神分析的分析技巧却不能使用于自我功能缺陷的精神病患者,否则病情反而会变坏。我们要了解,精神病患者所需要的,是对自我功能的补助与重建,帮助他们把已经透露出来的原本精神材料如何去遮盖或控制,而并不是把内心的原始材料经由分析而表露,增加患者内心的混乱。

分析取向的心理治疗

上面我们所提的是,主要在谈论如何运用精神分析的学理与知识来了解与体会各种病情,并且提供治疗与辅导的方向。可是谈到实际上的治疗技巧,却是两回事。过去传统的精神分析的方法与技巧,即:透过自由联想、失误的分析、梦的解析、对转移关系的观察与处理等等,并且经由数年的长久分析,已经是不合适且不必要的方法。经由过去长年积累下来的临床经验与知识,我们目前已经可以很快地利用既有的学理来把握病情,尽量企图短期治疗,以配合现实的条件与需要。所谓"分析取向的心理治疗"(analytic oriented psychotherapy)就是指:运用分析的学理与知识,采用普通的方式,尽量在短期内提供所需的心理治疗。这也是目前大家所采取的最通常而实用的心理治疗的模式。

对华人的使用

过去以经典精神分析的方法来使用于华人的临床报告很少,不知其结果如何。可是我们却知道,长期性的经典精神分析的治疗方式在欧美也已经不常用,几乎消失,代而被采用的是上述的"分析取向的心理治疗",即:只运用精神分析的学理与观念,而以普通的方式而进行短期性的治疗与辅导工作。这种采用分析取向的心理治疗对华人使用时,其效果良好;只要患者选择得适当,施行的技巧调节适当,就可以发挥其效果。

通常说来,由于华人对心理治疗不是很了解,对于分析取向的心理治疗更是如此。因此要施行分析性的心理治疗时,要特别花费时间给患者解释,获得充分的了解与准备才可以。特别是要探讨早期的经验，要施行梦的解析，或者是对转移关系的分析与指点，都要特别谨慎，需要充分地说明，让患者了解为何要如此进行，这样才能获得患者的合作。这是技术上所必须考虑的调整与准备。

至于理论上的观念，如自我的结构、无意识与潜意识的存在、原本程序的观念、自我心理防御机制的功用、转移关系的现象等等，都可以帮助我们比较有深度地了解我们的心理，包括华人的情况。可是进一步地来说，这些基本的学说，都需要经由文化的层次去考虑、评判，并做适当的修改或补充。譬如：对“自己”的观念、亲子三角关系上的情结、心理防御机制的各种机制等，都需要配合华人文化的背景去做适当的修改，才能比较合适地使用，否则难免会产生不妥当的结果。总之，分析取向的心理治疗很适合运用于华人，但在技术与学说的层次里，都需要修正，才能施行配合文化的心理治疗（详细参考第十六章）。

参考文献

1. 曾文星，徐静. 新编精神医学. 台北：水牛出版社，2003
2. Alexander FG, Selesnick ST. The history of psychiatry: An evaluation of psychiatric thought and practice from prehistoric times to the present. New York: Harper & Row, 1966
3. Eidelberg L (Ed). Encyclopedia of psychoanalysis. New York: Free Press, 1968
4. Erickson EH. Childhood and society. New York: Norton, 1959
5. Freud A. The ego and the mechanisms of defense. New York: International Universities Press, 1946
6. Freud S. Dora: An analysis of a case of hysteria. New York: Collier Books, 1905, 1908, 1909/1963
7. Freud S. Three essays on the theory of sexuality. New York:

An Avon Library Book, 1905/1962
8. Freud S. The sexual enlightenment of children. New York: Collier Books, 1909/1963
9. Freud S. Three case history: The "wolf man", the "rat man", and the psychotic doctor Schreber. New York: Collier Books, 1909,1911,1918/1963
10. Freud S, Breuer J. Studies on hysteria. New York: Avon Books, 1892/1966
11. Fromm-Reichmann F. Principles of intensive psychotherapy. Chicago: University of Chicago Press, 1950
12. Garbard GO. Psychodynamic psychiatry in clinical practice. Washington DC: American Psychiatric Press, 1994
13. Harper RA. Psychoanalysis and psychotherapy: 36 systems. Englewood Cliffs, NJ: Prentice-Hall, Inc., 1959/1963
14. Hartmann H. Ego psychology and problem of adaptation. New York: International University Press, 1958
15. Hendrick I. Fact and theories of psychoanalysis. New York: Dell, 1934/1958
16. Horney K. The neurotic personality of our time. New York: Norton, 1937
17. Horney K. Our inner conflict. New York: Norton, 1945
18. Mack JE, Semrad EV. Classic psychoanalysis. In: Freedman AM, Kaplan HI, eds. Comprehensive textbook of psychiatry. Baltimore: Williams & Wilkins, 1967. 269—319
19. Meadow A, Vetter HJ. Freudian theory and the Judaic value system. International Journal of Social Psychiatry, 1959, 5(3): 197—207
20. Rapaport D. The structure of psychoanalytic theory: A sys-

tematizing attempt. New York: International Universities Press, 1960
21. Robert M. The psychoanalytic revolution: Sigmund Freud's life and achievement. New York: Harcourt, Brace & World, 1966
22. Solms M. Freud returns. Scientific American, 2004, 82—88
23. Tseng WS. The Oedipus complex: As reflected in Asian cultural products. In: Tseng WS, Chang SC, Nishizono M, eds. Asian culture and psychotherapy: Implication for East and West. Honolulu: University of Hawaii Press, 2005
24. Vaillant GE. Theoretical hierarchy of adoptive ego mechanisms. Archives of General Psychiatry, 1971, 24: 107—118

第二章　行为治疗的学说

第一节　绪论：学习学说与行为治疗

跟精神分析比较起来，“行为治疗”(behavior therapy)建立于全然不同的取向与着眼点，采取不同的辅导方式与技巧，归属不同的治疗模式。在上章里我们讨论精神分析时，已经提过：精神分析的主要着眼点是属于“潜意识”层次的深层心理，认为人的原本本能与欲望左右我们的情感与行为，而情结是病理发生的根源。治疗的方向与目的是探讨与分析原本程序所管辖的本能与欲望，挖掘“过去”遗留下来而尚未解决的“情结”，帮助患者透过分析而获得“病识”，进而经过“工作修通”去解除病态的情结。

与此相对的，行为治疗，只注重“意识”层次里可以把握的心理与行为，把着眼点放在“现在”可以观察到的非功能性的、非适应性、病态性的“行为”，注重如何采取具体方法与技巧来改变目前被困扰的行为。其主要根据是“学习学说”(learning theory)里所提供的，有关“学习”(learning)的学理与知识，认为所有的行为，除了为生物本身的本能以外，都是经由学习而获得的，而其获得的(非适应)行为，也可以透过“再学习”(relearning)而改变，表现新的行为。行为的改变，主要依赖条件反射的原理来进行。换句话说，其所依据的行为学，来自于条件反射的学理观念，主要依靠动物的心理实验所累积的知识，但是认为也可以施用于人类的行为。行为治疗的基本假设是：假如能把“行为”改变，其附带的情绪与感觉也就跟随着改善。因此，其主要焦点放在“行为”的改变。

“学习”的基本观念：条件反射

我们都知道，俄国的巴甫洛夫(I. P. Pavlov)经由狗的实验的结果，于1927年提出“条件反射”(conditional reflex)的观念。即：当给狗食物吃时，同时给予铃的响声的刺激，结果，经由条件反射的作用，以后，只要给予听铃的响声，狗就流口水，好似要吃食物似的。因此，巴甫洛夫说明：对铃声的条件反射形成后，狗听到铃声就发生准备吃食物的生理反应。而且这种条件化的因素，假如影响作用很强大的话，还可以扩充，发生“普遍化”(generalization)，即从原本的铃声，扩充到连别的相似的声音也可以维持条件化的作用。譬如，被白色兔子咬过而受心理创伤而害怕的婴孩，其惧怕的程度严重时，害怕的对象可以扩大、普遍化，连对其他白色的动物或物件，如白色的小老鼠，或者甚至是白色的毛毯，也会发生恐惧的心理反应。巴甫洛夫进一步解释：我们的日常行为，都是受某种“条件”而发生的。譬如，我们闻到香的味道，或者听到“吃饭”的话，就(受条件化的影响)开始流口水，想吃饭。我们听到“老师”或“学校”这些字句，就联想而诱发出需要赶快做功课的心情反应，或者只要想到上司的办公室，或者想到见(严厉的)上司，就发生全身紧张的病态反应等等。这种条件反射，被称是“经典条件反射”(classic conditional reflex)，以区别日后被提出来的“操作条件反射”(operant conditional reflex)。

“操作条件反射”(operant conditional reflex)是由美国的学者斯金纳(B. F. Skinner)于1953年所提出的观念。根据他对鸽子的实验，即：关在实验鸟笼里的鸽子，当鸽子碰巧敲对鸟笼里的某一小窗口时，就给予食物(受鼓励)，而让鸽子发生继续去敲该小窗口的行为。假如鸽子碰巧去敲鸟笼里另外的小窗口，就没有食物出现(不受鼓励)，而把去敲另外小窗口的行为消除。就此，斯金纳认为行为条件化的发生，是某行为的操作先发生，然后，跟随而出现条件因素,影响其条件化,称是操作条件反射,跟经典条件反射不同。因为经典条件反射的条件,要在行为发生时“同时存在”,而把行为条件化。可是操作条件反射,被认为是某行为“发生后”,由于该行为受到鼓励(或不鼓励),而加强(或减弱)该行为的继续发生。也就是说,条件因素出现的时间有所不同。斯金纳认为我们的行为从小就被(父母或他人的)鼓励或反对,经由操作条件化,而形成我们之后的行为模式。

“实验神经症”所得的知识

有若干位实验心理学家,先后经由动物的实验,制造出类似患“神经官能症”的动物,帮助我们从学习原理的观点来了解神经症发生的道理。让我们叙说几样这些“实验神经症”(experimental neuroses)的例子(曾与徐,2003,p111～120)。

无所适从的狗

申格·克列斯特夫尼克瓦(Shenger Krestovnikova)早在1914年,当他在做狗的条件反射的实验时发现:假如让狗遭遇超过它(的知觉)能判别与控制的刺激,无法适从而受到压力时,狗会产生焦虑反应而呈现类似神经症的症状。譬如,原来已经训练好,经由条件化而看到纸上所画的正圆形而会流口水,但看到椭圆形就不流口水的狗,假如实验者故意把其圆形的图画逐渐改变,趋向于椭圆形,结果变成又不像正圆形但也不是明确的椭圆形,处于两者之中,模棱两可,难于判断时,因无法判断与控制该表现的反应,狗会因焦虑而乱吠,乱流口水,拒绝接受实验,连很简单的实验,亦无法完成。虽然给予休息一段时间,仍不能轻易恢复,犹如患了焦虑症的模样。

提心吊胆的羊

我们都知道,假如我们不能预先知道危险来临的时间,总比能预先知道危险的来临而感到威胁更大。动物实验显示,假如让一只羊的前肢触电，但每次在通电前给予事先的警告信号，如响铃声时，这只羊就会养成一个习惯，听到铃的响声就提高警觉，赶快把前肢举起，免得被触电，而没听到铃声时，就认为不会被触电，而很放心，继续从事自己喜欢的动作。可是假如对于这样已经被(条件化)训练好的这只羊，忽然改变一个方式，即：不管什么时候，都不给铃的警告声，而就忽然给予触电，结果，这只羊就不得不随时提心吊胆，把前肢一直弯曲，以便能及时躲避被触电。如此一来，长期处在战战兢兢状态的羊，就显出一些心身症似的症状，即：呼吸急促，心跳加速，表现出紧张的躯体症状。这与一个人不知何时将被严重处罚，而长期性地紧张发生慢性焦虑症的情况很相似。

内心矛盾的猫

J·H·马瑟曼(J. H. Masserman)于1943年著书报告他所进行的动物实验。他首先训练猫去按开关，以便获得食物。此操作条件反射形成后，当猫去按开关时，有时就突然给予电的触击，使猫感到痛苦。但是有时按了开关，却没有触电，而可获得食物。结果，让此猫处于又想按开关取得食物，而又害怕挨触电的矛盾与冲突的情况。面对这样又想按开关而获得食物，但又害怕触电的矛盾的猫，就出现许多躯体性的症状，如：呼吸短促、心跳加快、血压增加，而且四肢发僵，跟被注射了肾上腺素而产生的交感神经系统的兴奋状态，即：紧张状态相同。间接地证实，内心面对极端的矛盾，难于处理应付，可以促成焦虑神经症的病状。

负担沉重的猴子

J·V·布雷迪(J. V. Brady)在1958年曾对猴子进行过一套实验。他把猴子固定坐在特制的椅子架里，让猴子能随意伸手取食、自由喝水，并能把四肢自由活动，可是整个躯体却被捆着，不能离开特制的椅子架。在实验的过程里，把这样安排的猴子，分为两组。一组为实验组而另外一组为对照组。在实验组的猴子，每隔20秒就在其脚上加以刺激，使其触电而难受。可是，把这组猴子训练好,让猴子在每隔 20 秒的期间里,去按一个开关,就可免触电。也就是说,假如这组的猴子,能提高警觉,每隔一段时间就记得去执行该做的任务,即:去按开关,就可免受触电的难受。这样的实验操作进行 6 小时,休息 6 小时后又恢复实验,如此一共进行 20 多天的实验,结果发现有些猴子会发生胃溃疡而死亡。至于另外的对照组,虽然同样地被固定在特制的椅子架里,经历同样的 20 多天的时间,但在这段时间里,不用去提高警觉地执行任务(即按时去按开关,来免被触电),结果就没有发生胃溃疡而死亡的例子。这个实验可说是模仿现代人的生活方式而制定的,即:必须时时提高警觉而按时去执行该完成的课题,间接地提示长期性的紧张生活,会促成胃溃疡等心身疾患的发生。

以上这些经由动物实验而产生的各种神经症,给我们带来学理上的启示,即:经由心理上的因素,透过学习过程的摆布与操作,可以发生各种心理病态的结果。同时,也说明,经由心理上的方法与步骤,可以解除所面对的心理困难,改善心情状态。

“行为治疗”的治疗模式

根据奥多诺休及卡斯纳(O'Donohue & Krasner, 1995),“行为治疗”(behavior therapy)这个名词,是 20 世纪 50 年代,经由林斯利(Lindsley)、斯金纳(Skinner)、所罗门(Solomon)这些学者们在美国运用操作条件反射的原理而针对精神病患者进行治疗的实验时所建议的。同时,当沃尔普(Wolpe)在南非,分别创立并尝试他的相互抑制法的治疗时,也被拉扎勒斯(Lazarus)指称是行为治疗;而艾森克(Eysenck) 在英国也用此名词来指运用学习学说来辅导神经症患者的治疗方法。因此,可以说,在 50 年代,分别在不同地方,许多学者先后开始尝试以行为为主要着眼点的新的辅导模式,都称是行为治疗。到了 60 年代,厄尔曼及卡斯纳 (Ulmann and Krasner, 1965)把行为治疗比较广义地定义为:根据社会-心理的基本模式，运用心理学对行为的知识，而企图改变一个人的行为的治疗方法。这样的定义，主要是跟分析性的治疗模式做区别，即：不是经由内在精神的处理而去间接地改变行为，而是直接改变被诊断认定的某非功能或不适应的行为。

虽然行为治疗主要建立于这样简单的取向与学理，可是有关学习的心理学理论很多，在实际操作时，也随不同的理论基础而有各种各样的施行方法。让我们首先根据历史上被创用而比较特殊的几样方式在第二、三、四节分别做仔细介绍，然后在第五节扼要地介绍其余的方法。

第二节　条件反射治疗

条件反射治疗（Conditioned Reflex Therapy）

把巴甫洛夫的经典条件反射的学理观念直接运用到心理辅导或治疗的，是安德鲁·索尔特（Andrew Salter）的“条件反射治疗”（conditioned reflex therapy）。索尔特于 1949 年著书说明：我们的行为都是经由外在环境因素的条件化而形成的，而且经由“普遍化”而扩大条件化。这种过程，往往是在不知不觉中进行的，是从小被教养（条件化）而积累的结果。索尔特更进一步说明：我们的心理与行为太受我们环境的约束（条件化），而许多心理问题，都是过分被约束，无法发展与表现自己自然而原本欲望的结果。因此，辅导的方向与要领，便是去把这些过分而不必要的约束解除，经由“再学习”而建立比较自然而原本的自己。换句话说，尽量帮助求辅导者解除对自己过分拘束的要求，让自己能比较“自然”地表现自己的欲望与心意。

根据这个学理与原则，在实际的操作里，要注重几个要领。譬如：让求辅导者能比较实在而且真实地“谈吐透露”自己的感觉与心情;鼓励求辅导者能把自己的真实表情“表露在脸上”而不虚伪;鼓励求辅导者可以按自己的意愿而表达自己的意思,甚至向辅导者“表达不同或反对的意见”;尽量使用“我”的字句,充分表达“自己”的立场与见解,当被夸奖时就毫不客气地接受别人对自己的夸奖,奖励“即兴性”的反应,不要太思考与过虑。也就是说,要摆脱过去生活里被过分而不必要的条件化的因素,而要很自然地表达自己。

索尔特所著的书很含糊而难以阅读,不容易让我们体会到底临床上他是如何操作治疗的。可是倒是有个原本例子,可以让我们间接地去体会他施行治疗的要领。

索尔特(Salter)的个案

一位 45 岁的男患者,来看索尔特。患者是某广告公司的大老板,从小就患有关闭恐惧症(claustrophobia),害怕被拘禁于狭窄的地方,如小房间或电梯;而且十几年来,也常患胃部不适,有时呼吸困难发作,犹如患气喘。他看来很平静且稳重,可是他描述内心里总是很紧张,惟恐会做错事情。他已经看过十几位精神科医师,但是没有显著的医疗效果。听了病情后,索尔特指出患者从小就养成过分拘谨,而事事都必得做对的习惯,因此,无法按自己的本意自然而然的过活,总是内心很紧张。索尔特推测患者从小就被过分关心而又很拘谨的母亲养大,才形成这样的性格;但索尔特认为不用去追究过去的根源,而主要改变现在的行为模式。索尔特很直截了当地建议患者练习做他目前常做的“相反”的情况(即:反常的不去拘谨与操心),或许就可以解除心身的紧张现象。

根据这样的指点,数日后,患者回来报告他前几天碰巧所经历的小遭遇。即:当他独自一人跟电梯的服务小姐乘电梯时,电梯忽然发生故障而停止不动(是患关闭恐惧症的人最害怕遭遇的情况)。根据他过去的习惯,在这样的情况里,他就要努力显得外表很“平静”，能以很平稳的态度，用脑去思考如何处理这样很紧张的处境；可是内心里，实在是紧张得不得了。在这次的小遭遇里，他想到辅导者索尔特的话，他就一改本来的样子，即：显出内心里实在感到的很糟糕的表情，向电梯里的服务小姐询问，到底是什么回事。服务小姐也很紧张，说，她刚开始这样的电梯服务工作，毫无经验，不知如何是好。患者就（根据自己内心里真实的感觉）很直爽地说，那不得了，让我们一起来尝试看看，有什么办法。结果，患者跟服务小姐就去一起研究电梯的开关，东碰西弄，电梯就又开动了，他就面对服务小姐笑一笑，很开心地走出了电梯。患者指出：平时他遭遇这样令人紧张的处境，内心里一定向自己提醒，要求自己一定要表现万事不怕、有能力去控制任何来临的问题。虽然他会特意装得很平静，但是，内心却很害怕，事后还会焦虑一段很长的时间，全身都感到紧张。经由这次的小插曲，患者领会到，一个人面对紧张的处境时，很“自然而然”地去感到与表现“很紧张”是很好的事情，也是面对困境的真实而健康的反应；不用勉强虚假地去表现平静无事的样子。

学理上的评论

索尔特所标榜的条件反射治疗的方法，乍看之下，是建立在条件反射上的学理，可是实际上是提倡我们对举动与行为采取“态度上的改变”，跟实际的条件反射的情况没有直接的连接。况且，这样态度上的更改，变得比较自然与真实，只适合运用于某些患者，即：其心理病情是来自于过分拘束的问题。对于相反的患者，即：缺乏控制，需要加强约束的患者，就变得变本加厉，把病态加重了。对于向来很拘谨性格的人，要求他忽然做 180 度的转变，变得很随便，不拘谨，是不容易的事情。而且变得过早或过多，还容易引起内心里的平衡问题，需要很小心地去进行。换句话说，索尔特的病理观太单纯，而其治疗操作也太简单，只求患者去把过去被条件化的因素"解除"而自由化。最重要的是:其治疗技巧跟条件反射的情形没有具体的连贯与运用,只是名称上叫条件反射治疗而已。这跟下面将提的相互抑制法有显然的不同。

第三节 相互抑制法

相互抑制法(Reciprocal Inhibition Technique)

这个治疗方法有个很清楚的学理根据,而其治疗操作很具体,跟学习学说有直接的连贯关系。这个治疗方法是由精神医学家,约瑟夫·沃尔普(Joseph Wolpe)在南非所开创的。到 20 世纪中叶为止,受着精神分析学理的影响,一般学者相信神经症是由早期经验的创伤而来的情结所引起的。可是,从 50 年代开始,行为科学家开始认为,神经症只不过是非适应性的焦虑反应,是经由学习的过程而获得的病态反应,而其学习的过程可发生在任何时候,不限制于早期的阶段。

所谓相互抑制法就在这样的学理背景里产生。基本上相信:可以"抑制且对抗焦虑的反应"。也就是说,在焦虑反应发生时同时安排另外可以对抗的情绪反应的话,可以把焦虑引发的因素与焦虑反应出现的(条件化)关系减低,结果就抵消焦虑反应出现的强度,甚至消除焦虑的反应。基于这样的道理,可运用在治疗工作上。从神经生理学的立场,我们知道,由于神经系统本身的结构与传递功能,不会让相对性质的神经刺激同时传递。譬如说:高兴的反应与伤心的反应,或者生气与快乐的反应都是属于性质不同而会相互抵触的情绪反应,不会在同一神经分布系统里发生同时传递的现象,这时是相互抑制而不同时传递的原则。我们在日常的经验里也知道,假如一个人心里很高兴时,故意去幻想难过的事情,就可以抵制太高兴的心情。因此,辅导的要领是要去引发相对性的情绪反应来抵制非适应的病态性情绪。

除了这样相互抑制的基本道理以外，沃尔普也发现了另外一个很重要的事实，是关于“减除敏感”(desensitization)的原则。原来，他模仿马瑟曼(Masserman)1943年所发表的有关猫的实验而进行实验。沃尔普发现经由实验而产生神经症的猫，对被实验(引起触电)的实验兽槛也发生条件反射的反应。即：对引起触电比较厉害的兽槛，就比较害怕，而对引起触电比较轻的，就比较少害怕。经由这样的观察，沃尔普就把兽槛给予轻重的区别，而且让已经患神经症而害怕的猫，首先在比较不引起害怕的兽槛里，给予食物，企图靠抵消作用来消除害怕的反应。等到猫肯摄取食物后，就改换到次一个比较害怕的兽槛，给予食物。等到该猫在此兽槛中敢摄取食物以后，就又把猫移换到更害怕的兽槛；如此，按害怕的等级而逐渐更换，最后到最害怕的兽槛，也可以摄食，达到不害怕的结果。基于这个实验，沃尔普就了解到需要依轻重、分等级控制情况，有系统地逐渐去减轻敏感(或惧怕)的道理。

除了动物实验以外，关于人的临床经验，早在1920年，沃特森与雷纳(Watson & Rayner)曾经报告如何治疗害怕白老鼠的孩童，即：让孩童看着害怕的白老鼠，同时给予糖吃，把害怕老鼠的情况消除了。1924年，玛丽·科弗·琼斯(Mary Cover Jones)也接着报告治疗孩童惧怕的临床经验。她让患惧怕的幼孩看着害怕的东西，同时给予食物吃，企图靠吃食物的快感来抵消惧怕的心理反应。不但如此，琼斯还报告，当孩子吃食物时看到害怕的东西仍然惧怕时，就让害怕的东西离幼孩远些，远到孩子不怕而可摄取食物。然后，逐步把害怕的东西靠近些，逐渐让孩子不怕，而仍可吃食物。可以说，琼斯把“系统减除敏感”(systematic desensitization)的方法实际运用到了临床上。

沃尔普发觉依靠摄取食物的快感来抵消负性的情感反应，如惧怕等，固然很好，可是施行起来，有实际技术上的困难。即：要等到被治疗的小孩或成人,当肚子感到很饿时,吃起食物才会感到快感,才能施行相互抵制的治疗,而空肚子的情况只能等待,无法有意去控制与操纵。于是沃尔普就考虑到使用不同的方法来引起舒适的感觉,用来抵消负性的情感反应,即:训练患者自己可以把自己全身放松,经由轻松的舒适感来抵消负性的情感反应,如害怕等。沃尔普发觉:当我们"心情上"感到害怕或紧张时,我们全身的"躯体"(即:肌肉系统)也都紧张起来。可是全身紧张的随意肌肉系统却可以经由我们的意念操作而把其紧张的情况解除,带来松懈的情况。沃尔普训练患者首先把自己的身体某部分,如右手,故意弄得很紧,等到发觉如何紧张,获悉紧张感之后,叫患者去把紧张的手松懈下来,并体会松懈下来时的舒适松懈感。接着,就让患者去把其他躯体部位,操作同样的步骤,最后,练习能把全身都放松而获得全身松懈舒适之感。经由这样训练而随意去制造出来的全身舒适之感,也就可以随时用来抵消负性的情感反应之用。除了放松全身的随意肌肉之外,也可以让患者在脑海里去幻想自己处于很舒适的环境,如躺在海边休息,或听取最喜欢的轻松音乐等,增加全身轻松与舒适感。换句话说,不是靠食物或别的外来因素与途径而产生正性的情感反应,来抵触负性的情感反应,而是训练患者能自己随时随意地制造出正性的情感状态,而可用来抵触负性情感反应之用。这个步骤,就是"全盘松懈"(general relaxation)的方法。因此,"全盘松懈"与"系统减敏"是两个基本的观念,配合使用,就构成相互抑制法的治疗方法。即:训练患者能自我随意地制造"全盘松懈"的正性状态,然后配合"系统减敏"的原则与方法,用来逐步抑制抵消负性的病态状况。

沃尔普(Wolpe)的个案报告

简(Jane)是27岁的单身女性,主诉缺乏信心,患自卑感。她描述,单是在马路上走,就因感到路人总是很批判性地看着她,而感到很紧张。她回忆这样的过分敏感与自卑，是发生在她高中时，被老师严重批评后，产生的毛病。由于她总是担心会被人不理会，被看不起，因此，虽然是貌美的年轻女性，至今仍很少外出与人社交来往，也根本没有异性朋友。

由于这个问题，两年前，简曾经看过一位行为治疗者。这位治疗者，首先采取认知治疗的方法，企图更改患者对自己所持有的自卑的看法，可是导致治疗者与患者间的争论，没有效果。因此，改变使用“泛滥疗法”(flooding method)，故意叫患者到人多的场所，去跟他人来往，并且跟最怕看不起她的人接触很长的时间，可是，也没有效果。就这样各种尝试后都没见效，经历4个月后，就放弃治疗。

沃尔普看此患者时，首先仔细地去分析，患者所实际害怕或想像中担忧的各种情况，并且把这些负性情况依其轻重程度而分为上下不同的等级。同时，训练患者能随意地建立令全身轻松的正性情况。然后，就最轻微的负性情景开始，让患者去想像(如：别人对她给予轻视的眼光)，而同时让患者去制造全身放松的正性情况来相抵触。等到这样最轻的负性情况可以被自己制造出来的(松懈而舒适的)正性情况抵消，不再害怕或担忧后，就让患者尝试其次比较紧张的负性情景(如：别人对她开玩笑，取笑她)，如此，逐步进展。直到最严重的负性情况(如：别人针对着她，说些批评她的话)。等到患者能在诊所里，靠自我随时制造的舒适反应而去抵消“想像”出来的负性情景后，进而叫患者到实际的外在生活情况里，也是从最轻微的情况开始，逐渐尝试，学习在实际场合也可以靠自己当场随时建立的正性反应来应付与抵触负性情况。

经过这样逐步进行的一套治疗过程后，患者自卑而害怕的情况逐渐减轻。治疗结束，10个月以后做追踪，发现患者还保持着良好的适应情况，表示治疗有长期性的效果。

学术上的评论

相互抑制法这个治疗方法,是建立在两个基本的观念与要领上,即:经由“全盘松懈”的训练而建立随时可以运用的正性反应。然后,经由系统减敏的原则,按问题的轻重而进行相互抵制的操作。因此,原理清楚而简单,而实际的施行是建立在行为学的知识与理论上的。不但患者容易了解与接受,初学的辅导者也可以操作使用。临床上施行起来,很简单,而且短期内就可以完成。

可是从实际的立场来说,这样的治疗方法事实并不那么简单,会面对若干技术上的问题。譬如:经患者提出的各种负性情况,往往不能很轻易地去按程度而分类。有些情况被认定是很“轻度”而事实上却是“严重”的,把轻重的程度搞乱,也就把进行治疗的程序搞混了。再者,患者所训练出来的全盘松懈的正性反应,其强度并不见得时时一样,会有变化而不稳定。因此,跟各种不同程度的负性情况不配合而发生混乱的结果。

另外一个很基本的问题是,患者经由训练而建立的正性情况,并不很强烈,没有足够力量来抵触负性情况。特别是:患者所遭遇的创伤很严重,负性情况很厉害,单靠患者的全身放松或内心里想像的舒适状态,是不足以去抵消的,不发生相互抑制的效果。还有,患者所患的并不是很单纯的负性情况,如:惧怕、担忧、操心等等,而是更复杂的心理问题,是情结性的矛盾等等。譬如,担心自己的儿子是否有同性恋的倾向,不高兴女儿总是跟父亲撒娇,超越父女的普通关系等等。针对这样复杂而奥妙的心理困扰,所谓的负性情况就不容易被认定与把握,不能单纯归纳为负性反应而去处理。

最后一样事情需要提出来的是,患者能逐渐把负性反应消除,可能并不是按所推测的情况而发生效果,即:靠正性情况(即:全身放松)去抵触负性情况,而发生治疗作用;而可能是其他因素,特别是治疗者的直接或间接影响。譬如:在施行治疗的操作时,有很亲切而又很关心的治疗者,能以平静的心态来协助患者;也很可能是正性情况的因素,帮助患者去对抗和解除害怕、紧张等负性的情绪反应。换句话说,治疗者的影响是不能忽略的因素。

第四节　加强辅导法

加强辅导法(Reinforcement Counseling)

约翰·多拉尔(John Dollar)与尼尔·米勒(Neal Miller)这两位美国心理学家在1950年著书说明他们所施行的加强辅导法。他们除了运用条件反射为基础的学习行为学说之外,企图包含精神分析的学说,即:病识也可以改变我们的行为;同时也注重社会因素对学习的影响。虽然他们不认为神经症的起因是与处理本能的问题有关,认为是跟学习的经验有关,但在治疗操作上,也注重患者病识的建立,认为可以依靠并利用患者的认知性病识来操纵、督促行为的改变。

对行为的基本观念

多拉尔与米勒认为学习的行为,基本上受四类因素的一连串性影响,即:①本能的驱使或动机,②引发行为的暗示与刺激,③行为上的反应,④对已发生行为的加强或奖励。另外他们也采用一些观念。譬如,假如一个行为发生后,不受加强或奖励,其行为就被"消除"(extinction),不会发生。可是有些原先曾被消除的行为,没经加强,就自然重复出现,被称为"自然重现"(spontaneous recovery),表示并不是完全被消除,只是一时的被抑制,但并没有完全被消除。[**注解**:相当于分析学说里所指的"潜抑"材料的重现。]另外的观点是:假如刺激与加强的因素很大,被引发的行为会扩充到其他类似的行为反应,称为:"一般化"或"全盘化"(generalization)。[**注解**:相当于分析学说里所指的“转移作用”(displacement),甚至包括患者对治疗者的“转移关系”(transference)。]一般化的情形,遵照“一般化的倾向程度”(gradient of generalization)的影响。即:越是相似,越是容易一般化,而反应的行为越强大,也越容易全盘化。反过来,有些行为对刺激的辨别不好,不分辨别地发生,称为缺乏“辨别”(discrimination)。至于“加强作用”(reinforcement),也受“加强的倾向程度”(gradient of reinforcement)影响。加强作用的发生,时间上越是跟被激发行为接近,其加强的效果越大,否则就比较弱。

治疗上的观念

多拉尔与米勒认为:根据其性质,行为可区分为比较原本与高级的两种。比较原本的是:即刻而反射性的自主行为;而比较高级的是经由“高等心理程序”(higher mental process)的调停,经历一连串的思考与判断而发生的行为。[**注解**:这相当于分析学说里的“自我”(ego)的机能。]后者的行为,经由暗示与刺激的判断而表现的反应,通常是透过言语的思考而进行的。换句话说,我们人类的高等学习行为,跟原本的动物性行为所不同,是:透过言语与词句的过程(也是思考、认知的功能)而学习与发生的。因此,如何透过言语的解释,帮助患者在认知上了解,而去改变患者的行为是治疗的要领。[**注解**:这也就与分析学理里,透过“病识”的建立而来改善患者的神经质的病态行为相似。]

因此可见精神分析学理上的观念与用词跟行为治疗学理上所使用的词句与观念,乍看时全然不相同,但仔细一想,却可以发现,只是使用不同的专业用词来表达同样的事情。换句话说,许多精神分析里所注意的事情,可以利用行为学习的用词与观念,以不同的角度而加以解释。多拉尔与米勒就是利用这一点,企图把行为治疗与精神分析拉拢接近,合并使用。

在另外一个层次里,我们可以说,我们的行为,都是透过社会与文化上的学习，而学到如何去处理问题的方向。透过教育、训练，来学习如何去采取适当的行为反应，去适应生活。而这些社会层次的学习，都是透过言语而发生的。如何经由言语、思考、认知而去改变行为，变成是辅导上很重要的一环。这也是多拉尔与米勒他们所提醒与强调的一点。

学术上的评论

很显然的，跟沃尔普(Wolpe)所创用的相互抑制法比较起来，多拉尔与米勒的加强辅导法，其思路比较广阔，并不拘泥于操作上的细节，而只提供基本的想法。而且最重要的是，并不像沃尔普或其他的行为学家似的，排斥精神分析的学理与看法，而企图把它包含而扩充。事实上，把分析学理的一些专业性观念，以行为学的角度来改观重述，指出两者学理的若干接近性与共同性，这是学理上的贡献。因此，把加强辅导法说成是分析性取向的行为治疗，也未尝不可以。

第五节 行为治疗的分类：包括其余辅导方法

我们根据历史上在早期被创用而比较特殊的三种治疗模式分节说明后，在本节将就各种行为治疗的方法做个系统性分类，并且把前节里未曾说明过的其余方法也在此简要说明一下，让我们对所有的行为治疗的各种方法有个全盘式的认识。所有的行为治疗按其性质基本上可区分为两大类。即：主要调节行为产生时的状况，以及调节行为产生的后果(Urban & Ford, 1967)。不用说，前者是按经典条件反射的观念而来的，而后者是依据操作条件反射的理论而来的。就此两大类，又可区分为各种治疗方法如下：

调节行为产生时的状况为主的治疗方法

这一类的治疗方法，依据传统条件反射的观念，其着重点是：

如何控制行为发生时的情况,包括"条件因素",经由条件因素的控制与操作,而调节、更改行为。属于这类的方法有:

系统减敏法 (Systematic Desensitization Technique)

对于不适当或非适应的负性行为反应(如:过分的害怕、恐惧或不安)首先要去探讨,这些负性反应是在何种处境里产生,经由何种因素而被条件化的。然后,让患者去依据不同的分量,从最轻的情况去经历处境,面对条件因素,等到患者能接受,而不发生负性反应后,逐渐让患者经历或接触比较严重程度的处境或因素,如此,逐步提高其严重程度,让患者能逐渐地面对、接受与适应引起负性反应的处境或因素。

譬如,曾经溺水而害怕游泳的小孩,首先让小孩去碰水,等到不怕水,能用手脚去玩弄水以后,进而让小孩全身泡在水里玩水。等到泡在水里也不害怕以后,就让小孩在游泳池里学习游泳,逐步消除害怕水的负性反应。

相互抑制法(Reciprocal Inhibition Technique)

这个方法在第三节里已经很仔细地说明过,其主要理论是运用相互抑制的原理,让患者学习并建立正性反应,以条件因素的功能来抵触、抑制负性反应。另外一个原则是系统减敏的观念,要按等级逐渐去进行相互抑制的操作。

条件回避法(Conditioned Avoidance Technique)

这个治疗方法,是运用相互抑制法的同样道理,只是用在相反的情况。即:当令患者享受的某病态行为发生时,同时给予另外一种(难受的)条件性情况,经由其相互抑制而抵消享受的感觉,进而放弃甚至回避。譬如,每当想去喝酒时,就想像不好的事情(如自己被车撞伤了,或家人死了),抵消喝酒就会快乐的欲望。或者想发生同性恋行为时,就想像自己被触电了,用痛苦的感觉来抵触同性恋关系而发生的性快感。当然,所想像的抵制性条件要有轻重或高低的等级,从最轻的往较重的情况而逐渐使用。

调节行为产生的后果为主的治疗方法

这类的治疗方法，是建立在操作条件反射的学理观念上，其着眼点是：如何控制行为发生后，随之发生的“结果因素”，经由结果因素的控制与操作，而促进行为的更改。归属于这类的方法是：

正性增强法(Positive Reinforcement)

这个方法的主要原理是：每当希望发生某种行为时，即刻给予适当的正性反应(即奖赏)，经由这样的后果的条件化，而可增强该行为的重复发生。譬如：小孩帮母亲打扫房子，被母亲夸奖，孩子就会得到鼓励，以后仍有打扫房子的行为。这是我们日常生活里所见的例子，也是我们所知道的常识，只是在操作上要注意若干要领。所给予的正性反应(即鼓励或奖赏)要跟所发生的该行为的轻重程度相适应。不要为了小小的努力就给予过分的奖赏，或者，很大的努力却给予很少的奖励。另外一个要领是：给予的正性反应要在适当的时候发生，时间上最好很接近，才容易发生增强的作用。特别是年龄小的，要如此，假如太迟慢，隔了好几天，孩子就感觉不到为何而被奖赏了。最后一个要领就是：给不给奖赏，即正性反应的给予，要有一贯性，不能随便变化而不一致。这些要领在日常生活里，家长或老师，有时没有遵行，而发生反效果，是辅导者要帮助他们去改善的。至于正性增强法，可以好好地运用在临床上的治疗。特别是对幼小的小孩，智能不很高的患者，或者精神状态不健全的患者等，可依据这样的原则来纠正行为。

负性增强法(Negative Reinforcement)

这个方法跟正性增强法是几乎相同的，惟一的不同是，先让患者经验不舒适的负性情况，等患者发生了希望发生的行为时，就把事前经验的负性情况去除，由于不舒适的状况被除去而感到舒适，得到奖励的条件化作用。这种方法只是理论上存在，临床上很少被使用。因为，治疗者要让患者事先遭受不舒适的状态，操作上不容易,也面对医德上的问题。

条件嫌恶法(Aversive Conditioning)

这个方法跟正性增强法刚好是相反的,每当不希望发生的某行为发生时,马上给予适当的负性反应(即处罚或不舒适的状况),经由这样后果的条件化而消除该不希望发生的行为。所给予的负性反应,可以采用许多不同性质的反应,如选择:口头的训骂或责备,躯体性的处罚(如罚站或不可外出),或者某些享受的剥夺(如不能看电视)等等。这些反应要对当事人确有负性的作用。假如当事人不在乎,就不发生作用。其他要遵循的要领,即程度的选择、时间上的配合、维持一贯性等,跟上述的正性增强法相同。临床上,可以考虑给予(轻度的)电刺激,譬如,对于患恋童症的性异常患者,每当患者看到孩童的幻灯片,而感到性的兴奋时,给予适当的不舒服情况(如被触电);由于其嫌恶、难受情况的发生,经由操作条件化,把对儿童的性欲望的发生就取消掉了。

消除法(Extinguish Method)

假如患者所发生的病态行为有某种"续发性收获"(secondary gain)时,可采用消除法。所谓消除法,就是当某种非适应性或病态性行为发生时,患者可以获得他人的关心或某种利益等续发性收获时,把该续发性收获消除,间接地可以减少该病态性行为的发生。癔症患者因发生转化性症状(如抽筋、昏倒)而获得家人或老师的关心时,把家人或老师的关心减除,就不鼓励患者再发作。

负性练习法(Negative Practice Method)

有些患者呈现病态行为,是为了得到"原本性收获"(primary gain),譬如,患强迫症的患者,重复性地去检查门关了没有,可以消除内心的不安,获得原本性收获。假如治疗者命令这样的患者,不管患者需要不需要,都要按时故意去检查门,重复地检查(练习负性的病态行为),结果因产生厌倦的反应,消除原本性(内心不安的)的收获，其病态性行为就不再发生。这也是属于调节行为产生后果的治疗方法之一。

第六节 总结与评论

临床上的适用性

适当辅导能以“行为”把握的障碍

从本章的论述，我们可以体会到，行为治疗的确是以不同的角度来把握我们的心理与行为，包括对非功能性或病态性的行为，并且以相当不同的方式与操作方法来施与治疗。在学理上可说是显然不同的治疗模式。由于其学理的产生，主要依据动物的实验，是根据动物所表现的、可测验的具体行为来的，因此，运用到临床上来，也是把其着眼点主要放在患者所表现而可直接观察到的非功能“行为”(包括对行为有关的思考与情绪等)。因此，换句话说，其所积累的临床经验，比较适用于可清楚观察到的“行为上”的问题，如：对某些刺激物品的恐惧、对他人的反对性行为等等。而且由于不用去追究过去，只注重“现在”，考虑“具体的”辅导上的操作，对于一些患者特别容易试用。如：思考比较单纯的小孩，智能比较不高的成人，对复杂的心理辅导接受性比较低的患者等等。

对情结与深层心理障碍的辅导有所限制

我们人类的心理与行为问题，并不像行为治疗学者所认为的，都能那么很单纯地被看成是可直接观察到的“行为上”的问题，而去操作行为上的改变。有许多心理上的烦恼、矛盾、疑惑、犹豫，是更复杂的心灵问题，不能简单归为是“行为”的困扰。譬如：是否跟妻子离婚而跟新的女朋友要好，并不能以很简单的行为去把握，而是情感、理智、伦理、道德上很复杂的综合性决定。假如丈夫向妻子提出离婚的意愿以后，妻子受不了被遗弃的痛苦而企图自杀，而先生只好去照顾妻子,不敢再提离婚的事情,而新交的女朋友看到这样的情况就很生气也不满意,认为跟这个男人继续来往没有希望,而要求断绝关系等等,都是一层接一层而来的复杂的心理问题,无法跟动物实验里,要不要挨触电而摄取食物的单纯模式来了解与把握,要能依据动态性的眼光去审核并考虑所有的综合因素。

再者,许多行为牵涉深层心理的问题,无法很单纯地只就“现在”去把握与了解。譬如:上述的先生可能从小跟意见很强的大姐长大,受其影响,内心里无法与意见很多而常批评他的妻子长期生活下去,而想找到对他百依百顺的女性,来维护自己的男人尊严。而被遗弃的妻子,过去曾经观察且经历过自己的母亲曾被父亲遗弃而痛苦的经验,所以无法想像自己被丈夫遗弃后,还可以独自生活下去,应付各种困难,只好寻短见,企图结束自己的生命等等,可见跟自己的“过去”很有关系,也跟从前未解决的情结有关。因此,心理治疗有时要从比较深度的层次去了解与把握,并且依靠纠正过去的创伤与情结来督促目前的改善。因此,对于这样的个案,只顾目前,而只注重可观察到的单纯行为的行为治疗就不够彻底了。

对精神病的有限运用

由于精神病是比较复杂而严重的精神疾患,无法透过实验而引发患精神病状态的动物。过去行为学家只能引发比较单纯而轻度的神经症的动物,而尝试治疗,因此,行为治疗的方法与原则只能运用于轻度的神经症,对严重的精神病毫无用处。最近的临床心理学家,曾经运用学习的行为学原则来辅导住院的精神病患者,但只能帮助患者改善续发性的非适应行为(如发脾气、不听从医护人员的命令、跟患者争吵等),而对病的原本障碍问题,如妄想、幻想、思维错乱等精神病的症状本身毫无帮助。

行为治疗的贡献

行为治疗在临床上及学术上的最大贡献，乃在于脱离精神分析的影响，企图以不同的取向，针对可把握到的行为上的问题，经由简单而具体的程序与操作来给予辅导。由于其学理不深奥，容易了解，而且辅导的操作上有明确的指南，初学者也容易尝试。精神分析的贡献是对深层心理的了解，但是对于实际的治疗工作，即所谓的“工作修通”（working through）并没有明确且具体的准绳与指南。行为治疗对引导行为改变的学理与原则，就多少弥补了这个遗缺。

事实上，行为治疗与分析性治疗，虽然基本取向不同，但对我们的心理与行为，包括病态的情况，却有共同性的了解，只是使用不同的词句与观念上的名词来说明而已。这一点，在说明加强辅导法时，大略注解说明过。可以说，行为治疗在开展初期，虽然标榜跟分析性治疗不同，好似排斥精神分析的学理与方法，可是仔细思考，我们却可以了解到，两种辅导模式，并不是排斥性地存在，而有相互弥补的作用。

行为治疗在基本上强调一种学理上的看法，即：行为改变，就可随之改变情感与思维。因此主张只要从行为的改变去着手就可以，对“行为”专注。可是随着近年来认知治疗的兴起，认知治疗者乃采取不同的看法与取向，主张行为与情感都是受“认知”的左右，只要从认知的角度去改善，行为与感情就随着更改。因此，为了容纳这两种不同的取向，近年来有人采取“认知-行为治疗”的取向，认为要从认知与行为两个着重点来并行运作，可说是把行为治疗的取向放开与扩张了。

参考文献

1. 曾文星,徐静.新编精神医学.台北:水牛出版社,2003
2. Dollard J, Miller NE. Personality and psychotherapy. New York: McGraw-Hill, 1950
3. Masserman JH. Behavior and neurosis. Chicago: University of Chicago Press, 1943
4. O'Donohue W, Krasner L. Theories in behavior therapy: Philosophical and historical contexts. In: O'Donohue W, Krasner L, eds. The theories of behavior therapy: Exploring behavior change. Washington DC: American Psychological Association, 1995. 1—22
5. Pavlov IP. Conditional reflex (G. P. Anrep, Trans.). New York: Liveright, 1927
6. Skinner BF. Science and human behavior. New York: Macmillian, 1953
7. Salter A. Conditioned reflex therapy. New York: Creative Age Press, 1949
8. Ulmann LP, Krasner L. Case studies in behavior modification. New York: Holt, Rinehart & Winston, 1965
9. Urban HB, Ford DH. Behavior therapy. In: Fredman AM, Kaplan HI, eds. Comprehensive textbook of psychiatry. Baltimore: Williams & Wilkins, 1967. 1217—1224
10. Wolpe J. Reciprocal inhibition: Major agent of behavior change. In: O'Donohue W, Krasner L, eds. The theories of behavior therapy: Exploring behavior change. Washington DC: American Psychological Association, 1995. 23—57

第三章　认知治疗的学说

第一节　认知治疗的发展

假如说分析性治疗是把焦点放在“情感与欲望”，着重情结的处理，而行为治疗是把着眼点放在“行为”，着重在行为的纠正与改善，那么认知治疗是把视线放在“认知”的层次，透过认知的改变而企图带动行为与感情的变化。如此，三个基本的治疗模式把他们的焦点分别放在“情感与欲望”、“行为”与“认知”，都是企图从一个角落去着手，进而带动全体的心理与行为的更改。

所谓“认知”是心理学上的名词，指的是我们在心理上对事情的认识、看法与知识，是进行思考与了解的心理作用。认知治疗也就是在探讨分析患者意识层次里的思考与认识，检验跟现实是否有脱节，构成非适应的结果，促成病态的行为与感觉，从而加以纠正更改。认知治疗并不去分析无意识的精神材料，只探讨患者所思、所知道的意识材料，关于自己、他人及环绕在他的四周环境的情况。我们的思考，常以语言表达，因此认知治疗也就着重我们脑海里所思考的语句，听到别人讲的话，看看这些语句或讲出来的话是否正确，有没有歪曲，是否健康；否则，就加于更正。这些思考或语句，涉及别人对你的批评、自己对自己的评价，也包括自己的判断。

认知治疗的基本出发点与假设是：我们的思考与认知左右我们的情绪、感觉与行为；把认知更改，我们的情感与行为也就跟随着更改；而我们的情感与行为改变后，又反馈性地改变我们的想法与认知。因此,我们可以就“认知”这个层次来动手更改,紧接着带动更改我们的感情与行为(Werner,1982)。[**注解**:重视情感与欲望的精神分析学家会辩论说,思维是情感的产品,无法由思维来改变与带动情感的更改。情感要靠情感本身的再经验来更正,难以从思维的层次来左右。这是不同学理模式上的基本差异与论点。]

虽然早在古希腊时代,哲学家艾皮克铁徒斯(Epictetus)就曾经说过:“人不会被事情左右,而只会被自己对事情的感知与看法而左右”。可是真正的对认知重视,而主张以认知为着眼点而施行心理治疗的,还是在20世纪初,当艾尔弗雷德·阿德勒(Alfred Adler)脱离弗洛伊德(Freud)而创立自己的学理的时候。阿德勒反对弗洛伊德把一个人的精神结构划分为原我、自我与超我,而自我是夹在原我与超我之间,受其矛盾与争斗而存在。阿德勒认为自己是个统一性的心理与精神,强调整体性的看法。所谓争斗与矛盾并非发生在内在精神的不同部分,而是整个自己对外现实所发生的相应关系。同时,他认为我们的行为都受一个因素的影响,即:我们认知上如何看所谓的成就或成功,而为了成就与成功的想法而引导我们的行为。这种想法,也就是认知治疗的初步看法。阿德勒很强调个人随自己的看法而各有不同,提倡“个人心理学”(individual psychology),可说是认知治疗的早期开端。

到了20世纪50年代以后,有一连串的学者著书提出他们的见解,后浪推前浪地推展认知治疗的模式。譬如:约瑟夫·沃蒂斯(Joseph Wortis)著书时提出“理性心理治疗”(rational psychotherapy)此名词,是相当于认知心理治疗的称呼。约瑟夫·弗斯特(Joseph Furst)则说明神经症是由意识心理的歪曲或限制而来,表达认知治疗的基本病理观。利昂·萨尔兹曼(Leon Salzman)更进一步地以认知障碍的角度说明不同的病理。根据萨尔兹曼,患强迫症的患者并不是如弗洛伊德所说的,是在防御潜抑而无法处理的有关性的欲望，而是对环境的认知有障碍，是内心感到不安全而产生的结果。患妄想状态的患者弗洛伊德认为是为了同性恋的关系而产生怀疑的态度，可是萨尔兹曼却认为妄想症患者所患的是自我信心的极端缺乏，对任何事情都抱着不信任而以怀疑的态度去看待四周人而发生的结果。有些妄想症患者可能有潜在的有关性的问题，但并不是所有的妄想症患者都来源于与同性恋有关的性问题。至于在夫妻关系里，屡受虐待的配偶，并不是内心感到需要被惩罚虐待，而是在他们的心目中，只看过、经验过父母相互虐待的情况，因此也就只知道夫妻关系是如此相互虐待，而也就只过那种夫妻生活。总之，以认知的障碍来解释这些不同的病理。

阿伦·贝克(Aaron Beck)于 1970 年写出认知治疗的论文，并接着于 1976 年出版《认知治疗与情感障碍》(Cognitive Therapy and The Emotional Disorder)，可说是把认知治疗的观念与方法很具体而有系统地介绍了。贝克原来是受精神分析训练的精神医学家。他把前人所提出的有关认知治疗的原理与学说有系统地做了解释，并对各种病理做了适当的说明，包括治疗的要领，可说是把认知治疗带到学术的领域里来，促进了日后的发展。

第二节　认知治疗的原则与施行

对于认知治疗的基本观念，贝克(Beck, 1976)说明得很清楚。他说认知治疗是从“认知”的角度来改善人的情感、心理与行为，可是并不是认为“情感”不重要。事实上，情感是各种心理问题的来源。只是代表一个人的“认知”，经由思考与言语所表达，而容易把它(即:经由言语而表达出来的思考或信念)具体地摆放出来讨论、更改、纠正，因此强调从认知来着手进行辅导比较容易施行，而这种治疗可以间接地改变情感与行为，达到最终目的。一般来说，每个人的行为，都有形无形地受我们对一切事情的“看法”与“信念”

的影响,包括:自己对自己的看法,他人对我们的想法、意见与态度的自我见解,自己对自己生活的四周环境与现实的认识、评估与所信等;而这些自我的看法、见解、所信,有时是错误或歪曲的,影响我们的感觉与行为,表现非适应性或病态性的症状。假如我们能经由辅导而去发觉这些非健康、非适应性的,对自己、对他人、对现实的曲解认识与错误信念,而加以纠正与更改,那么接着也就可以改善我们的心理、情绪与行为。这就是认知治疗的基本出发点。

由于治疗上的操作关系,认知治疗最适合于能自我内省,能检讨自己的思考、认知与信念的人。换句话说,能接受辅导者的建议而愿意去检验自己的思想与信念是适合接受认知治疗的首要条件。再者,被辅导的人要肯跟辅导者合作,能建立良好的关系,并且有相当的信任程度,愿意去听取辅导者的客观意见去做适当的检讨,而不会只是一心地去想辩论或反对,或者盲目地听从。

当一个求医者来求辅导时,往往会提出许多问题,而辅导者的责任与课题就是帮助求医者从繁杂的问题里,去寻找共同性的问题、主要的困难,把问题集中到某些焦点,好进行辅导,被贝克称为:"问题的紧缩"(problem reduction),是通常所谓的诊断性辅导工作。譬如:对于害怕乘电梯、害怕进入山洞、怕坐飞机、怕游泳的人,我们可以很快地察觉到在这些各种恐惧性的症状里,其共同点就是害怕会喘不过气来,有认为一个人不能好好呼吸,喘不过气就完蛋的"想法",而可就其担忧的不正确"念头"或歪曲"观念",甚至是错误"所信"来纠正,而不用去担心如何就每样恐惧的场合去做减敏性的行为治疗。就算是单纯患抑郁症的患者,经由仔细探讨,我们也可以发觉,所有的忧郁状态往往跟一个念头有关。譬如:有位患抑郁症的患者,每当他听到一段好听的音乐时,没享受多久,脑子里就想,这段好音乐快停了,而其享受好音乐的心情也就马上被打消;而看一个好看的电影,看到一半,虽然觉得很好看,但一想到,这个电影迟早也就要结束了,而其享受着的心情也就消失,不再继续欣赏该好电影。我们很清楚，这个抑郁症患者其主要的问题就是，脑子里总是存在着什么好的事情都要结束了的“念头”，而受此念头影响就无法去享受任何乐趣。

等到这些关键性的、非健康的、病态性的“思潮”或“念头”被提出且认识以后，就继续跟患者去探讨这些思潮、想法或念头是如何来的，是否正确，是否需要更正，然后帮助患者知道如何去更改这些不健康或扭曲的想法，用比较正确且健康的思想与信念来代替。

贝克还提出一个见解。他认为治疗者无法一辈子一直跟着被辅导的人而去辅导他。因此，辅导的要领就是利用辅导的机会来帮助被辅导的人去“学会如何去学习自己辅导”。贝克举出一个例子来说明这一点。即：一位中年妇女，主诉头痛、紧张、肚子疼，并且睡眠不好。经由仔细的病情探讨而了解，此患者在工作场所里，总是害怕跟自己的领导上司接触，惟恐被批评，因此，时时都很紧张。在她的脑海里，总是认为她的表现不够好，相信领导一定不欣赏她，会批评她。经由辅导，患者了解自己这样的“想法”，是紧张的来源，也是各种躯体症状发生的理由。因此，治疗的重心就是研究如何去更改这个总是担心被领导负性评论的想法。经由辅导，此患者发现有各种方法与途径来处理这个问题，而她想到的最好的办法就是直接去跟她的上司面谈，请教、探听领导对她的看法，并且告诉领导说，她因害怕领导的评论而总是担心。结果，出乎意料，她的上司告诉她，她的表现还不错，不用介意，并且答应假如有什么意见的话，就会直接给她说，叫她不用天天担心被批评。结果，从这个面谈的经验里，此患者不但知道自己的想法是过分忧虑了，没有实在的必要，而逐渐删除其怕被批评的念头，而且最重要的，此患者还“学习”到一个处理问题的要领，即：与其内心里去担心，还不如直接去探讨，澄清他人的见解，发觉实际的现实，是比较好而彻底的方法的道理。相信，这样的经验让她学习到如何去处理面对困难的要领，一辈子可以使用。

在实际施行认知治疗时,技巧上要去寻找什么是“非适应性”的思维,好就这样影响各种行为与各种功能的非健康的想法来做纠正工作。对于这样非适应性的思维,提倡理性治疗的A·埃利斯(A. Ellis, 1962),称是“向内陈述”(internalized statement)或者“自我申述”(self-statement),指的是当事人内心里对自己所说的话,譬如,学生对自己说:“明天考试考得不好,我这一辈子就完蛋了”;或者是患者家属说:“是我没好好关心他,他才生了这个病”等,是自己对自己所说,而且相信,因此影响自己的心情而无法好好考试,或护理患者。贝克(Beck, 1976)对这样的非适应性的思维称为“自动思维”(automatic thought),主要在于强调这样非适应或不正确的想法,是不知不觉、自动性地存在着的。在我们的脑海里,不经由评论而存在,好似是正确的事情或真理,但这样自动性存在的思潮却严重影响着我们的心思与行为。这种自动思维,时时地会反射性地浮现到我们的意识层次里,不加思考的,就左右我们的思想、情绪、行为与判断,导致某种非适应性或病态的结果。譬如,没有自信的学生,一看到老师,没等老师开口,脑子里就反射性地想,并对自己说:“完蛋了,我一定不会回答老师问的问题”,而开始紧张;就算是老师真的问了问题,本来可以好好回答的,却由于事先就想到会失败的预测而引起的紧张而无法好好地回答。仔细分析与研究起来,就是自己毫无思考而反射性地想“自己没办法应付老师”的念头,困扰了自己,影响了自己智力的正常发挥。这就是病态性的“自动思维”的例子。因此,在治疗上就得帮助患者去探讨与分析这些好似是真理而奉行着的自动性的、向自己申述的“思维”的存在,使其自我检讨,体会其非适应性、非真实性、非健康性而想办法加以改变。

要帮助患者去发觉困扰与妨碍自己功能的“自动思维”,最好的办法就是帮助患者去分析与讨论事情发生的先后情况,是哪个念头先来,怎样的反应接着发生,这样才能找到病态的自动思维。

通常说来，遇到某种刺激而发生某种反应之间，有一个空白，即自动思维出现的时候，可是这个自动思维出现的事情往往被当事人遗忘，因此，要鼓励当事人去一一回想所发生的先后情况，把所空白的东西去找寻出来，称是“填补空白”(feeling the blank)。譬如，对于很怕狗而患恐惧症的患者，可以帮助他去回想，每次看到狗而害怕之前，脑子里曾想到什么，从而可以帮助他发觉，他总是想到：“狗会咬我”；而这个思维，即认为所有的狗都是危险的想法，让他很害怕狗，不管狗是否真的会咬他，他都很过分地害怕。

有些人，只要发觉并意识到这样(病态性的)自动思维的存在，就能凭其理性而客观性的觉悟自己的想法或念头是非适应性、非真实的，是病态性的，而自动地去纠正更改。贝克把这样的(治愈)过程称是：“距离化”(distancing)，其意思是说，能把本来认为很糟糕或可怕的事情保持客观的看法，保持距离，就不再那么受情感上的影响。

要获得距离化的关键就是，要帮助患者去了解自己的想法或想象的“现实”跟实际的“现实”，可有所不同。假如对于“自己对事实的知觉与判断”跟外界里实在的“事实”能做区分，不会混淆，就可以得到解救。可以体会什么是自己对事情的感受与看法，而这个感受、看法与见解，跟实在的现实不一定一样，可以发生主观性的歪曲或错解时，问题就可以开始化解。可以帮助患者去改变自己(过去)对事情(错误或曲解)的感受、看法、判断，而重新建立(现在)比较可靠而正确的见解与所信，是认知治疗上的基本工作。

要帮助患者去化解自己错误的看法，往往要帮助患者去更改对待事情的原则或认知上的规则。有不少患者持有一种比较幼稚的见解，认为事情不是好就是坏，不是黑就是白，而不会迁就。这样的倾向，主张理性治疗的埃利斯(Ellis, 1962)，称为“非理性观念”(irrational idea)，可是从精神分析的人格发展来说，这是在肛门期所持有的认知倾向与特点，把事情很具体的“两端化”，用不是好人就是坏人的看法,来应付外界的人与事。可是到了成人后,认知水准逐渐提高,体会到事情并不那么单纯的两极化,可以又好又不好,世界并不是只能分为好人跟坏人,好人有时也可能有点坏,而坏人有时也可以有好的一面。可是有些患者在认知上却继续保持这样幼小时的看法与规矩,认为不是成功就是失败,不是回答对了就是错了,结果很难脱离出自己所定的圈套。帮助患者去接受比较融合的看法,即:虽然没有很成功,但也不见得就是失败,可能是得到局部性的成就;而失败也不见得就是完全失败,可能从失败里学到点什么,而也算是有点收获等。这样采用比较成熟的思考方法,可以帮助患者在认知上做所需的改善。

第三节 对各种疾病的病理解释

我们把认知治疗的基本原则与施行技术大致介绍后,在此将贝克对各种精神疾患所尝试的学理上的解释(Beck, 1976, p102～212)在此简单说明,可供我们进一步了解施行认知治疗的道理与方向。

抑郁症

当一个人丧失他的重要家人(如配偶或孩子),丢掉他认为很重要的职位、财物、健康、希望等,都会陷入抑郁的状态,感觉伤心,变得消极,失掉生活的动机,甚至不想活。而这种抑郁状态的形成,都是根据他对事情的负性看法,即:认为自己完蛋了,没有用了;他所处的四周环境或世界都对他不利;而他的将来都没有希望。这样的患者所以会这样的忧郁,可能因过去的经验而变得对失落特别敏感,但最主要的是对失落的创伤看得重,认为一切都完了,无可救药,失去信心。这种对"丧失"的评估与看法的结果,是根源于认知上的扭曲与错误;而且经由一个恶性循环,开始责备自己,责怪自己没有能力,没处理好,才得到这样的结果,因此变得更加忧郁。病前的自我信心缺乏，态度消极，都可以加强这样的恶性循环，使这样的负性循环一开始，就如滚雪球似的，越滚越大，变得很严重。追根到底，就是对"丧失"的评估与看法的问题，因负性的认知而引来这样的结果。[**注解**：有些学者针对这一点可能会争论，认为负性思维的产生，是忧郁的"结果"，而并非是其"起因"。]

焦虑症

一个人会感到焦虑不安是很自然的现象，是引起警戒、准备应付危险的适应性心理反应。可是假如焦虑的反应过大，可能会妨碍或抵消应付危险的能力。心理学家通常把焦虑(anxiety)与惧怕(fear)分开来谈。针对外来的实际危险而发生的心情反应被称为惧怕；没有外在的危险而(预料危险的来临)而发生的心情反应称为焦虑。也就是说，焦虑是能预料危险的可能性而担忧的心理现象。当一个人面对没有危险的现实，但在认知的层次里，为预料中可能遭遇危险而发生的后果而担忧，就是焦虑。因此，焦虑跟认知有连带关系。譬如，年轻男人想将女朋友约请出去玩，但脑海里想到可能被对方拒绝而遭遇难堪的后果时，心里就难免会有一股焦虑担忧的感觉。

通常的焦虑不安与病态的焦虑，并没有很明显的区别。假如一个人的焦虑程度很厉害，影响日常的工作与生活，并且让本人感到难受，就被考虑是患了焦虑症。譬如，一位母亲，单独在家里，虽然没有什么事情让她操心，但是心里却始终感到焦虑不安，惟恐上学的孩子是否会发生意外，上班的先生是否会遭遇问题等等，坐立不安，就是患了焦虑症的例子。为什么没有外在危险的可能性而那么害怕、焦虑？认知治疗者认为这位母亲，脑海里一定幻想到一些可怕事情可能发生的可能性，而引发焦虑的心情；而这些可怕的预料，都是认知上的错误观念与想法，可以纠正它而免除焦虑的发生。[**注解**：跟抑郁的情况一样的，有些学者可能会争论说，这些错误的观念或想法是焦虑的"结果"，而并非是其"起因"，要把其先后关系对调来解释。]

恐惧症与强迫症

恐惧症与强迫症虽然跟焦虑症有临床上不同的表现症候，但常被学者们规划为同类而讨论，认为都是以焦虑为主的心理问题。认知治疗的学者也认为如此。仔细探讨患恐惧症或强迫症的患者，都可以发觉，他们所以那么恐惧或强迫性地害怕，都是基于他们有个事先的假设与预料，认为有什么很危险性的后果会发生而恐惧。譬如，害怕高的地方的人，想到爬到高的地方，就想到会摔下来；重复去洗手的强迫症患者，心里就想，假如不好好洗手就会如何如何(如被细菌感染等)。惟一不同的是，患恐惧症或强迫症的患者，在他们的脑海里，有矛盾的情况，即：一方面知道所预料的危险事情发生的可能性很少，不用去担心；但是另外一面却很相信可能发生，受其影响。

心身症与癔症

当一个人面对心理上的挫折或压力，而发生躯体生理上的问题，如血压增高、肠胃不消化或胃酸过多、头疼等，被广泛地指是患了心身症。而这些挫折或压力，可以从认知上的感受与解释来说明。因此，患心身症的患者也是可以采用认知治疗来施行辅导的。癔症患者，也是如此：是遭遇重大的心理挫折或压力，而采取随意肌所管辖的活动功能的一过性变化(如抽筋或麻痹)，或者感觉器官的一时性功能丧失状态(被称是转化症)；或者意识状态一时性的变化(被称是解离症)，也是因对刺激与挫折的感受与解释上的问题而产生的。有一点要说明的是，患转化症的患者在躯体某部位发生暂时性的功能障碍，往往跟解剖或神经系统不吻合，而被解释成是“假装的”毛病，但是从认知的立场，我们要知道，患者确实认为是该发生障碍的部位，而并不是伪装的；因此要就此认真对待。

第四节 总结与评论

从本章的介绍，我们了解认知治疗的学理很单纯，一般人很容易接受，连初学的治疗者也容易学习而施行，因此，很受临床心理学家们的欢迎与运用(McMullin, 1986)。认知治疗的主要出发点就是认为只要从“认知”的层次着手去改变我们(非适应性、病理性、没经过理性思考而自动性的)对自己、对他人、对事物的看法，我们的情感与行为也就跟着往健康而适应性的方向改换。由于认知是意识状态里可以把握的，可以用言语来表达与把握，治疗者能很方便地跟患者谈论，因此也就容易施行意识性的辅导。

可是这样的基本假设，却有值得商榷与讨论的余地。我们许多内在的情感与思维是很复杂而容易变化的，而且往往又是很矛盾或含糊不清的，并不是可以用很简单而具体的词句来描写、述说与把握。再者，认知上的思维、看法与了解固然可以左右我们的情绪、感情，也会影响我们的动作与行为，可是有其限度，不能很容易地牵动整个人的心理与行为。精神分析学也提醒我们单是“理智上”、“意识上”的病识是没用的，要达到“感情上”的病识、“行为上”的病识，才有用。俗语说：“知难行易”，好似只要了解到问题的真相，行为就会跟着更改(配合认知治疗的说法)；但是我们同时也常说：“知易行难”，表示真正地要去更改行为还是很困难的，要经历长久的锻炼与努力才行。精神分析学家强调治疗要等患者获得病识以后，还得经过漫长的“工作修通”(work through)才可以，可见认知上的病识，只是个开头而已，以后的努力还得依靠长久的尝试与练习才可以。有了健康的、适应性的认识与看法，可以引导我们改善的方向，努力的途径，但是还要继续努力去更改才可以。一般来说，只是简单的观念上的问题，经由其纠正，比较容易更改，可是比较属于情感的问题，根源于情结的困扰，就没有那么简单。特别是已经形成为人格的一部分，就还得依靠长期性的矫正工作，才能得到局部的效果。因此，如何配合分析性的治疗与行为性的辅导，变成是很关键的工作。

基于早期认知治疗家的兴趣，认知治疗对抑郁症比较有临床上的经验与辅导上的效果(Beck et al.，1979)。可是我们要了解所谓抑郁症包含各种不同性质与不同程度的抑郁情况。认知治疗认为比较有功效的抑郁症往往是比较轻度、慢性、跟自己心理上的看法有关的抑郁症，而至于比较生物性、严重性的抑郁症，还是要依靠药物治疗为主，而心理上的辅导为辅，才是妥当。

从学理上来说，认知治疗者所探讨的病理，都是属于比较轻微的，所谓神经症的患者，对严重的精神病并没有尝试说明。从临床上来说，很清楚的，认知治疗只适合于智能比较高、愿意对自己思想作检讨内省，而且愿意合作的患者。施行时要考虑这个适合性。

参考文献

1. Beck AT. Cognitive therapy：Nature and relation to behavior therapy. Behavior Therapy，1970，1：184—200
2. Beck AT. Cognitive therapy and the emotional disorders. New York：International University Press，1976
3. Beck A，Rush AJ，Shaw BF，et al. Cognitive therapy of depression. New York：Guilford，1979
4. Ellis A. Reason and emotion in psychotherapy. New York：Lyle Stuart，1962
5. McMullin RE. Handbook of cognitive therapy techniques. New York：Norton，1986
6. Werner HD. Cognitive therapy：A humanistic approach. New York：Free Press，1982

第四章　其他治疗模式的学说

针对个人心理治疗，我们在前三章里就比较主要的治疗模式，即：分析性治疗模式、行为治疗模式，以及认知治疗模式做了个别的讨论与说明。接着，在本章里，我们将探讨其他模式的个人心理治疗。在第一节里，我们将个别介绍与讨论与意识状态变化有关的各种辅导模式。所谓“意识状态变化”(alternated consciousness state)是指一个人的意识发生变化，进入所谓朦胧状态(trance state)，或催眠状态(hypnotic state)的意思。有些治疗模式就是在患者进入这样的意识状态变化当中进行治疗，或者是医疗者本身进入精神恍惚的状态，在依赖所谓被超自然(神的)能力的影响之下，进行医疗性的操作。在第二节里，我们将讨论与文化因素有密切关系的特殊性心理治疗。所谓与文化有密切关系的特殊性心理治疗，指的是其治疗的学理与操作，跟文化背景有密切的关系，因此脱离其文化环境，就不见得能施行在不同文化背景下的特殊性心理治疗。

我们所以选择这些比较特别的治疗模式，甚至包括已经是过时的或者是土著性的民俗疗法，其主要目的就是企图从比较不同的角度来探讨与心理辅导有关的各种治疗机制，以比较广泛的立场来体会心理治疗所依据的学理，增加对自己施行的治疗方法与疗效有进一步的领悟与了解。

第一节　与意识状态变化有关的疗法

从心理辅导的立场来说，发生意识状态变化的情况可发生在治疗者身上,或者发生在患者身上,或者两者都发生。土著疗法里所见的占童,就是占童本身进入意识状态变化的精神状态,在恍惚状态中被认为是神灵附身,因而靠超自然的力量行使辅导的仪式。可是其他的疗法,大都是患者进入意识状态变化的精神情况下而施行辅导的仪式或操作。

萨满仪式(Shamanism)

"萨满"(shaman)指的是靠神附身而施行仪式的土著性巫医。人类学家认为萨满这种土著医疗原来盛行于西伯利亚一带,也见于中国东北地区,以及朝韩、日本等地。目前学者使用"萨满仪式"(Shamanism)此词语来指世界上凡是依靠超自然的能力,以神仙附身的解释之下进行仪式,包括施行土著医疗操作的总称呼。我国东北俗语称是跳大神,福建与台湾等东南方沿海地区就称占童或童乩。

随着求医者的要求,萨满(也就是占童)就举办治疗仪式。经由烧香祈祷后,萨满就开始跳(故被称是跳大神),或者在静默中进入精神恍惚状态,并且开始以特异的声调说话,被旁人认为被神灵附身。在这样的状态之下,萨满就向求医者供给医疗的意见,包括:吃灵药、祈祷、敬奉、遵守禁忌等等。过去中国的童乩遵循华人的文化观念,包括敬奉祖先的习俗,以及风水的观念,有时会指出毛病的发生是被忽略的祖先在作祟,提议敬奉祖先,或者是迁移坟墓,改变风水等等。至于其他比较原始文化的社会里,会被解释是魔鬼附身作祟,要举办驱邪的仪式,或者以牺牲品来祭奉神鬼,请鬼神离身而去。

这种以超自然取向的医疗法,由于依靠神的力量来医治患者,假如相信的人,就觉得可以依靠超自然的力量来医治,可获得心理上的魔术性效果,得到所谓"信则灵"的效用;或者是自我暗示而发生疗效。有些童乩对心理问题有所了解,对心理辅导也有所经验,可以发挥直觉性的能力，提供有用的辅导性指点。

让我们提出若干实际的例子，说明这一点。譬如：有个年轻男患者，主诉：全身疲乏，注意力不集中，记忆力欠佳，腰酸头疼（依精神医学可被诊断为“神经衰弱”的患者），童乩没说什么，只是指示他回避走过用竹竿在外面晒女人内衣的地方（暗示回避对性的刺激）。[**注解**：这与过去中医所说的“肾亏”或者精神医学所说的神经衰弱，即：受到过分的性的刺激，手淫过多，就会引起这类疲乏性症状的看法是不谋而合的；只是采取间接而象征性的说法来引导患者。]有个中年妇女，侃侃不绝地诉说自己丈夫不能干，没有意见，也没有胆量，做什么事都不成功，探问如何来让自己丈夫变得比较有出息。童乩看了一眼坐在旁边而很自卑似的丈夫（认为丈夫无法自立做事，是受意见过多而干涉男人的妻子的影响），就向此女性求医者直截了当地指出：她的舌头是“老虎舌头”，提醒她不要多开口说话（间接地暗示：此女性求医者宜多尊重丈夫，少多嘴）。[**注解**：依现代婚姻治疗里所采用的系统学的观念，丈夫过分消极被动，有时是被过分强权主动的妻子压抑与欺负而来的。因此，关键不在辅导丈夫如何变得比较积极与主动，而是在改善妻子如何不要过分强权欺负丈夫的趋势，减除妻子对丈夫的多余干涉。换句话说，只要妻子不过分管制丈夫，丈夫就会比较积极而有自信，可以发挥男人气概而变得比较主动。可是童乩并没有这样依系统学的道理来仔细做解释，而只依靠直觉，用直接而且象征性的方式指点，叫此妇女闭嘴，少批评丈夫，可说是一针见血的提示。由于自己的舌头是“老虎舌头”，这是先天的问题，因此不用责怪自己，也可减少因被指出自己的毛病而感到难为情的阻抗作用。]另外一个有兴趣的案例是：有位妇女来求解答，说是自己的丈夫数年前乘船出海作业，可是不幸遭难死亡。数年来一直守寡的妇女，心里还念念不忘丈夫，但最近娘家催促逼她再嫁，心里烦恼，不知该如何。对此妇女，童乩答应招来丈夫的灵魂，好让此妇女可以跟自已去世的“丈夫”直接对答询问。结果附在童乩身上的“丈夫灵魂”就向此妇女说明他如何在海上遭遇台风,全船覆灭而死亡。此妇女听了,就当场大声痛哭,为丈夫遇难而伤心;可是丈夫的“灵魂”却劝妇女放心,只要给他好好祭拜后,就可以再嫁。结果此妇女内心里有所交代,也就满意而回去。[**注解**:我们可以说,此童乩利用“招灵附身”的办法,让此妇女能跟自己已经离别去世的丈夫有机会话别,结束守丧的阶段,进而步入新的(再婚)人生阶段,完成心理上的交代,是心理辅导上通常使用的治疗办法,只是此童乩利用求医者对超自然依靠的信仰与方法而快速达到其效果,是建立在心理取向的基础上而进行的医疗操作。]

很清楚的,萨满的医疗操作,有时很有意义且有功效地供给心理上的辅导,但毕竟是依靠迷信而进行的,是缺乏科学与医学知识的医疗法,站在当代医学与科学的立场,不宜鼓励。特别是这种土著医疗者水平参差不齐,而且社会并没有管制的制度与方法,有时一些土著医疗者会提供违背医学知识(甚至错误)的建议,妨碍医疗。有时更因缺乏医德,会欺骗信奉者,诈财谋利,伤害求医者。譬如:有些童乩就借用名义,要求信奉者用大额金钱来向童乩的保护神贡献,被童乩欺诈;有时以“神交”的名义,男的童乩诱惑女性信奉者发生性关系,都是偶尔可听到的事件。报纸上曾登载,有位童乩在患者身上挥剑,施行“驱邪”的仪式时,不小心乱挥利剑,割伤了患者脖子的血管,流血过多而当场死亡的例子。由于这样的理由,有些社会就严格禁止这种迷信取向的医疗操作;可是反过来,缺乏现代医疗条件的社会,有时就依靠这样的土著性医疗操作,来弥补求医者的需要。就算是在现代医学很发达的社会里,有些人对现代过分机械化而非人性的医疗不满意,还特别找土著医疗来弥补心理上的需要。

扎尔治疗仪式(Zar Ceremony)

这种土著疗法主要见于信奉伊斯兰教的中东等地方。扎尔(Zar)是他们信奉的神,信徒相信此神会在仪式进行时当众附身于求医者身上,帮助求医者诉述愈疗的条件与方法,因此被称是扎尔(Zar)治疗仪式。当治疗仪式进行时,求医者(大都是妇女)要穿着洁白的衣服,以表示尊敬。在节奏性的祈祷声与音乐里,在场的求医者就会无形中进入精神恍惚状态,被治疗者及旁人认为是被扎尔(Zar)神附身。在其朦胧状态,求医者就开始以其特殊的音调说话,建议如何才能解除所面对的痛苦。多半的建议是要丈夫善待妻子,给予珍贵的礼物,或者如何减除她们的家庭工作上的负担等等。信奉伊斯兰教的社会里,妇女被看成是男人的奴隶,妻子是丈夫的附属品,平时没有讲话或提出意见的权利,也没有诉苦的机会。因此,这种扎尔(Zar)治疗仪式被学者认为是,在那样的社会与文化背景下,提供妇女(妻子)们可以向男人(丈夫)们诉苦,并且提出改善意见的(治疗性)机会。由于被认为是附身的扎尔(Zar)神所提的意见,因此,男人(丈夫)们就得听从,而被附身的妇女(妻子)就不用负责任,不被男人(丈夫)所责怪。可以说这种土著治疗仪式,就是提供被欺负的社会弱者能申述自己愿望而不被责备的机会,是弥补文化系统里所缺少的发泄冤枉受气的治愈机制,是心理治疗的各种功能之一。

梅斯默疗法(Mesmerism)

这是18世纪末,在法国曾经流行过一阵子的特殊疗法。是由奥地利籍的内科医师,弗朗茨·安童·梅斯默(Franz Anton Mesmer)所创用的。当时的法国医学水准尚低,只有从手臂血管里"放血"的医疗方法来尝试治疗一些内科疾病,对一些心身疾患根本没有治疗的办法。特别是以现代眼光看来对患癔症或假性抽筋的女患者,完全束手无策。在那样的医学环境里,梅斯默(Mesmer)引用古希腊医学的病理观,认为人体里所循环的各种"液体"(如胆汁、口水、血液等)不均匀,就容易生病的学说,经由他的"科学化",建立新的学说,认为一个人的人体里有各种"化学"因素,必须调和,否则就生病。基于此,他就开创他的特殊疗法,建盖一个大水桶,里面放着各种各样颜色的"化学"液体,然后让患者抓着从这个治疗水桶里接出来的金属线条,让她们与治疗水桶发生交换化学液体,恢复健康的状态。梅斯默(Mesmer)是很英俊而有魄力的男医师。他对接受这些特别治疗的女患者,用自己的手去拉着她们的手,并且以低调的声音讲话,让接受治疗的患者进入精神朦胧的状态,并且用暗示性的话来引导她们,结果效果很好,许多有钱而高贵的妇女们都来找他看病。当时的医学界对梅斯默疗法(Mesmerism)感到很好奇,曾选派专家,包括当时有名的医学家与化学家等去考察,结果他们的结论是,所谓的梅斯默疗法(Mesmerism)跟化学调衡毫无关系,怀疑其真实性。结果梅斯默疗法也就消失了。可是后来经由学者的推测,主要的医疗效果是与治疗者对患者的心理暗示有关,是运用催眠术的医疗法。这个历史性的事件,让我们体会到,治疗者本身所标榜的学理,与实际的治疗机制往往没有直接关系,是值得我们去深思与警觉的学术上的问题。

催眠术(Hypnosis)

上面已经提过,催眠术是19世纪初,由奥地利医师弗朗茨·安童·梅斯默(Franz Anton Mesmer)所开创的医疗技术。当时梅斯默经由暗示来解除患者的躯体性症状,可是梅斯默当时并没用"催眠术"此名称来称呼他的特殊医疗法。他只是让接受治疗的患者进入精神恍惚的状态,进而施与"暗示"(可是被他解释是经由化学调衡而治愈)。到了19世纪中期,英国的内科医师,詹姆斯·

布雷德（James Braid）模仿了梅斯默疗法里的技巧，引导患者进入精神恍惚状态，经由暗示而治疗患者，于1842年称其治疗方法是"催眠术"（hypnosis），提出了此专业名称。

到了19世纪末，在法国的医学界里，催眠术已经正式被采用。有名的法国神经医学家琼-马丁·沙考（Jean-Martin Charcot）就是使用催眠的方法来戏剧性地让癔症患者去解除（并恢复）麻痹或抽筋等转化性的躯体症状，用来证实癔症患者所呈现的症状是功能性的。从医学历史里，我们也知道精神分析创始人西谷蒙德·弗洛伊德（Sigmund Freud）对当时沙考（Charcot）用来示范的技巧很感兴趣，可是，他却放弃了催眠术，而改用自由联想的分析技巧来施行他所创立的精神分析（参考第一章）。基于这样的缘故，精神分析的初期追随者，都不敢尝试催眠术。只是到了后来，才有人重新萌发用催眠术来治疗一些精神患者的兴趣。

在美国推展催眠术最有力的学者是赫伯特·施皮格尔（Herbert Spiegel）。虽然他本身是地道的精神分析学家，考虑当时对催眠术的学术性看法与风气，担心被精神分析的同道们批评，原来不敢问津，可是当他以精神科医师的军医身分参加第二次世界大战时，亲自体会到催眠术的用处。即：对于在战场上受到心理打击，情绪创伤而害怕（患"炮弹休克"）的士兵，使用催眠术时不但效果很好，而且可以即刻治愈。受到这样的实际经验的鼓励，战后回美国以后就全力研究并推展催眠术的使用。

赫伯特·施皮格尔跟他的儿子戴维·施皮格尔（David Spiegel，也是精神科教授）终于1978年合著出版书，介绍他们对催眠术的临床经验以及研究结果。同时也介绍他们所创用的被催眠程度测量方法。该书于最近再版（H. Spiegel & D. Spiegel, 2004）。在书里他们提起了一个赫伯特·施皮格尔实际经历且很有趣的个案（p6～7），在此介绍一下：

施皮格尔(Spiegel)施与催眠的个案

当第二次世界大战期间，赫伯特·施皮格尔以军医的身分被分配到非洲战场，从事医疗军人的工作。有一个晚上，有个年轻的妇女被宪兵带到军队的医院急诊室。原来这位妇女在军区四周徘徊，不知干什么，被宪兵发现，察觉精神恍惚，记忆不好，连自己的名字也不知道，被认为精神异常，送来医院急诊室。

按规矩，军方的医院只能收容军人，因此，负责住院的职员拒绝接受此平民女性。经由施皮格尔的要求，此职员就离开急诊室去办公室查询规定文件，看怎么处理这个患者。就在这个时候，施皮格尔对此妇女施行他所学会的催眠术，而当此患者进入精神恍惚状态时，就说出自己的原本姓名，并且透露到底遭遇了什么事情。原来她是已婚的美国妇女，住在美国。可是最近听到被派到非洲从军的丈夫跟别的女性有暧昧的关系，因此很着急，特别越洋赶到非洲来看个究竟，希望能把对方的女性吓坏，而跟自己丈夫脱离婚外情的关系，保住自己的婚姻。可是当她到达军区附近时，内心里开始发生矛盾的心理，一方面想去找抢夺自己丈夫的女性去理论或吵架，可是也怕因闹事让在军中服务的丈夫丢脸，因此内心里很矛盾挣扎，不知如何是好；结果发生解离性失忆状态，在军区附近徘徊。

经由催眠而获得这些资料，了解情况以后，施皮格尔马上用电话联系到她丈夫，并且请他即刻来急诊室。结果丈夫一来，向妻子说明与澄清，解除疑心，就马上重归于好。当夫妻两人欢聚拥抱时，离开急诊室去查询军方规定的职员刚巧回来，本来很高兴地想报告她已经找到制度上的漏洞而可以破例收容此妇女时，却发现此妇女很高兴地跟她丈夫和好，也将被丈夫接去，而感到莫名其妙。［**注解**：此例说明催眠术对解离症有很大的功效，可以在催眠状态里帮助患者脱离解离状态，恢复因内心矛盾、情绪痛苦而引起的失去记忆的病情，获得解决问题的途径，快速解除困难。]

从上面的例子，我们可以了解到，所谓催眠术，是经由催眠者引导被催眠者进入被催眠的精神恍惚解离状态，在意识性抑制作用减低而注意力局部化而提高的情况里，去探讨没意识到或被遗忘的精神材料，并且利用被暗示性提高的情况给予治疗性的暗示，引导被催眠者如何从催眠状态解除后，能依暗示而处理自己所面对的问题。根据施皮格尔他们父子的说明，催眠术并不是：把患者催眠，进入睡眠状态；不是被催眠者催眠时才发生催眠状态，而是在通常生活里（如听取长时间而单调的演讲，坐或开长时间的车子，或者在安静环境里静默沉思时）有些人往往可以自然地进入短暂时间的催眠状态；催眠者并不需要特别的性格与超然的能力，任何人经由适当的训练，都可以施与催眠；催眠术并不是魔术性的操作，只是一种职业性的技巧，并不危险。

根据施皮格尔父子的研究，每个人可被催眠的程度不一样。可高度被催眠者只占有10%～15%；约三分之一不容易被催眠；而其余的，介于中间程度。被催眠程度没有男女性别上的差异，跟成人后的年龄没有影响，只是青少年与成人比较起来容易被催眠与暗示。施皮格尔父子制订了检验被催眠程度的测量表，主要依靠三类资料来测量，即：眼球上转程度（当上眼皮下盖时，令眼球往上转，看能转上多少）；自述过去日常生活里精神恍惚状态发生过的经验；经由暗示而手臂会浮动上升的程度。经由施皮格尔父子的研究，他们认为被催眠程度的高低，跟性格上的气质有关，一生相当固定，被推测主要跟生物性因素有关（特别是眼球上转的神经-运动系统的表现而佐证）而心理因素也有若干影响。

一般说来，大家认为催眠术对患各种原因而引起疼痛的患者、患心理性记忆丧失者、患创伤性心理打击的患者、转化症或解离症等癔症患者，以及戒烟、饮食障碍的患者都可尝试，而且一般效果可观。可是催眠术并不适用于药物滥用者。大致上说来：容易被催眠者不要求认知上的了解,可试用催眠治疗;而不容易被催眠者,通常喜欢认知上的了解,可采用认知性心理治疗(H. Spiegel, D. Spiegel, 2004)。根据临床经验,患精神分裂症与边缘性格障碍的患者,难被催眠,而且即使被催眠,也无法使用催眠的治疗机制,在临床上不宜使用。其原因很简单,因为患有这些病的患者,其自我的功能不健全,无法有意识性地更换意识状态。

气功

大家都知道什么是气功。这是东方的社会里,特别是我国比较盛行的心身操作。严格说来,气功并不是心理的辅导,也没有很显著的意识状态的变化;可是从广义的角度来看,是企图促进身体与心理健康的活动,可以广义地纳入讨论。气功通常被区分为外气功与内气功;而内气功又可分为调心、调息、调身三要素,与心身的自我锻炼有密切关系。从心理卫生的角度来说,练习气功的人,可以通过身心的调节、自我暗示、情绪发泄、行为改变等治疗机制而对一些躯体疾病或心身症有所帮助。可是也有些报告显示,练习气功的人,对有些性格上有敏感与精神不健康的人,可以诱发精神疾患,这是值得注意与预防的事情(吴,1996)。

从心理辅导的角度来说,气功的锻炼是“非言语”操作,与“言语”交谈的一般辅导操作有所不同。有些人不习惯于交谈的心理治疗,可以利用非言语性的气功锻炼。最主要的,气功师可以同时指导群体对象而练习操作,而且可以随时自我训练,可说是经济而且容易大众化的心身疗法。特别是国人对这样的操作比较熟悉,比较有信心时,也就“信则灵”,是从文化上值得研究的特殊疗法之一。

第二节 与文化有密切关系的特殊心理疗法

与文化有密切关系的特殊性心理治疗，在本章开始时，已经提过，指的是其治疗的学理与操作，跟当地的社会与文化背景有很密切的关系，因此是脱离其文化环境，就不见得能施行的特殊性心理治疗。这种特殊性的心理辅导很多，东西方都有。在此先就西方的情况略述其一二，然后比较详细地讨论东方的情形，可供我们作讨论与比较。

求治者中心疗法(Client-Centered Therapy)

此辅导模式又译称"患者中心疗法"或"被咨询者中心疗法"。这是在美国发展出来的特殊辅导方法之一，是在20世纪40年代由心理学家卡尔·R·罗杰斯(Carl R. Rogers)所创立的。他所辅导的对象多半是大学生，是比较健康的求治者。因此，他所标榜的是要让被咨询者自己作为执行辅导的中心，辅导者只不过是站在旁间接性地辅导他们而已。这样的想法与标榜精神倒是很受年轻大学生的欢迎，被认为他们可以自己来控制并改善自己的问题，而觉得很高兴。在实际的辅导技巧上，辅导者采取比较被动与谦虚的态度，让被咨询者去表现他们自己的想法，选择自己想改善的途径与方向，让被咨询者作为主人，经由"自我发觉"(self-discovery)去发觉自己错误的想法与行为，透过"自我积极化"(self-actualization)，积极地改变非适应性的看法与行动，自己求改善与进步；而辅导者只是扮演陪衬者而已。这种方式的辅导被临床心理学家用得比较多，主要是以问题比较轻微而健康的大学生为咨询对象。

从历史的眼光来看，美国精神分析家，卡莲·霍妮(Karen Horney)在20世纪40年代初曾著书说明有心理问题的人，常拘泥于"理想化的自己"(idealized self),对自己抱有许多不现实的期待与想法,但由于跟"实在的自己"(actual self)有差距,而感到失望与不满足。她认为:一个人可以充分地表达自己的潜在能力,宜表现"真实的自己"(real self)。治疗的目标也就是依据"实在的自己",去发挥潜在能力,达到"真实的自己"。霍妮提议治疗者要帮助患者,其主要的要领并不是去开导患者,而是去协助患者自己去发挥自己的潜在能力。这种学术上的看法,可说是为"患者中心疗法"(client-centered therapy)的发展奠定基础。

可是,不用说,这种辅导的模式与精神是很配合当代年轻美国人独立自主的精神的,适合喜欢注重个人立场与权利的民主风气比较浓厚的社会。对于比较尊重且依赖权威者、依靠治疗者的社会里,恐怕就不太适合,会让求医者(或被咨询者)觉得治疗者没有信心与把握,还把治疗的责任推到有困难的患者身上来。

尔哈训练辅导(Erhard Semiar Training, est)

在美国发展出来的另外一个特殊疗法,是在20世纪70年代由沃纳·尔哈(Werner Erhard)所创立的,依其姓氏被称是尔哈训练辅导,英文称是Erhard Semiar Training,简称est。尔哈本身只是高中毕业。可是当他创立这个辅导训练时,却受到一大批大学生与知识分子的欢迎,并且花钱去报名,利用周末时间参加这种集体性的辅导训练。其方法是让这些报名的数十至数百个参加者在事先约定的时日,在当地的旅馆等会场参加集体训练。要从早上到下午连续地参加,连小便都不准去。在会场里,要求志愿者出来,叙述他所患的心理困难或行为上的问题。这些参加者都是平常在上班工作的一般职员或大学生。因此,他们所提的问题大都是跟他们的工作或学习环境有关的。譬如:害怕被领导批评,担心被同事欺负或嘲笑,挂念成绩表现不好,没有信心表达自己的意见等等。主持这个辅导训练的人,听了报告以后,故意当场嘲笑他们、讥笑他们，好刺激而引发他们的反驳或反抗，也受同场参加者的支持与鼓励，而变得比较胆大心宽，能大胆地表达自己的意见，坚持自己的看法，而不受他人的影响与欺负。其主要目的是让一般人去领悟生活并不都很理想的，而只要靠自己去控制自己的生活，不要被人摆布而感到可怜巴巴的。这是强调美国文化特点的训练活动。其方法有点非正式，是靠激将法来刺激自我的信心，并改变对人生的基本态度。可是值得提起的是，这样的特殊性辅导方法没有经历多久就不再盛行，很快消失；现在的年轻人根本就没有听过 est 此名称，也不知道是什么历史上的遗物。

酒精瘾无名会(Alcohol Anonymous Meeting, AA)

这是在 20 世纪 30 年代在美国发展出来的特殊疗法，主要是给患酒精瘾的患者从事的治疗与康复活动。由于酒精瘾的患者经由住院而治疗戒酒以后，只要一回到实际的生活里，就又很容易再有喝酒的行为，很难维持其戒酒不喝的情况，而当时所施行的个人心理辅导对这样的问题很少有帮助，于是考虑到用团体辅导的方式来相互督促与支持，维持戒酒的情况。实际上，这是患者自己开办起来，而且由患者自己主持的活动。全部是由有酒精瘾的患者自己参加；主要由戒酒成功的人来主持。每周定期参加几次，都在夜晚或周末举行，好让上班的人都可以参加。新参加的人都要在会场里自动地报告自己患酒精瘾的经过，忏悔似的报告自己的弱点，并且由他人报告他们如何克服问题，并维持戒酒情况的努力。主要的是让大家都了解酒精瘾是如何麻烦的问题，要如何相互鼓励去戒酒。由于参加此活动的人都是匿名而参加，因此也就被称是“酒精匿名会”，英文是 alcohol anonymous ，被一般人简称是 AA 的集会。比较讲究的，就按十二步的步骤去要求参加者训练自己，并获得他人的经常性的支持。假如谁落伍或没参加，资历比较深的会员就来跟你联系，鼓励你继续参加，并按步骤训练得到改善与进步。这种由患者自己组织起来的辅导活动可说相当有效,对酒精瘾的患者很有帮助。目前在美国及加拿大及一部分的南美国家还继续施行与采用,可是在欧洲并不那么热烈。就算是在北美地区举办的,为了当地美国印第安人而举行时,也经过若干的改变。譬如,反正是大家都熟悉的部落成员,就不再要求是匿名;而且连孩子与家属都可以带来,增加家人的参与。

从文化的立场来说,要当众去忏悔似的报告自己的问题,是美国人比较习惯的作风,跟平时他们在教会里公开忏悔作证有异曲同工之处。至于接受同病者的相互支持是缺乏家庭背景与家人支持的人们很需要的资源。特别是酒精瘾患者很多的美国,这样的训练辅导的组织还是很需要的。

存在主义心理治疗(Existential Psychotherapy)

"存在主义心理治疗"(existential psychotherapy)是欧洲在20世纪60年代,曾经引人注意的心理治疗模式,德文也称为"存在主义心理分析"(*daseinsanalyse*, existential analysis)。其主要用意是:把对人的存在主义的哲学观点,以现象学的方法,经由了解人存在的意义,来辅导患者。这是针对当时欧洲社会里,随着20世纪的急速现代化与机械化的生活,而感到需要弥补科学化的精神医学与人们的基本哲学性存在的差距,而产生的治疗模式(Ford & Urban,1963)。由于欧洲社会的急速工业化、都市化,人们的社会关系变得相对很疏淡,很多人觉得心理上孤单与空虚,感到生活变得"非人性化",跟他人缺乏密切而有意义的联系,对"人"的存在感到疑惑。就在这样的社会与文化环境里,这样的心理辅导模式就产生了。

存在主义心理治疗在欧洲各地分别发展,彼此并没有特定且具体的治疗程序与技巧上的建议,可是有个共同性的关注(Patterson,1966)。即:注重个人的生活经验,特别是非理智性

(情感上)的经验。强调人人要跟我们生存的环境,包括跟人的关系,要保持接触,经由“经验”而获得意义。辅导的重心是帮助患者去体会自己的“人”的存在,跟他人发生有意义的接触与来往,过有“人性”的生活。鼓励发挥自己的潜在力,并且把对自己的注意与关心提升一层,转换超出目前的自己,进入比较高的层次去把握自己的存在与生活的意义。要把辅导当作是帮助被辅导者“转换与超出”(transcend)到比较高尚的层次的机会,开拓新的生活意义。因此,存在主义心理治疗可说是把焦点放在对人生的认识及态度上的改变。

森田疗法(Morita Therapy)

这是20世纪20年代,大约是弗洛伊德在奥地利创立精神分析的前后,由日本的精神科医师,森田正马(Morita Shoma)所创立的特殊心理辅导方法。起初被创始者本人称是“生活经验治疗”,但是他的学生为了纪念其创始人,乃改用森田疗法名称而称呼至今。森田正马是精神医学家,后来担任慈惠大学教授。他本人在上学的时候,曾经患过神经衰弱的毛病,受了其病情的影响,曾经想辍学,甚至也有过自杀的念头,把医药治疗都统统放弃了。可是后来经由他自己精神上的努力,终于克服了病情。

在20世纪初,日本的工业逐渐发展,变成是工业生产的社会,而所谓神经症的患者显著增加。他考虑到当时的日本年轻人有许多人患神经衰弱的疾病。因此很想发现一个好办法来医治这样的患者。当时在20年代,美国的精神医学界里有人曾经提倡“休息疗法”(rest therapy),企图靠卧床休息与摄取营养物而来治疗“衰弱”的神经系统。森田曾经尝试但发现效果不佳。他也想模仿所谓的“生活正常化治疗”,也尝试过“说服劝导治疗”,但各个方法都不理想。可是经过几次的尝试与失败,他终于总结出他的“生活经验治疗”。

这个方法是在他自己的家里施行。他有两层楼的日式房子。他把二楼留给家里人和自己私自使用,把一楼的卧室、客厅与厨房都提供给患者使用。他通常都收集五六个神经衰弱的年轻患者,跟他住在一起。开头的两个星期,叫患者卧床躺着,不准做任何活动,只能去上厕所及进食。经过这样几乎是跟一般生活隔绝的状态以后,让患者发生强烈的“生活欲望”。接着,患者就逐渐地被允许进行简单的生活,出来跟外面的环境接触,可以看看院子里的花草,可以帮助厨房里的工作。因为长期被拘禁在床上躺卧,患者现在对四周的任何东西与事情都感到新鲜,重新感受到“生活”的滋味,而把过去只操心、烦恼自己症状的情况抛弃,开始过正常的生活。患者会感到拿扫把去院子里扫落叶,在厨房洗碗筷,帮助晒衣服,样样都有乐趣。

在这个时候,就开始叫患者天天写日记,书写当天发生的事情及其心得,并且由治疗者用红笔在日记上批写评语。由于日本人比较不习惯于用口头的方式来表达自己内心里的私事,而且平时又有写日记的习惯,也就利用这个特点而进行经由日记而辅导的方式。治疗者的评语大都是传达“无心”的态度,使用治疗性术语,跟禅道的思想有关。譬如:“不安常驻”(不安的心情是总有的现象,是生活里的一部分,要以自然的态度去接受而不要紧张)、“顺其自然、按实接受”(不管事情的好坏、痛苦与否,都当成是现实的一部分,去接受,不用费心想去驱除或改善)、“日日是好日”(要把握当时的机会而利用且享受)、“行动为准绳”(不管怎么想,采取实际行动才算数)等。

森田治疗的后面阶段里,还注重工作治疗。要求患者要专心于所从事的工作,而少去思考并顾虑自己的烦恼心事,更禁止跟别的患者交谈,包括谈论自己的问题。这是跟西方的辅导原则,即:鼓励患者把自己心事吐露出来,经由吐泄情感而获得治疗的想法刚好相反。由于根据森田疗法的学理,认为神经衰弱的患者或者强迫症的患者所患的问题就是:重复性地去担心且烦恼自己的问题,而无法超脱,只能形成恶性循环。因此,治疗的要诀是要打破此恶性循环,不去烦恼与思考,只注重去行动过日常的生活。

很显然的,森田疗法的基本态度是依据从中国传至日本而发扬的禅道的思想。但是森田本人却否认他曾受禅道思想的影响。另外值得一提的是,由于森田所施行的治疗工作是在他自己的住所举行,患者跟治疗者有日夜24小时的接触,经由实际的生活,一起吃饭、洗碗、扫地等实际活动,深受治疗者的亲身影响。可说是无形中善用患者跟治疗者的模仿认同而治愈的机制。

可是也要提到的是,从头开始,森田疗法并不是在日本很普遍流行的疗法,只是几个大学的附属医院或私人医院才施行这样的特殊疗法。近年来,这种疗法逐渐的不流行。其原因有几个,主要是许多年轻人受社会与文化的影响而比较少发生内向性的神经问题,改而发生的是药物滥用或行为问题等外向性的心理卫生问题。再者,现代的年轻人无法忍耐卧床几个礼拜,不看电视、也不能听CD音乐的治疗方法,对森田疗法发生不敢领教的趋势。就算是仍采用住院治疗的森田式病房,也都不好好采取卧床的治疗方式,而且也不用日记书写与批改的辅导方式,改而采用群体辅导讨论的形式。当然,也随着病情的需要,而给予药物性的治疗,把传统式的森田疗法改变掉。

现在还在施行的是所谓的"新森田疗法",主要在门诊举行,也是以每周看一次的方式而进行口头形式的辅导。只是其重心仍放在生活态度方面的改善,重用同样的禅道思想来企图帮助患者。可说是用脱胎换骨的模式来进行(Kitanishi, 2005)。可见,随着时代的经历及文化内容的逐渐改变,一个传统的医疗方法也就会经历兴衰与改变的过程。

可是最有兴趣的是,森田疗法在20世纪80年代被介绍到中国以后,有一阵子如春笋出土似的被各地相继应用,可能与当时的背景有关。由于森田疗法在方法上很单纯，容易操作，初学者都容易学习而运用。再者，森田疗法里所依循的“无心”观念与“接受事实”的态度是跟原来开创于中国的禅道的道理很相似的，因此，在观念上容易被大家接受（崔，1996）。

来东方学习而对森田疗法有兴趣的西方心理学家，曾经回去后在欧美尝试施行，但不很顺利，发现这样的疗法不容易被西方的患者所接受。主要的是，跟主张积极谈吐内心烦恼、面对问题、铲除困难的西方文化格格不入的关系。可见文化上比较有特殊性的辅导方法，并不容易被传到不同社会与文化背景的环境里去移植发展。间接地说明此方法是文化背景下创造的特殊性辅导模式。

从学理的角度来说，森田疗法是经由累积的临床经验结果而创立的，并且无形中采用禅道的理论与态度来改善患者的心态。学理是后来才加上去的。而且其学理是针对患强迫症或对人恐惧症等患者而所考虑的，也对这样的患者有帮助；可是，对别的种类的患者就并不见得都适合。换句话说，其学理与操作有局部性的限制，不能广泛性地运用于各种各样的病情。

内观疗法（Naikan Therapy）

另外一种与文化有密切关系的特殊性辅导是内观疗法，也是在日本被创建的。内观疗法是由一位普通人吉本一信（Yoshimoto Yissin）于1941年开始尝试的。吉本是信奉佛教的人，他很熟悉净土佛教里的教义与内省检查的佛教徒所遵行的例行操作。净土佛教经由中国被传入日本以后在6世纪左右开始特别盛行。本疗法主要的观念是认为一个人太过分注重自己，而忽略跟别人的关系与来往的恩惠，因此要靠佛力来解脱。要对这方面有领悟，就要依靠自己的检查与内省。根据这个佛教的观念与操作，吉本就尝试“内观疗法”。所谓内观疗法依其名所示，就是要去省查自己的内心状态，以求得对自己的心理与行为上新的领悟（Kawahara，

2005)。

具体的施行方法是,让求治者坐在房间的角落,用屏风等物与四周隔开,以帮助专心内省。内省的方法是依照被指定的方式,首先去想自己四周里的重要人物(譬如父母)曾经给你做过何事,对你怎么好;然后去思考你到底做过什么事去还这个人情。这样的具体反省要从年纪小的时候开始,逐渐随年岁而反省各个成长阶段。其静坐省查的时间是每天早晨到夜晚,大致是十几个小时,总共要1周左右。除了静坐内省以外,不准跟他人接触,只能随需要而去方便及饮食。治疗者只是偶尔来,检验患者在检讨内省什么,有没有照指示方式而去内省而已。

这种疗法,最开始的时候,经由财富者的赞助,在监牢里针对年轻的青少年犯罪者尝试,听说效果很好,因此出名,以后精神科医师也去尝试。最近不但是对青少年行为问题者使用,还用在各种精神疾患者,包括抑郁症和患酒精瘾的患者(Kawahara,2005)。到底其实际的效果如何,因没有客观性的研究而不得而知。但是学者们却纷纷推测其有效的可能性治疗机制。

首先被提出来的是,这些年轻患者都有个共同的问题,就是过分地以自我为中心,而自己没有得到想要的东西就发生不良行为上的问题。可是内观疗法的要点却在针对更改他们的毛病,要他们学习从不同的角度去体会,有那么多四周人(特别是母亲),从小给他们那么多照顾,而他们自己却还不满足,还在抱怨。而且最重要的,自己对这些关照他们的人,却没有做什么好的事情来回报,是很"自私"的人。经由这样的反省与领会,他们就被引发羞耻与错误感,紧接着就改变他们的态度,练习多能替别人思考,也能想着如何去照顾别人,脱离自我中心的趋向。

学者们还进一步指出,这是利用日本人在文化上的心理与性格特点。即:利用日本人所强调的对父母长辈的尊敬、对偿还恩情或人情债的期待,以及对他人的耻辱心等等。还有,让患者恢复幼小时候的阶段,重复经历被关照且依赖父母的情感,而达到赤子之心的境界,满足基本的欲望以后,再要求成长。这些推测都可能有道理,但难于证实。只能知道,这样的疗法在其他不同的文化环境里,没有这样心理结构的对象时,就很难去施行。单单要求患者静坐十几个小时,沉思内省,恐怕西方的患者是不肯执行这样的辅导上的操作要求的。

总之,这些与文化有密切关系的各种特殊治疗模式,都显著地表示与文化背景有关系。因此,假如文化本质变化,其施行的意义就发生变化,而治疗的功效也就减低。假如被采用到别的社会,文化系统不相同时,就发生难于移植、与文化因素不适合的现象。再者,这些特殊的治疗模式,往往只是针对某种病情或患某种心理问题的患者而适用,受局部性的限制。换句话说,其学理上的运用受部分性的限制,难于广泛的运用。这是学理上可理解的事。

道学认知治疗(Daoism Cognitive Therapy)

这是最近在中国创立的辅导模式。辅导的主要着眼点与方法是,运用道学的哲学观念,来帮助患者改变自己对人对事的(认知性)看法与态度,进而改变原有的神经质的、非功能性的适应方法。

具体来说,辅导者采用根源于道学的哲学性思想与看法(Young et al., 2005),如:“利而不害,为而不争”、“少私寡欲,知足为止”、“知和处下,以柔克刚”、“清静无为,顺其自然”来辅导患者改变其处世的态度。

严格来说,根据狭义的认知治疗的定义,道学认知治疗并不是“认知治疗”。认知治疗的原意是,去发觉患者所持有的各种非功能性、病态性的想法(认知),而针对这些非功能性的想法,企图从认知上改变与纠正,依靠功能性且健康的想法而导致包含情绪与行为上的改善。可是每个患者所患的“非功能性”、“病态的”看法,随各个患者而有不同,因此,辅导者要做个性化的诊断,并提供“功能性”、“健康”的看法；而这些健康的看法，是针对病态的认知而来的，是相对性的，是取代非功能性的看法；因此，这种功能性或健康性的看法也就随各个患者而有所不同。不能千篇一律地统统采用一样(道学)的想法与态度，而没有变化性。借此，道学认知治疗不如说是一种态度上求改变的辅导，而且其改变的方向，是事先就排定的道学上的哲学态度。因此，更正确的说法应该是“道学态度辅导”。在某个层次上来说，是比较接近欧洲曾经流行一段时间的“存在主义分析”的模式，是针对人生的基本态度的审察与改变的辅导工作。

第三节　总结与评论

与现代主要辅导模式的比较与差异

我们在本章里讨论与说明所谓其他的治疗模式，论述在第一、二、三章里已经所介绍的三种主要模式以外的各种辅导方式，包括与意识状态变化有关或与文化有密切关系的特殊性心理治疗。因此让我们在此就所有的辅导模式，包括土著与现代的，作个全盘性的比较，包括各种辅导模式的取向、治疗操作、治愈机制等(参照附表)，可帮助我们对心理治疗有个系统性的了解(Tseng, 1999)。

医疗取向

在这些各种治疗与辅导的模式里，最显著的一件事情就是基本取向的不同。“超自然”取向的萨满医疗仪式、扎尔治疗仪式，或者其他宗教性医疗；“自然”取向为主的算命辅导或气功操作；“躯体-自然”取向的梅斯默疗法；“哲学-心理”取向的森田疗法、内观疗法、存在主义疗法；专以“心理”取向的分析性治疗、行为治疗、认知治疗、患者中心疗法等个人心理辅导；以及以人际关系为主要焦点的家庭及婚姻辅导、团体治疗，各有不同的取向。这些取向的不同,或许导致我们人类在历史的发展过程里逐渐演变与采用了不同的辅导方式。

附表:各种治疗模式的取向、操作、机制与治疗目标的比较

治疗模式	取向	治疗操作	治愈机制	治疗目标
土著民俗医疗				
巫医(萨满)	超自然	象征性解释	暗示作用	化解问题
扎尔治疗仪式	超自然	透露欲望	倾诉发泄	调节问题
抽签-算命	自然-超自然	民俗解释、帮助决定	解除疑惑	化解疑问
气功	自然-身体-心理	躯体操作、冥思	调节心身	心身平衡
文化特殊治疗				
梅斯默疗法	躯体-自然	补充与平衡身体要素	心理暗示	平衡要素
尔哈训练辅导	社会-心理	鼓励对抗、群体提示	改变态度	自我调整
酒精匿名会	社会-心理	群体忏悔、群体鼓励	群体支持	戒毒生活
森田疗法	哲学-心理	经历新生活经验	检验态度	接受事实
内观疗法	哲学-心理	检验过去人际关系	同理体会	改变态度
存在主义疗法	哲学-心理	体会人生意义	认知改变	调整态度
普通心理治疗				
患者中心疗法	通常心理	自我发觉与检验	自我积极化	改变态度
精神分析	深层心理	分析内在精神与情结	栽培病识	化解情结
行为治疗	心理-行为	行为的操纵与控制	条件化	改变行为
认知治疗	心理-认知	纠正非适应性认知	认知纠正	更改认知
家庭治疗	心理-人际关系	改善关系与情感	重建关系	改善家庭
团体治疗	心理-人际关系	改善群体人际关系	群体经验	社会关系

注明:此修订表原载于:Tseng WS. Transcultural Psychiatry,1999,36(2):134—135

治疗操作

在意识状态变化中给予象征性的指点与解释(萨满医疗仪式)、投射性地让求医者透露欲望,表达所期望的要求(扎尔治疗仪式);供给具体的选择而减除未知的烦恼(算命辅导);调节心身的平衡(气功);透过生活的再经验而改变态度(森田疗法)或者经由内省而体会他人,提高对人的同理心(内观疗法);以哲学性的立场体会存在的意义,并强调人性的生活(存在主义疗法);分析内在潜意识的情结而加以适当地应对与处理(分析性治疗);鼓励自我积极化,去改善自己(求医者中心疗法);改善人际关系与扮演适当角色(家庭与夫妻辅导)或与他人的相处关系(团体辅导)等等,都是采用不同的途径与使用不同的操作来进行辅导工作。

治愈机制

至于治愈的机制也是各有不同。依靠对超自然力量的信仰、魔术性与暗示性的措施(萨满医疗仪式),情感的发泄与欲望的表达与满足(扎尔治疗仪式),解释化疑的作用及协助在左右为难中做决定(算命辅导),暗示作用(梅斯默疗法),经历新的生活经验而改变生活的态度(森田疗法),人际关系的重估(内观疗法),病识的栽培与转移关系的纠正(分析性疗法),启发自我潜在力量(求医者中心疗法),重建家庭与婚姻的关系(家庭与夫妻辅导),透过群体关系而改进人际相处的关系(团体治疗)等,都是依靠不同的治疗机制而达到辅导的效果。

学理上的基本问题

大致上来说,在本章所说明的各种其他治疗模式,跟分析性治疗模式、行为治疗模式与认知辅导模式比较起来,是不大详细、全盘性且系统性的病理与治疗上的学说,而主要是经由临床经验所获得的体验而提供辅导的方法。即使有学理上的假设,往往是针对某特殊病理情况而设立的,而没有全盘性的学理上的说明。譬如,森田疗法是对对人恐惧症而相应建立的学说,内观疗法是建立在青少年的行为问题的病理解释。其辅导的要领也是如此局部性的适用。如:求治者中心疗法是针对比较健康的年轻人而施行的,存在主义心理治疗是针对对现代生活失掉信心的成人而辅导的,而酒精匿名会只适合患酒瘾患者的康复辅导而使用,这些并不能广泛地运用于不同性质的病理情况。

社会与时代上的适应性

从另外一个角度来说,这些所谓其他治疗模式,特别是与文化背景有关的,其施行的适应性在地域上是局部性的,而且在时间上往往是一过性的,文化环境一改变,时代变更,就变得不那么适用了(Tseng, 2003)。譬如,在日本创立的森田疗法或内观疗法难于不同文化背景的欧美社会里施行。而同样的,就是日本的社会,随着文化与时代的演进,其适用性也发生变化,不再那么合适了。反过来,在美国曾经盛行一时的求治者中心疗法或尔哈训练辅导已经不再那么流行,而且甚至无人问津,更不用提到如何移植到别的文化社会里去推行的可能性。

总之,临床上提供针对某类病理的学说,辅导上有其特殊性、限制性时,也就难于广泛性地运用了。

参考文献

1. 吴彩云. 气功:中国传统的心理治疗. 见:曾文星. 华人的心理与治疗. 北京:北京医科大学中国协和医科大学联合出版社, 1997. 372—379
2. 崔玉华. 日本森田疗法在中国施行的经验与检讨. 见:曾文星. 华人的心理与治疗. 北京:北京医科大学中国协和医科大学联合出版社, 1997. 508—525
3. Ford DH, Urban HB. Existential analysis or Daseinsanalyse. In: Ford DH, Urban HB. Systems of psychotherapy: A comparative study. New York: John Wiley, 1963. 445—480
4. Kitanishi K. The philosophical background of Morita therapy: Its application to therapy. In: Tseng WS, Chang SC,

Nishizono M, eds. Asian culture and psychotherapy: Implication for East and West. Honolulu: University of Hawaii Press, 2005

5. Kawahara R. Japanese Buddhist thought and Naikan therapy. In: Tseng WS, Chang SC, Nishizono M, eds. Asian culture and psychotherapy: Implication for East and West. Honolulu: University of Hawaii Press, 2005
6. Patterson CH. Existential psychotherapy: Introduction. In: Patterson CH. Theories of counseling and psychotherapy New York: Harper & Row, 1966
7. Spiegel H, Spiegel D. Trance and treatment. 2nd Ed. Washington DC: American Psychiatric Publishing, Inc., 2004
8. Tseng WS. Culture and psychotherapy: Review and practical guidelines. Transcultural Psychiatry, 1999,36(2): 131—179
9. Tseng WS. Clinician's guide to cultural psychiatry. San Diego: Academic Press, 2003
10. Young DS, Tseng WS, Zhou L. Daoistic cognitive therapy. In: Tseng WS, Chang SC, Nishizono M, eds. Asian culture and psychotherapy: Implication for East and West. Honolulu: University of Hawaii Press, 2005

第五章　家庭治疗的学说

第一节　绪论：家庭治疗的特性

家庭治疗是针对家庭的心理问题而施行的心理治疗工作。其治疗工作的出发点，是认为一个家庭在心理功能上，包括家庭结构、组织、沟通、情感、角色扮演、成员间联盟关系、家庭认同与对外界限的形成等等，若有非功能的表现，影响其家庭的功能与心理状态，就需由专业人员协助辅导，施与治疗工作，来改进其家庭心理功能，间接地改善个人的心理问题。

从实际来说，家庭治疗是一种治疗上的观念，是以“全家”为其治疗的着眼点，但并不意味着需时时由全家所有人员参与。其辅导的重心乃在于研讨并督导如何改善全家的心理状态与关系。也就是说，只要关心并注重家庭的情况，而不一定是只注意并辅导某个家庭成员的个人情形，就也可以广义地说是施行家庭治疗。

家庭治疗是近年来才通行起来的心理治疗的一种。因其施行经历尚短，在学理及治疗技术方面都还在继续探讨与开展。可是家庭治疗的重要性已是被公认的事。凡是从事心理卫生工作的人员，都宜了解家庭治疗的基本知识，并且拥有家庭治疗的能力与经验，以符合发展中的社会需要。

家庭治疗注重群体家人，因此，从广义的角度来说，可被说成是团体治疗的一种，可是事实上是很特殊的团体治疗，因为其对象是一家人，有特殊的家人关系，并非如普通的团体治疗是针对一群原来毫无相关的生人为治疗的对象。家人有长年而且亲近的相关关系，而且，除了接受辅导会谈以外，他们平时还生活在一起，而且日后，就算是治疗停止，他们还会继续相互影响过生活，因此是很特别的小团体。有些学者把夫妻(或婚姻)治疗与家庭治疗区分开来。因为夫妻是特别的一对男女，有其特殊的配偶关系，有特别的感情关系与相互扮演的角色而经营生育及养育子女的功能。可是有些学者却认为夫妻只不过是家庭人员中的主要成员而已，生育子女之前，可就夫妻而看待，但假如生育子女，夫妻加上子女，就形成家庭，因此不加区别。

为了施行家庭治疗，要了解家庭的结构、功能、发展、认同等，以及各成员间的关系与角色扮演等等。同时也要了解各种的家庭病理，及治疗的学术根据。在此让我们先讨论过去半个世纪以来，经由研究而建立的对家庭病理的各种学说、对家庭心理的基本观念，以便说明与治疗有关的学理。

第二节 家庭病理的研究与学说

从 20 世纪初，精神分析兴起后，直到 50 年代，心理治疗的工作可说是一个只注重“个人”的心理治疗。由弗洛伊德(Freud)所创立的精神分析，基本上其着重点，是个人的“内在精神”，认为只要把一个人的原我欲望适当地满足，解除深层里存在的情结，并且促进处理现实的自我能力，帮助个人的心理成熟就好。因此，其治疗只要求看患病的本人，尽量避免与家人或亲友接触。虽然弗洛伊德偶尔也看患者的家属，可是其目的只是在于侧面性地了解患者的过去史，引证患者的个人内心情况。弗洛伊德虽然很了解家人对个人的深厚影响，特别是父母对患者从小以来的情感关系，也建立亲子关系上的情结的学说。可是在施行治疗的实际过程里，他认为只有跟患者单独接触，保证所得心情资料的“隐私”，经由长期的会谈治疗，避免与家人或亲友的接触，才能建立起患者对治疗者的充分信心，才能探讨深层且私人性的心理，产生患者对治疗者的“转移关系”，而利用其特殊的转移关系来矫治过去的亲子情结问题。也就是说，根据分析治疗的技术与观念上的要求，心理治疗只跟患者单独接触，保持个人心理治疗的模式。而且还要补充的一点是，弗洛伊德当时治疗的对象，都是患神经官能症(neuroses)的患者，特别是癔症的患者，可说是划时代的进步，即：从过去只拘束性地管理与尝试治疗长年住院的精神病患者而脱离，开始治疗比较轻微而生活在社会里的神经官能症患者。可是，他所创立的各种学说，也只是建立在治疗神经官能症上的临床经验。

可是到了50年代，有一些精神医学家脱离当时这样的学术气氛与习惯，而重新回头去关注长年住在医院的精神分裂症的患者。可能由于当时早期的抗精神病药刚出现，发现精神分裂症患者可经由药物治疗而改善其症状，启发了他们重新研究的兴趣，他们也开始认真从事有关心理方面的探讨，包括精神分裂症患者与家人的相互关系。因为，临床上发现，精神分裂症的家属，常呈现很特异的人际关系与行为，引起学者们去研究他们家庭关系的兴趣。结果有许多先驱的家庭治疗者与行为科学学者们陆续地发表了他们的见解与学说(Nichols & Schwartz, 2004)。在此，让我们逐个回顾，并提出来说明一下：

格雷戈里·贝特森(Gregory Bateson)的诸学说

对家庭病理与治疗方面的学说，由几位开拓学者领头开始，而格雷戈里·贝特森(Gregory Bateson)就是其中的一位。他以文化人类学家的背景，曾经研究动物的行为，探讨与学习有关的行为，也参加过文化人类学的田野研究，而后来在美国加州的帕罗·尔妥(Palo Alto)的精神科医院就职，从事临床上的行为研究工作。由于他对语言沟通(communication)有特别的兴趣，乃就精神分裂症与家人的沟通方式作了仔细研究。

双重束缚 (Double Bind)学说

经由对精神分裂症患者跟家人语言沟通与信息的传递作仔细观察与分析后，贝特森跟他的同事发表论文（Bateson et al.，1956），说明精神分裂症患者的家人之间，特别是父母跟子女之间，有特殊（而病态性）的交谈沟通方式，被贝特森跟同事们称为“双重束缚”的沟通方式。所谓“双重束缚”的沟通，是指一个人向另一个关系紧密的人讲话时，同时说出两种不同意思、相反而矛盾的话与要求，迫使你左右为难（即：被束缚），不知如何反应才好。

贝德森等学者列举临床上所观察到的例子如下：

有位患精神分裂症的年轻男患者，住在医院里。病情好转后，他的母亲来医院探访他。当这个患者在会见室看到来访的母亲而感到很高兴，把他的手臂放在母亲肩膀上，表示亲热与高兴时，母亲却把她的身体缩回去，表示不喜欢儿子对她那么亲热。可是当儿子感觉到母亲的反应而赶紧把手收回去时，母亲却开口责问：“难道你不喜欢我了？”，患者感到难为情，不知如何回答而脸红，结果母亲接着说：“亲爱的（儿子），你不该那么轻易地害臊，不敢表露你的感觉！”经过这样的会谈与沟通，患者变得情绪不稳定且激动，回到病房时就动手打护理人员。

从这个临床例子看出，双重束缚这样的沟通方式要发生病态性的影响与结果，要有几个条件才能发生。即：①两人之间有相互密切而重要的人际关系；②这种沟通方式是屡次且重复发生的；③开头沟通的（第一）信息是负性而禁止性的要求（如：不可以跟我亲热）；④其次，接着而来的（第二）信息是跟开头的相反，属于比较抽象的沟通，但含有威胁的意义或处罚的作用（如：你不可以害羞不表示亲热，否则不是我的儿子）；⑤最后（第三个）信息是不让对方不反应，不许从这个束缚逃避；⑥对方经由条件反应的屡次作用，而养成事事都是这样束缚性的看法；⑦在这整个的程序当中，都可以激发对方（因困扰于不知如何反应），而发生情绪激动或慌张等的情绪不稳定的反应。

根据这样双重束缚的发现,贝特森他们还更进一层地大胆假设,这样病态性的沟通方式促成子女形成病态性的思考方式,是精神分裂症认知与思维障碍的来源。也就是说,导致精神分裂症的形成。当时这可说是对家庭病理的一个突破性了解。

[**注解**:从贝德森他们所举出的双重束缚个案里,我们可以了解,母子之间有这样特殊的相互反应,不只是信息"沟通"方面的问题,而是人际关系方面的"情感"表现的障碍。母亲本身对儿子有情感上的"双重性(感情)矛盾"(ambivalence),即:又喜欢儿子跟她亲近,但又不敢接受,结果才给予儿子矛盾性的信息与反应,而混乱儿子对母亲的情感反应。因此,可说是:不单是沟通信息上有毛病,而且是情感的表现与接受也有困难的现象,是精神分裂症患者常表现的临床症状之一。而且值得提醒的是:当我们发现精神分裂症的患者家庭里,呈现某种心理与行为表现时,只能说有这样的(病态)"表现",而不能就马上推论为这个表现就是发病的原因。即:病象与病因要区别。]

系统稳定现象(Homeostasis)

经由对精神分裂症患者家庭的临床观察,贝特森还提出这个见解,即:每当家庭的既有状态与系统被外来因素威胁或扰乱,被要求更改或纠正时,由于家庭受不了其更改而引起的扰乱,而会想办法去维持原有的状态,保持其既有的系统。从心理治疗的立场来说,这就是治疗上会遭遇的"阻碍",跟精神分析所说的"阻抗现象"有点类似的性质。因此,在治疗过程里,要配合家庭对更改的接受程度与能力,而缓慢进行治疗,去企图改变既有的家庭状态。[**注解**:虽然这是家庭治疗工作里宜认识、了解,并去处理的现象,但是,日后想来,这种"系统稳定现象(或作用)"是根据精神分裂症呈现比较严重病态的患者的家庭里所观察到的,当时被过分地宣传与重视了。事实上,后来发现许多家庭富于伸缩性,特别是只患轻微问题的家庭，能比较轻易地接受辅导的建议而调整家里的人际关系与来往方式，并不是那么一成不变的。]

跟系统稳定现象有关的背后基本学说是“系统学说”(system theory)，是20世纪40年代数学、物理学与工程学所提出来的观念，在下节再说明与讨论。

西奥多·利兹(Theodore Lidz)的诸学说

源自精神分析的观点，西奥多·利兹(Theodore Lidz)针对精神分裂症患者的家属所作的研究是与家庭里父母角色扮演的固执性，以及父母提供子女认同模式的缺陷有关的。在他与同事们所发表的论文(Lidz et al.，1957a)里他们描述精神分裂症患者家庭里的父亲所见的各种非功能性(病态)表现，并分为5类。即：①父亲过分表现统治倾向，而且固执地表现权威，表现个性很强而经常与母亲保持矛盾与争斗性关系；②对母亲跟子女过分关心与亲近不满，犹如嫉妒的孩子似的，因而对子女保持仇敌性态度；③父亲跟家人(特别是子女)表现疏远，并保持(情感上的)距离，甚至表现妄想性夸大倾向；④父亲的人生表现不佳，犹如失败者，而在家犹如不存在，子女生长在犹如没有父亲的家庭；⑤父亲是被动与顺从性的人，无法对抗并平衡统治性很强的母亲，缺乏提供被子女认同角色的能力。可说是有系统性、全盘性地描述并指出父母在家庭里所扮演角色的各种非功能(病态)情形。

利兹与同事们(Lidz et al.，1957b)也透过精神分裂症患者家庭里的研究而报告父母所表现的各种夫妻关系上的非功能(障碍)表态。主要着重在角色的相互调换性问题，利兹与同事们把有障碍性的夫妻关系，分两种情况来说明。

分离性夫妻关系(Marital Schism)

指夫妻长期性地对于相互适应与彼此配合有困难，难以对彼此角色发生相互性调换与适应。夫妻长期不休止的相互竞争、争论、比较,批评对方,抢着争取子女对他们自己的感情与忠实。因此他们的婚姻生活犹如战场,争论不休。

歪斜性夫妻关系(Marital Skew)

夫妻之中有一方个性很强,病态性地统治与控制被动而顺从性的对方,保持不平衡而歪斜的夫妻关系。他们的子女常困扰于不知如何在自己父母之间保持平衡,发生矛盾性的忠实感。

莱曼·温(Layman Wynne)的诸学说

精神医学家莱曼·温(Layman Wynne)经由跟精神分裂症患者家属的研究,而提出了几样有关家庭的病理现象与学说。

假性相互性(Pseudomutuality)

这是指一个家庭在沟通、行为,包括对事情的看法与决定等,表现不真实的相互性团结,表面上好似很合群,但实际上是分散的、不协调的。他们无法接受家庭成员间深层的相互的真实感情,也无法接受各个成员独立自主的需要。为了避免家庭的分散,反过来而过分强调彼此的团结与合一,不让各个成员有空间来表达自己个人的想法与意见(Wynne et al., 1958)。

除了临床观察的印象以外,莱曼·温(Layman Wynne)还靠心理实验来证实。即:对全家人员出示罗夏测验(Rorschach test),问他们,到底看到什么形象的东西。罗夏测验是由罗夏所制订的,包含一些形象模糊、没有特别定形的一系列图片,其目的是让被测验者就自己的感觉,经由外射作用而描述自己所看到的主观性印象(如:蝴蝶、狐狸面孔等等)。结果,给精神分裂症患者全家人看时,当一个人一说出来,看来是像什么东西以后,其余的家人,也就异口同声地、符合性地说像什么,没有人说出不同的意见。可是,事实上,进一步向每个人询问他们到底是就什么而决定所看到的东西时,结果会发现,原来每个成员所根据的(感觉结果),却是完全不同。换句话说,虽然各个成员所得到的,是不同的感觉，可是，当要他们提出来看到的是什么时，每个人就不管自己看到的是什么，而只一心去附和大家的说法。

举个临床例子，就是说，在家庭会谈里，当一个人提出妈妈最近很忙时，大家就异口同声地符合着说："对！对！母亲很忙！"而询问每个人为什么说母亲很忙时，丈夫可能指妻子最近想买新衣服，天天忙着上街去逛商店；儿子可能指母亲最近忙于替他做功课；而女儿却指的是母亲忙于跟邻居聊天。大家都同意一个人所说的，但是凭不同的理由，不同的情况，而来附和所说的内容。这是假性相互性趋向的表现，跟大家根据同样的观察而得出一致的结论有本质上的不同。

根据莱曼·温（Layman Wynne）的推测，一家人为何这样不顾事实地，牵强地去相互附和，就是因为家里每个人潜意识地生怕各个成员独立分别，犹如一个家就会瓦解分散似的，因此就这样假性地黏合在一起，不容许单个的个人性存在。[**注解**：这跟下面将要说明的由萨尔瓦多·米纽秦（Salvador Minuchin）所提的"黏合不分"（enmeshment）的家人关系，指的是类似的现象。]

假性仇敌性（Pseudohostility）

这指一群家人，在感情上好似相互仇恨，犹如敌人似的，常你争我斗，一个家庭始终不得宁息，但犹如假性相互性的沟通与来往似的，是表面上看到的假性情感表现，其作用在于潜意识地回避家人建立深厚的情感。这样假性的仇敌性家庭气氛会影响家人对人对事的现实知觉，也会妨碍理性的沟通。

橡皮篱笆（Rubber Fence）

这指的是一个家庭对外形成界限上的障碍。当家里某成员到外面跟外面的人接触过多或太亲近时，家里就感到不安，就把该成员拉回来，犹如在家外面建有一层橡皮篱笆似的，避免任何人脱离家庭。这也是害怕成员独立自主而表现在家庭界限上的问题。

约翰·施皮格尔(John Spiegel)对角色的见解

当多半的学者以家庭人员间的沟通为着眼点而研究家庭行为与病理的时候,精神医学家约翰·施皮格尔(John Spiegel)所关心的是有关家庭成员对角色扮演的情况。施皮格尔(Spiegel)认为各个成员在家里分化性的学习并扮演在家庭系统里不同性质的社会性角色,而由子女向父母学习,是家庭的主要功能之一。两个人相处时,会相互性地调节并扮演适应彼此的角色。在健康的家庭里,父母扮演的角色比较清楚而不乱,容易让子女模仿与认同,而不健康的家庭则否。

在人际关系里,施皮格尔(Spiegel)还提示"相互反应"(interaction)与"交易反应"(transaction)的差异。所谓相互反应是两个个体接触后,可能相互影响彼此的行为,但交易行为不但影响外在的行为,还经由交易性的作用而影响个体内在的状态。比如说,撞球台里的球,被打撞与相碰后,会改变各个相碰的球的移动方向,但不会影响到球内部的结构。可是人与人相碰后,还对内在的思维、情感等等发生影响而使其产生变化。家庭里成员的相处,通常都属于交易性的反应。

第三节 从研究到治疗而建立的学说

上面所提的各种学说,都是学者们以研究的立场,观察与探讨精神分裂症患者的家庭病理而所提出来的报告与学说。接着,有一批临床家,开始对家庭施与治疗工作,并且基于临床上的经验而陆续提出有关家庭的学说,可直接地提示如何进行家庭治疗。

唐·杰克逊(Don Jackson)

唐·杰克逊(Don Jackson)在格雷戈里·贝特森(G. Bateson)所在的美国加州的帕罗·尔妥(Palo Alto)的精神科医院工作。贝特森(Bateson)是领导者,也创立了若干学说,可是杰克逊(Jackson)跟他的同事杰伊·黑理(Jay Haley)却是实际地从事着家庭治疗的临床工作,同时也提出了一些学说。

家庭稳定律(Family Homeostasis)

根据20世纪40年代在数学、物理学与工程学界所提出的系统稳定现象(homeostasis)的观念,贝特森(Bateson)把它运用到了家庭的情况,而杰克逊(Jackson)运用他在家庭治疗过程中所观察到的临床现象强调并推广了家庭稳定律的意义。起初,他认为一个家庭有很固定性的稳定作用,排斥任何外来的治疗影响,而不容易更改他们家庭里内部的关系与构造。可是后来逐渐领悟到,家庭那么固守稳定、拒绝变化的现象,是精神分裂症患者家庭的病态现象之一,不能推广而解释别的家庭。有些家庭,特别病情不严重的,比较有伸缩性,能适当地改变。

行为累积(Behavioral Redundancy)

杰克逊(Jackson)认为许多家庭经由重复性的经验而累积与形成特殊的行为模式与关系反应,提议应称为"行为累积"(behavioral redundancy),可经由家庭诊断上的观察而察觉到。杰克逊(Jackson)也说明,一个家庭通常富有潜在性,可采用的行为与反应甚为广泛,但往往只知道使用其若干选择,并形成为累积性的行为模式,而不尝试别的方法。因此治疗者的功能之一,就是协助家人去尝试没被采用而又比较有适应性的行为反应。换句话说,治疗的目标就是去更改其非适应性的累积行为模式。

个人症状的意义与作用

从临床上的经验杰克逊(Jackson)领会到有些家庭成员的个人病态或症状有其特别的意义与作用,往往在于稳定(内部里有障碍而不稳定)的家庭关系。即使看来很疯狂的病态症状与行为,就家庭背景而去了解时,可以发觉有其意义与作用。而且子女所呈现的个人症状,有时是父母问题的放大性(投射)表现。因此,在这样的情形时,就要去处理其根本问题,而不能只注意其表面化的个人症状。[**注解**:譬如,年轻儿子到外面去乱搞女孩子,有时是因为要躲避母亲对他的过分亲近与诱惑,而母亲如此,则是被父亲冷落的关系。也就是说,父亲与母亲冷淡的夫妻关系,驱使儿子在外面发生异性关系上的行为问题。因此,要治疗儿子这样的行为问题,要改变母亲对他过分诱惑性的行为,而更进一步的,要改善父母之间的关系。]

补偿交换律(Quid Pro Quos)

Quid pro quos 是拉丁文,字意是:补偿、报酬。意指当一个人跟另外一个人来往接触,总是会有点作用、好处与效应。杰克逊(Jackson)把此观念用来说明一对夫妻相互扮演的角色差异的现象(Jackson, 1965)。过去的学者认为一对夫妻扮演不同的角色,是根据他们男女先天性的性别上的差异。可是杰克逊(Jackson)却认为,事情不是那么单纯地只靠性别的因素,而是根据他们夫妻之间,经由长年累积的相互反应,透过彼此所受到的补偿性、效应性的作用而慢慢形成的结果。也就是说,是根据后天性的累积经验而形成的。[**注解**:譬如,个性强的妻子喜欢用大声吼叫来坚持她的意见,而冷静的丈夫却懂得靠柔软的手段来说明他的想法,取得妻子的同意。妻子扮演喜欢撒娇、闹脾气的"女儿"似的角色,而有办法的丈夫扮演"父亲"似的角色,是凭靠他们两人的性格、作风与相处的经验而形成的结果。]

相补性关系(Complimentary Relationships)与对称性关系(Symmetrical Relationships)

针对两人间的关系,包括夫妻间的关系,杰克逊(Jackson)指出可有两种极端的关系。"相补性关系"指的是两个人虽然不相同,但是其差异却可发生相补的作用,而发生圆满的作用与效果。譬如,比较有理智性的男人跟比较情绪化的女人可以相配,形成可以相互补助的一对夫妻。当然,假如其差别过分,或者无法圆满相配,就可能出差错。比如:喜欢每样事情都有计划而按预定行事的妻子,跟喜于随机应变而不喜欢死板生活的丈夫,就可能格格不入而发生矛盾。

至于"对称性关系"指的是两人很相同,少差异。譬如,一对夫妻受同样的教育,又是从事同样的职业,经营同样的职业生涯,是对称性的关系。由于两人很相似,或许容易相处,但在私人性的家庭生活里,要注意如何相补性地维持夫妻的关系与生活。假如两个人都有同样的脾气,如喜欢争论,喜欢好强,就容易形成总是在争论的夫妻关系。假如两个人都性格懦弱,不善于做主或做决定,这样的夫妻就比较不能发挥他们的家庭功能。

杰伊·黑理(Jay Haley)的一些主张

杰克逊(Jackson)的工作伙伴,杰伊·黑理(Jay Haley)有一些他从临床经验而得来的看法。他认为,治疗者宜少给患者做"解释",而应帮助患者多采取实际"行动"去处理问题。根据此原则,他还使用一些特殊的家庭治疗上的技术,以直接且指导性的原则,帮助患者更改非适应性的行为。

矛盾性奇异技巧(Paradox Technique)

这是特殊的治疗技巧,也可称是特异僻法。即:治疗者了解患者所患的问题,并知道患者曾拼命去想更改而没有效果时,指导患者去做刚好相反而矛盾性的事情,结果,患者反而会好转起来。黑理(Haley)所提的临床例子是:

有位照相师,照相时,总是犯愚蠢的错误,把每次照的照片都弄糟,虽然费精神特别小心不去犯错误,却总是出问题,结果都不敢再去照相了。对这样害怕犯错误的患者,黑理(Haley)使用矛盾性奇异技巧,令患者去照相,每照三张时,第三张照相要故意去弄错。患者按其吩咐去"犯错",结果,本来犯的错误再也不犯,而其障碍行为也就随着消失。

结盟(Coalitions)

当美国加州帕罗·尔妥(Palo Alto)的同事们专心研究家庭成员里“两人性关系”(dyads),如贝特森(Bateson)的双重束缚的沟通,或杰克逊(Jackson)的相补性或对称性夫妻关系时,黑理(Haley)却特别关心家庭成员间的“三人性关系”(triads)。黑理(Haley)把一个家庭里,三个成员特别形成的、带有情结性的关系,称为“结盟”(coalitions)。[**注解**:这种三角性的联盟,默里·鲍恩(Murray Bowen)称为“三角关系”(triangle)。]黑理(Haley)指出,病态性联盟的发生,常是“跨世代结盟”(cross-generational coalitions),即包含不同世代的成员,如:父亲、母亲与儿子,或祖母、母亲与儿子等,忽视了家庭里宜有的世代间的上下阶级关系。譬如:一方父母跟孩子联合起来对抗另一方父母,或者,儿子被母亲骂时,总是找祖母保护,躲避被母亲管教。黑理(Haley)称这样的情况为“错误性”或“病态性的三角结盟”(perverse triangles)。这种病态性联盟发生时,常导致家庭里的精神病理,甚至发生情感激烈的吵闹或暴动。

默里·鲍恩(Murray Bowen)

跟别的家庭治疗的先驱者相同,精神医学家默里·鲍恩(Murray Bowen)也是针对精神分裂症的家庭而做探讨,可是他的研究多半基于他的实际临床工作。在他的研究工作里,很创造性的,让精神分裂症的全部家属一起住到特别设计的病房里,在医院的环境里观察与探讨他们家庭成员的人际关系与行为。

个人的分化(Differentiation of Self)

对精神分裂症患者家属的探讨里,鲍恩(Bowen)开始时,特别注意母亲与儿子的关系。他发现:患有精神分裂症的儿子,跟母亲的关系很亲近,情感上不划分,两人之间缺乏你我的界限,犹如是共生的一体，被称为："母子共生"(mother-child symbiosis)。鲍恩(Bowen)认为每个年幼的子女在其成长过程里，要能逐渐跟依赖的父母分离，经由区别与分化(differentiation)而建立各自的人格。健康的家庭里，会鼓励子女的分化与独立自主，但非健康的家庭，就不如此。

三角关系(Triangle)

跟黑理(Haley)一样的，鲍恩(Bowen)把着眼点从单独一方的父母与子女的"双人"关系扩张，而注意研究双方父母与一个子女所形成的"三角"关系。他注意到不健康的父母，当他们夫妻两人之间，发生矛盾而无法自行解决时，往往会把他们的某个子女拉进来，争取建立亲子联盟，来击败对方配偶。在施行家庭治疗时，还会把治疗者带进他们夫妻间的矛盾，要治疗者偏袒一方。把一个人拉进来两个人之间，形成为含有三个人的冲突或矛盾，就被称为"三角化"(triangulation)，在一般人际关系里可以见到，如：单位里，两个人有矛盾，就把领导也拉进来，相互争取袒护自己。可是在家庭里，也是如此，这是家庭治疗里要处理的课题之一。

除了全家住院的创造性构想与尝试以外，鲍恩(Bowen)在家庭治疗工作上也尝试过多家庭群体治疗，即把几个家庭人员集中在一起施行群体性心理治疗，其结果并不很理想。鲍恩(Bowen)不仅从事临床工作，还提供了许多治疗上的观念，并根据其观念而施与治疗，形成了一个特殊的模式，被后来人称是鲍恩式家庭系统治疗(Bowen family system therapy)，下节再详述。

纳杉·阿克曼(Nathan Ackerman)

有精神分析训练背景的儿童精神医学家纳杉·阿克曼(Nathan Ackerman)，开始，以当时精神分析为基础的方式而施行治疗。即：由儿童精神医学家，诊治"有问题"的孩子，而社会工作者(social worker)与家属交流，透过家属来协助孩子。后来，阿克曼

(Ackerman)自己先分别治疗孩子与孩子的父母,最后才全家一起治疗,反射家庭治疗工作的发展性演变。

阿克曼(Ackerman)的主要贡献是正式地建立家庭治疗中心,开始创办家庭治疗的杂志,并靠他的书,如:《治疗有困扰的家庭》(Treating the Troubled Family)(Ackerman, 1966)来向社会推广家庭治疗的观念。他可说是推行家庭治疗工作,并使其普遍化的功臣之一。

在学理上,阿克曼(Ackerman)指出一个家庭的真相,即:任何家庭,不管是通常或非功能性的家庭,在表面上看来,可能是个整体的单位,可是,仔细探讨其深层状态,却可以发现是由各个有不同情感与欲望的成员,以相争性的性质而凑合形成的。

卡尔·惠特克(Carl Whitaker)

在第一代的家庭治疗者们里,精神医学家卡尔·惠特克(Carl Whitaker)保持比较没有学理的方式,靠自己的直觉来帮助并治疗患者。他并没有特别的意向要帮助家人往哪个方向去更改,而主要是帮助他们彼此能把自己的心事公开化,靠彼此的了解而获得更具真实性的家人,并能相互发生关系而成为一家人。

在学术界上,他开创家庭治疗的会议,让有关的家庭治疗专家能相聚,并彼此公开示范治疗家庭的情况,相互讨论与批判,让彼此了解各自的异同,促成相互对家庭治疗比较有系统性与全盘性的了解,帮助专业的发展。

萨尔瓦多·米纽秦(Salvador Minuchin)的见解与学说

出生于南美洲的精神医学家萨尔瓦多·米纽秦(Salvador Minuchin),他源于自己特殊的性格、能力与技巧,在临床上很有办法去迫使被治疗的家庭人员改变他们的关系。可是最重要的,还是他能提出简单而易懂的,以"家庭结构"(family structure)为主要观点的治疗，建立家庭结构性治疗。所谓“家庭结构”，在观念上认为一个家庭虽然由不同人员所形成，但会以结构的立场组织并发挥起功能。家庭结构可包含：人际关系、角色扮演、权力分配、联盟形成、家庭界限、家庭集体的认同等等。家庭治疗者，可凭这各个层次去分析、了解、把握各个家庭的情况，而就有问题的层次去着手进行矫正工作（Minuchin，1974）。米纽秦（Minuchin）曾经针对居住于都市里贫穷地区的家庭做辅导工作，而这些贫穷家庭不是缺少一方父母，人员不齐，便是没有经济后盾来发挥家庭功能，是结构不健全的家庭，因此米纽秦（Minuchin）对家庭结构方面特别注意（Minuchin，1967）。

从结构上观点，他提出两种极端病态的家庭，即：

黏密不分化家庭（Enmeshed Family）

这是指一个家庭里的人员从关系上很紧地黏贴在一起，没有个人性的存在与分化，犹如一团没有组织也没有上下阶级与结构的杂乱集团。

脱离分散家庭（Disengaged Family）

这是相反的，全家人在关系上很分散，没有感情上的联结，各个分散且孤单，犹如一盘散沙。

除了从结构上的观点讨论家庭病理以外，米纽秦（Minuchin）还提出一些治疗上的建议。即：

连接加入（Joining）

米纽秦（Minuchin）认为要治疗有结构性障碍的家庭，治疗者首先要想办法跟家人们连接，进入他们的圈里，犹如他们中的一员。譬如，治疗贫穷的家人，治疗者不要穿得外表很正式又很整齐。会谈一开始，最好把自己的西装外套脱下来，拿下领带，也把衬衫的袖子卷起来，跟被治疗的家人穿着相似。假如要治疗有青少年的家庭，就特意跟他们讲青少年们讲的同样强调与常用的词句，让他们感到你是他们的伙伴而不是诊治他们的外来者。米纽秦(Minuchin)认为能这样跟家人连接与加入,消除治疗者跟家人的隔阂,才能开始治疗工作。

再结构化(Restructuring)

对于缺少或没有健全结构的家庭,在观念上就要帮助他们去建立一个家庭宜有的结构。譬如,父亲不像个父亲,没有尊严,而总是跟儿子去竞争计较,并且过分地批评儿子,当作是还小的孩童似的,不懂得去把已经成长的儿子当成是青少年的儿子时,就帮助父亲改善这一点,让他扮演有尊严而能尊重儿子的父亲形象。在具体的技术里,米纽秦(Minuchin)就会特意让已经长大的儿子离开他的座位,到父亲旁边,让父子两人同时站起来比高,让父亲能体会自己的儿子身材已经快跟自己一样高了,能具体性地认识需要把儿子当作快成人的青少年而看待,建立父子之间宜有的世代阶级与角色扮演。对跟自己女儿黏在一起的母亲,总是替女儿讲话,犹如两人一体,不尊重女儿的个人存在时,米纽秦(Minuchin)就特意去捏女儿的手臂,并问母亲疼不疼。假如母亲说她会感到疼,就询问,为什么女儿的手臂被捏了,而母亲会感到自己的手会疼,让母亲体会她跟女儿是两个人,不该是同体,不应同时感到疼才对。就这样,以具体的方法,让母亲体会母女之间,需要建立适宜的界限(boundary)。有时,米纽秦(Minuchin)还令所有的家人站起来,变换他们的座位,让他们去排出来代表他们家人现有关系的座位,譬如,母亲跟儿子坐得很靠近,而父亲坐得远远的。然后,米纽秦(Minuchin)就让他们去更改座位,让父亲跟母亲坐在一起,而让儿子离开些,到姐姐座位旁边去跟姐姐坐在一起。也就是说,透过“家庭塑像”(family sculpting)的方法,让家人实际地去体会他们一家人该如何保持何种的家庭关系与结构。总之,采用各种特殊的技术,具体地让家人去体会与认识自己家里结构与功能上的问题,进而去更改,是米纽秦(Minuchin)所采用的治疗上的技术与要领。

第四节　对"家"本身的了解

为了治疗家庭的问题，临床医生必须了解正常的家庭是什么，需要从哪些角度与层次来把握家庭。经由人类学家、心理学家、精神医学家的努力，我们已经熟悉一个家(family)可从几个方向来了解与体会(Tseng & Hsu, 1991)。

家户系统(Family System)

这是从文化人类学家的立场，把世界上存在的各种社会、文化与种族里所存在的家庭，依其所形成的家户及所遵循的家规的不同而划分为不同的系统。譬如，就婚姻的方式，可以划分为一夫一妻的"单婚"、一夫多妻或多夫一妻的"多婚"系统。就选择对象的过程而区别是家人做主安排的，或者是当事人自己恋爱而决定的。依婚后的居住地方，可分是跟男方同住、跟女方同住，或者是找新地方居住。依家庭姓名或财产的传递方式，而被区分为男性传递、女性传递，或者是男女两方都可传递，没有固定等。从心理的立场来说，各种家户系统可有各自的好处，但也可能有各自的问题，需要去适应。

家庭结构(Family Structure)

这是心理学家与家庭治疗者所关心的事情，关系到一个家庭如何规划权力、如何扮演角色、如何建立联盟、如何建立对内的认同与对外的界限等等。

家庭世代循环(Family Life Cycle)或家庭发展(Family Development)

这是从发展阶段的观点，来探讨一个家庭如何从开头经由不同的阶段而发展，经历其家庭的一生。即：从开头的婚姻期，经历生育子女期、养育子女期、子女离异期(或空巢期)，及随后的丧偶期，最后是当代家庭的结束。在每个阶段有各自需要去完成的课题,也常面对若干阶段性的困难,这是家庭发展的现象。

家庭功能(Family Function)

随着家庭的形成、家庭阶段的进行,一个家庭要能发挥各自不同的社会性、生理性与心理性的功能。譬如:夫妻如何建立情感、经营性生活、建设经济基础、树立夫妻间的联盟等。等到孩子出生,夫妻就要养育子女,培养他们长大,然后要容许他们离开而独立发展等。

家庭文化(Family Culture)

这指一个家庭,经由岁月的流逝,逐渐建立他们一家人共同持有的看法、价值观念,及要遵守的家规与仪式,表现家风,被称是家庭文化。虽然家庭所遵循的文化会随岁月而更改,但要能明确,不能模糊,否则,就容易引起成员间的混乱,不知所措,间接地促成问题的发生。

第五节 先前学说与家庭治疗上的基本观念

先前学说的延续运用

20 世纪 50 年代,学者们开始从事各种家庭病理的研究,并且也开始从事实际的临床治疗工作,相继提出许多有关病理与治疗上的学理,到了 70 与 80 年代,可说是到达了家庭治疗的黄金时代。可是,老实说,家庭治疗所依赖与运用的各种学说,并非全是由家庭治疗者所创立的,而有些是运用先前学者已经提出来的看法与理论,把它扩充运用,来了解家庭的现象与功能,并且解释家庭病理与治疗的要领。以下就是这些学说的例子。

系统学说(System Theory)

这是 20 世纪 40 年代的数学家、物理学家,以及工程学家们已经所注意与关心的观念,用来探讨一个机械或生物单位里的结构与功能。认为在其总体单位里，可有各种各样的小单位或因素，而这些小单位或因素随时相互的影响而形成总体系统的结构与功能。因此，称为系统学说，所有的因素在其“系统”之内发生作用与功能，是动态的总结果。这种系统的观念，当然也可以运用在人的个人精神与行为，更可以运用在由各种成员所凑成的家庭里来，说明所发生的现象。

总体系统学说(General Systems Theory)

这是奥地利的生物学家，路德维希·伯塔蓝飞(Ludwig von Bertalanffy)在20世纪40年代所特别提到的。他认为在一个总体的组织与系统单位里，可含有各个次系统(subsystems)而这些次系统相互作用而形成总体的系统。可是如何去划分次系统，则可由观察者的立场，随其着眼点而做不同的划分。在这样的总系统里，可有“开放性系统”(open system)，可以对外开放，随意地接受系统外因素的影响，发生内部系统的变化，这与“关闭性系统”(close system)有所差别，有显著的系统界限，不容许外来因素的影响与干扰。

生化循环学说(Cybernetics)

在生物化学界里，发现有些系统的生物化学元素会按一个循环性的程序而发生一连串的连锁性反应，最后又回到循环的开头，然后又重复开始其循环，称是“生化循环”(cybernetics)。这个观念被家庭治疗者用来说明一个家庭里的人员间所发生的事情，多半也是以这样循环性的程序而连锁发生。这种观念进而用来说明“环绕性原因律”(circular causality)，下面再说明。

社会解释塑建学说(Social Constructionism)

20世纪80年代的神经生理学家报告动物的视知觉的功能，提出“解释塑建学说”(constuctionism)，说明我们所“看到”的外界，是经由我们的视觉所获得的知觉反应，加以脑部的解释，并且依解释的结果而塑建出来的“外界”，跟外面的实际现实并不见得一样。譬如,癞蛤蟆的视觉,基于其眼睛的解剖与生理上的功能,只能"看到"左右移动的外物(帮助癞蛤蟆去伸出其长舌头来卷吃左右飞动的昆虫)。也就是说,癞蛤蟆所看到的外界,是左右移动的外物,而并非是整体性存在的外界。换句话说,不左右移动的外物,癞蛤蟆就看不见。这样的报告,及时地引起家庭治疗学者的兴趣,建立社会解释塑建学说(social constructionism)。事实上,早在17世纪末,有名的哲学思想家康德就曾经说过,我们的脑子基本上是空的,是经由我们累积的知觉、解释、思索,才塑建出来我们的知识。家庭治疗学者所运用的"社会解释塑建学说"是认为:一家人所认知而所反映出来的人际行为,只不过是建立在我们所获得的知觉、解释上而已,是我们对他人所察觉到、所"解释"而综合"塑建"的结果,而其塑建的"事实",并不完全就等于是实际的外人或事实。许多家庭里所发生的问题或障碍,可说是缺乏沟通,或别的原因,而发生错误的"解释",引发误解、怀疑而引起的。因此,家庭治疗的重点就得放在纠正彼此发生的错误解释。

这样的观念,对家庭治疗的策略上发生了一个基本上的改变。以总系统学说为基础的家庭治疗者,所关心的是在家庭"系统"里所发生而能观察到的"行为"反应,根据其表现的行为而加以矫正的工作。可是以社会解释塑建学说为基础的家庭治疗者就把着眼点放在家人的"认知"上,探讨他们对他人的看法与解释如何,而就其认知做矫正的工作。

譬如:妻子对丈夫工作到很晚回来,很不满,认为丈夫对家里不关心,而总是发牢骚。妻子的唠叨引起丈夫的不悦,两者就闹情绪。对这样一对夫妻的问题,假如运用总系统的看法,治疗的重心就放在,如何鼓励丈夫早一点回来,而请妻子不再牢骚,着重点放在夫妻的"行为"的改善。可是,根据社会解释塑建学说的立场,治疗的要点就要让先生解释说明为何他要加班,晚回来,而也让妻子解释为何她不喜欢先生那么晚才回来。假如把理由说明,让对方改变看法，改变对事情的解释，塑建不同的“现实”，也就不再闹情绪了。根据丈夫与妻子的解释，治疗者可以帮他们去认识，原来丈夫是担心家里收入不够，才去加班，是关心家里的经济，而妻子是担忧自己的丈夫在外可能乱搞，有女朋友而不放心，是关心夫妻的行为。这样，经由重新认识与解释，改变对事实的看法，就可以间接地改变其情感反应。

事实上，家庭治疗者就创出“改观重解”(reframing)的治疗技巧，就事情做比较正性的、积极性的解释，可以帮助家人对彼此发生比较健康的情感反应。因为一件事情都可以往各种方面去做解释。一家人闹情绪，多半是往不好的、负性的方向去做解释，并发生情绪上的不满。假如能把事情往比较良好又积极性的方向去重新解释，改变观念，其情绪与行为也就会随之改善。

家庭治疗上的基本观念

环绕性原因律(Circular Causality)

以个人为着眼点的个人心理治疗里，常以“直线原因律”(lineal causality)来说明个人的精神状态与反应。譬如，男孩子被母亲溺爱，养成依赖性格，结果，父亲看了就不满意，常责骂他。可是，依据生化循环学说(cybernetics)，事情是以环绕性的因果关系而发生的，并不是很单纯地由于“甲”的因素而引发“乙”的情况，而由“乙”而引起“丙”的结果。而可能是“甲”、“乙”、“丙”相互以环绕性的关系，相互影响而发生的。比如，上述的例子里，可能是父亲对母亲不够亲近，才让母亲把情感放在儿子身上，溺爱儿子，而父亲看不惯，就常企图严格管教儿子，而越是对儿子凶，母亲就看不惯，更想袒护儿子，结果反而让父亲对母亲更不好，认为是与他做父亲的过不去，减少对妻子的感情，而母亲就更把情感投注在儿子身上。如此，各种因素循环性地相互影响而综合形成“母亲溺爱儿子，而父亲看不惯”的现象与总结果。因此，在治疗上就得了解其循环性的各种因素，而整体性地去处理各个因素，即：增加父亲对母亲的关心，减少母亲对儿子的溺爱，减除父亲对儿子的严格责骂等等，减少其整体性的恶性循环。

相补性律(Complementarity)

“直线原因律”(lineal causality)，指事情往单方向而进行，发生作用。即：由于“甲”而引起“乙”的结果。可是，相补性律(complementarity)却认为在人际关系里，并不是那么很简单地单方向发生关系，而是两者相互影响，相补性地发生结果。譬如，丈夫对妻子不够体贴与亲热，往往是妻子不帮助丈夫对妻子亲热，只要丈夫对她好，她就给丈夫浇冷水，不鼓励丈夫对妻子亲近，是一个双方向的相补性的反应而导致的综合结果。因此，根据这个观念，在治疗上就不单是把问题放在探讨并责备丈夫为何不对妻子亲热，而还得同时去研究，妻子是否没有相补性地鼓励丈夫对她好。同样的道理，一方很专权，一定是另一方让对方专权，没去反抗而形成的结果。当然，两人相处，能相互补偿，可以发生好的结果。比如，一个很喜欢理财，而另一个很会赚钱，就是个好而有用的配合。可是假如，一个很会打扫，整理东西，而另一个却喜欢把东西乱放，就发生矛盾，是不相配的问题。换句话说，家庭治疗者要时时注意两人之间，他们的来往、反应与角色上的扮演，是如何的相补而发生，而不能只是单方向地去解释所看到的现象。

三角关系(Triangle)

根据临床经验，家庭治疗者体会到，在家庭里所发生的人际关系，往往不是“两人性关系”(dyads)的性质，而是以“三人性关系”(triads)而发生的，特别是感情方面的问题，尤其是如此。上面所说的，母亲溺爱儿子，虽然表面上看来是母子的两人性的关系，但是仔细一探讨，就会发现，是包括父亲的三角关系，只是父亲的存在比较不突出，是躲在背后的角色而已，可却是很重要的一环，不能忽略。就算是两个孩子在争吵，譬如姐姐跟弟弟在闹不愉快，很可能是祖母宠爱孙子，姐姐看不惯而找弟弟的麻烦。

有的时候，是两人间的矛盾，却把第三者拉进来，争取同情或袒护，形成三角性质的冲突，就称是"三角化"（triangulation）。譬如，弟弟敌不过姐姐的欺负，就找祖母来撑腰，母亲无法说服个性强而不听话的丈夫，就拉儿子来助战等等，都是把事情"三角化"而结果提高相互的嫉妒或不满的例子。

联盟(Alignment)

当一群人在一起时，往往其中一些人会建立比较要好而亲近的关系，并且形成特殊性的关系，来跟别的人相处与应付，被称为联盟(alignment)。在一个家庭的成员里，往往也如此。譬如，父亲跟母亲形成特别的家长的联盟，来对待子女，或者是年轻的姐姐跟弟弟联盟来应付父母等等。[**注解**：假如三个人形成特别的关系，并发生情结上的问题，黑理(Haley)特别把它称为结盟(coalitions)。]一个家庭可以发生联盟上的问题。譬如，对待外来人或管教自己子女时，父亲跟母亲无法建立共同一致的联盟关系去应付，就是有问题的现象。虽然进入青少年以后的子女，能偶尔联盟起来，一时性地去应付权威性的父母，可说是健康的现象，可以帮助他们建立同胞间相互帮助的感情，但假如是长久性地联合起来，总是抵抗父母的管教，就可能是非健康的情形。假如父母两人间本身有情感上的问题，而一方父母跟子女联合起来，应付自己的配偶(譬如母亲跟儿子联合起来，应付父亲)，形成"跨世代联盟"，也是不健康的事情。家庭治疗者要能观察这些现象，并且给予适当的纠正才行。

角色执行(Role Performance)

当两个人相处时，彼此常会扮演某种角色。譬如，一方扮演给予安慰与帮助的("母亲")角色，而另一方扮演被保护与照顾的("子女")角色等。而这样的角色往往是相补性的。当父亲对子女管教很严格时，妻子可以扮演"慈母"的角色来缓冲其过分的管教，但是倒过来,母亲对子女过分闹脾气,父亲能扮演"慈父"的角色,替子女讲好话,并帮助把母亲的情绪平静下来,可说是彼此都扮演很适时而又适当的角色,而相配得得体。换句话说,角色的扮演可以有伸缩性、调换性。可是,有病态的家庭里,不是角色扮演不适当,就是太固执,缺乏动态性,需要改善。

沟通内容与进行过程(Content and Process)

家庭治疗者对心理治疗的另外一个贡献就是:当跟一家人接触时,不仅听他们家人彼此在讲什么(注意讲话的"内容"),还得费心去观察他们彼此之间是如何讲的,是谁讲了什么,而谁发生何种反应,引发何种连锁性的反应等等(关心谈话进行的"过程")。特别要注意,谁没有开口说话(但表现何种动作与情绪反应),字里行间里有什么意思等等。因为嘴里说的"内容"往往是经由脑子思考而筛选出来的道理,而对谈话的反应"程序"却比较可以探出人际上的关系,并体会情感上的问题。因此,家庭治疗者强调要注意内容以外,要去特别关心所观察到的程序。

第六节 不同模式的治疗与学说

由于所依据的观点与学说的不同,在 20 世纪 50 年代到 80 年代当中,有几个比较特殊的治疗模式被创立,并且被跟随者学习与标榜。因此在此就几样比较被人所知晓的模式而做简要说明。

结构性家庭治疗(Structural Family Therapy)

上面已经说明过,这是由精神医学家米纽秦(Minuchin)所创导的治疗模式。由于其所依据的看法与学说很简单而能具体说明,而且其治疗的方向就是根据其观点而施行的,比较容易被治疗者所了解与跟随,因此被广用,特别是初学者比较容易学习这种模式。这种治疗模式,对于家庭结构有明显障碍的家庭,特别是贫穷而父母不全的家庭，发生家庭结构上明显障碍时，特别适用。

所依据的观点与学说

认为健康的家庭要能有功能性的组织与结构，表现在人际关系上的阶级性组织，父母权力的分配与角色上的搭档与配合，成员间的个人界限，联盟的建立，家庭对内的认同与对外的界限形成等等。假如家庭结构上有问题，就需要去纠正。

治疗的策略与技巧

针对家庭里的结构上问题而去施与矫正工作，包括阶段性权力分配的调整，家人关系上的改变，如沟通与角色的扮演，联盟的形成与人际间的界限等等。治疗者可使用特殊的技巧，去迫使家人更改他们的关系与行为。如上述的"家庭塑像"(family sculpting)，或者"角色扮演"(role playing)，即：让家人去扮演其他家人的角色，好让各自去认识自己与其他家人的相互关系与行为，包括所扮演的角色等，并且获得提示，须如何扮演自己的健康角色。

鲍恩式家庭系统治疗(Bowen Family System Therapy)

这是鲍恩(Bowen)所提倡的治疗模式，其跟随者把它称为鲍恩式的治疗模式。

所依据的观点与学说

自我的分化(differentiation of self)是鲍恩(Bowen)所提学说里的核心。认为一个家庭里，各个成员都宜达到自我心理分化的情况，能成熟性地自我思考与反应，不受内在与外来的情感压力，而面对挫折时，能机动性且聪慧地反应与处理。不成熟的人，容易跟别人发生情感上的"融合"(fusion)，受他人的影响，缺乏自己情感的独立性。再者，家庭里许多闹情绪的问题，多半是"三角化"(triangulation)的结果，把第三者拉进来，让关系复杂并严重化。有情感融合性问题的家庭里，有些成员为了处理其融合的问题，会戏剧性地跟家人隔离，企图达到"情感上的裁断"(emotional cutoff)。可是尽管跟家人发生距离上的分离,其情感仍是融合的,不容易裁断。许多家庭里的情感问题,会一代接一代地传递影响下去,左右下一代的情感生活,称是“多世代传递程序”(multigenerational transmission process)。譬如:某人的父母双亲对自我的分化“稍有”点问题,而影响他的子女产生“中度”程度的分化问题。而且这样的子女,往往会找个跟他一样的自我不太分化的配偶。婚后,这样的夫妻所生的孩子,经由分化程度有中度问题的父母所养育,就会产生分化问题比较“严重”的下一代,经由三代的传递而逐渐严重化。极端的说法,精神分裂症是被解释为经由三代的病态传递而形成的疾病。由于上一代里还没解决的情结,会流传到下一代,继续影响其情感生活,因此需要去追溯与解决。

治疗的策略与技巧

采用“家系表”(genogram)来审查各代家人的人际与情感关系,追溯过去家庭里各代曾经发生的、重大而未曾解决的情结,以便经由治疗来解除其未曾解决的情结。在治疗过程里,尽量让治疗者参加卷入家里三角关系里去,形成“治疗性三角”(therapy triangle),让治疗者以稳定的情绪跟其他两人发生功能性的三角关系,协助他们脱离非功能性、病理性的三角性问题。鼓励家人采取“我”的位置(I-position),即:尽量站在“我”的立场而做正性而可行的建议,而不去批评或责备他人。比如说:“我希望你帮我”而不要说:“你好偷懒,不帮我做事”。或者说:“我认为我们对儿子的管教要开始严格些”,而不说:“你总是把我们儿子惯坏了”,提高比较成熟而又分化的我的功能。

策略性家庭治疗(Strategic Family Therapy)

黑理(Haley)为主要的提倡者。主要认为一个家庭常形成重复性而病态性的行为模式,构成家庭的问题。而且经由此重复性行为来维持症状。因此,治疗的要点乃是去探讨并采用特殊的方法，针对其问题而采取有策略性的治疗。其所强调的基本精神是：少做解释，而帮助患者多采取实际“行动”去处理问题。由于其治疗上常依靠治疗者本身的特殊个性，有时难被别的治疗者所模仿。而且其所采用的治疗技术是奇异或反常的，有些家属不了解，也无法接受。因此，不是很普遍化的治疗模式。

所依据的观点与学说

许多家庭经由重复性的经验而累积并形成特殊的行为模式与关系反应，即所谓的“行为累积”(behavioral redundancy)，而这样累积性的、重复性的行为模式，往往构成家庭的问题与病理。而且所表现的症状往往有其作用，经由家庭稳定律而不容易改变。治疗的目的，就是去诊察这种被家庭重复采取而维持症状的行为模式。并且有策略性地想办法去攻破并解除这种重复性的病态行为模式。

治疗的策略与技巧

采用“环绕性询问”(circular questioning)的技巧，把针对个人问题的看法淡化，改而培植家人间的群体关系是以环绕性的性质而发生的想法。如：治疗者可以针对某个孩子(如：女孩)提问：“你的父亲会如何说你妈妈跟弟弟的关系？”即：把父亲、母亲与儿子间的环绕性关系显露、表明化出来。这与另外方式的提问，如：“妈妈如何对待弟弟？”有所差别，即放开直线关系与因果，而进入环绕性关系的想法。换句话说，靠提问的方式来帮助全家人去认识家人小团体里的反应性质，而不会只是去关心弟弟单独的个人性问题。

接着，运用各种实际的动作，阻止重复性的、病态性行为模式的发生，包括使用：矛盾性奇异技巧(paradox technique)、假装技术(pretend technique)、严酷考验法(ordeal)等治疗上的特殊技巧，来攻破家庭对治疗上所需的变化所发生的阻抗。“矛盾性奇异技巧”上面已经说明过，令患者去做刚好相反而矛盾性的事情，结果,患者反而会好转起来。"假装技术"是令家庭中一个成员去假装有问题,让全家去针对该问题并应付。经由这样的操作,让家人体会他们对问题是如何反应,进而改变并放弃他们对原来问题的重复性反应模式。至于"严酷考验法"是故意让有问题的人去把自己的问题特别夸大表现,或者在没有家人在旁时,去特别表现。经由这样特异的表现,间接地产生对问题的表现发生反感而消除。总之,治疗者策略性的研究各种特殊而可能是反常的方法,想办法来消除所存在的问题。

分析性家庭治疗(Analytic Family Therapy)

这是由精神分析家兼儿童精神医学家阿克曼(Ackerman)所提倡的治疗模式。

所依据的观点与学说

虽然一个家庭有家庭(小团体)的本质、结构与功能,但仍深受各个成员的个人心理的相互影响。不论是功能或非功能性的家庭,虽然表面上看来,可能是个整体的单位,可是,实际上是由各个成员的个性、心理相互作用而总体表现家庭的行为。各个成员有他(或她)各自不同的情感与欲望,经常以相争性的性质而存在。

治疗的策略与技巧

透过分析的观念与技巧,来探讨影响与左右全家人相互反应的过程里,受何种潜意识性情感与动机的影响,经由其意识化而让全家人去面对与处理。

认知-行为家庭治疗(Cognitive-Behavior Family Therapy)

由认知-行为治疗者,如詹孔生(N. E. Jacobson)与 玛格林(G. Margolin) 等,运用行为与学习的学理而运用在家庭治疗,特别是夫妻治疗中(Jacobson & Margolin, 1979)。

所依据的观点与学说

依靠学习的基本学说,认为任何行为都受条件化的影响而继续发生。非功能性行为也是受条件化而维持。因此,要依靠学习的原理,来改变行为。

治疗的策略与技巧

其主要出发点是去分析并发觉问题行为是如何开始的,受何种因素而被“条件化”,继续发生。然后注重如何去加强正性的行为,或处罚负性的行为,经由学习的基本原则来改变与塑建行为。这种治疗常可运用于改善父母对子女的管教行为,或者是夫妻间的相处行为问题。

问题解决家庭治疗(Solution-Focused Family Therapy)

这是由一群临床医生,以斯提夫·沙哲(Steve de Shazer)及银素金·柏格(Insoo Kim Berg)为代表而所开始并推动的治疗模式,是注重实际,以认知的角度,着重问题的消除而推行的治疗方式。由于方法简单,容易被初学者学习,是目前比较普遍的治疗模式之一。

所依据的观点与学说

基本上不去考虑家庭问题的根源是什么,过去如何发生,而且不认为症状与问题的发生有何特别的作用,也没有经由稳定律去维持的趋向,认为家人是想改善他们的问题的。理论上认为,主要让家人去探讨与回顾他们过去情况曾经良好时,是何种状况,而跟目前相比较,“缺少”着什么,而去恢复其原有的、良好的、功能性状态。至于所缺少的,被称为是:“缺除”(exception)。另外一个见解是,“言语”塑造“事实”。因此,改变言语,就可跟着去改变家庭里所发生的事实。训练家人不讲或申诉问题是什么[“谈问题(的话)”(problem-talk)],而只讨论“解决问题的谈话”(solution-talk)。这样,经由谈话的方式,可改变他们的行为,解除所存在的问题。

治疗的策略与技巧

经由“公式课题”(formula tasks),要求家人去回顾他们所经历与面对的家庭生涯,认定他们想继续发生的、良好的、期待性的家庭生活。帮助家人把他们的着重点从“不好”的事情,转移到“好”的方向去关心与期待。然后进行讨论两样题目,即:缺除问题与奇迹问题。所谓“缺除问题”(exception questions),是要求家人去回想过去家庭问题还没发生时的良好状态,探讨与回答当时“缺少”着什么因素或状况(而家庭没有问题,生活过得良好)。接着,想办法现在要除去哪些因素或状况(好恢复过去良好的状态)。至于“奇迹问题”(miracle questions),是要求家人去幻想,假如很奇迹的,家里问题(在一夜里)忽然消失时,家庭生活将会是怎样。这样帮助家人去开始过他们想要的家庭生活,把“问题”抛弃,专心去表现他们认为是良好的家庭行为,经营他们想要过的家庭生活。换句话说,把着重点放在将来,并注重正性的希望,来诱导家庭问题的改善。

综合运用的趋势

虽然从历史的眼光来说,家庭治疗可以被区分而讨论各种不同的模式,但是,这只是方便用来说明家庭治疗可以就哪些不同的角度来了解与探讨,包括对病理的解释,以及如何就其学理而提示如何进行治疗而已。跟个人心理治疗一样的,当前大家的共同认识是:家庭的心理治疗与辅导要比较机动性、运用性、综合性地去施行。也就是说,要看所存在的、所表现的病理与问题如何了解比较方便,而且针对其所呈现的困难,如何去进行辅导与矫正比较合适与有效,而不能固定地特别标榜某种模式去应付千头万绪的家庭问题。

第七节　评论与总结

家庭治疗学说的评论

依据严重精神病患者家属的临床观察与见解

毫无疑问,精神分析的基本学说,是建立在以轻度精神疾患(即:癔症等神经官能症)为主要对象而获得的临床经验。同样地,我们也可以说,家庭治疗的学说,特别是在早期对家庭病理所发表的见解,是完全建立在对严重的精神疾患(即:精神分裂症)的家属的研究而来的。因此,将要把其学说推广到普通的家庭,包括有轻微精神疾患的家属,就有点限制。特别是就系统稳定现象(homeostasis)的观念而把对家庭对变化的阻抗说成是很顽固性的,是不确实的。可是透过极端严重的病态情况而看出来各种可能存在的家庭病理,倒是个学术上的重大贡献。

病态现象与病因的区分

早期的家庭病理研究者,特别是行为科学家,对精神疾患没有充足的了解,把患者家属间所呈现的病态现象,特别是关于语言沟通方面的问题,不仅认为是病态性的现象,还过早推论是病因,这是错误的。病态的呈现并不能马上用来解释为是病发生的理由。特别是严重的精神疾患,主要还要考虑生物学上的病因,不能只顾虑心理上的因素。

创立以"家庭"看家庭的立场

家庭治疗者的主要贡献,倒是提醒我们要以"家庭"的眼光与立场来看家庭。毕竟家庭并不是家庭各个成员的数学性综合,而有它特别的特性,是群体家人所表现的特殊小团体现象,要以不同的眼光去探讨,而不能只以个人的角度去把握。

摆脱个人病理与疾病的观点

由于其眼光是针对整个家庭来看的,被治疗者所了解与把握的“家庭病理”,就跟家庭成员中某个人所患的“精神疾患”有所差距或毫无关系。换句话说,前后两者可有直接关系,但也可毫无关系。因此,家庭治疗的立场摆脱了个人病理,但也可说忽略了个人的精神疾患的问题。这是将来需要继续去研究与探讨的课题。

文化上的调整与扩张

近年来,随着文化因素对医疗上的影响逐渐被重视,家庭治疗者也开始对这方面检讨。譬如,家庭结构问题的发生,是单单受家人本身的影响而造成的,或者是受社会与经济条件影响的结果,是值得去重视的问题。譬如,经济条件差,父母容易离婚,子女就只靠单亲来抚养,结果家庭就不像个家庭等等。再者,对家庭的了解与学说,过去多半是由男性的行为科学家与治疗者所创导,是否受性别因素上的偏差与忽略等问题,也值得去推敲。譬如:单单责备母亲过分宠爱子女,是对问题发生的片面性了解,忽略了父亲没尽父亲职责,而导致母亲把感情移放在子女的结果。从临床上来说,由男性的治疗者来辅导家庭与由女性的辅导者来辅导家庭,会有什么区别,也是最近被提出来而需要去探讨的课题。

由于家庭治疗上的学说,是西方的治疗者依据西方的家庭而创立的,假如应用到东方的家庭时,是否可使用,是否需要跨文化上的调整,是值得考虑的问题(Hsu, 1995;徐,1997)。至少,我们可以就几个要点来讨论,提起我们的注意。

黏密不分化与亲近团结的区别

由于东方的社会里,比较注重家庭,鼓励一家人相互依靠,保持紧密的关系。乍看之下,好似与西方学者(米纽秦,Minuchin)所提的“黏密不分化家庭”(enmeshed family)相似。可是要区别的是,东方的家庭里,成员可能比较黏密,但并不见得就“不分化”,

事实上还是注重父父、母母、子子、女女的个人划分与角色的扮演，不是一团糟的群体。因此，要有所区别。可是，反过来说，东方的家庭里，个人与个人间被要求建立的界限，跟西方家庭比较起来，就比较不那么明确清楚。这是个事实。

家庭内世代阶级的问题

跟西方的家庭比较起来，我们东方的家庭里，亲子间的世代阶级比较划分得清楚，不能混乱。譬如，下辈的，不能随便去批评上辈的，要尊敬年老者，不像西方的家庭里，亲子间有时还可以以平辈的样子交谈或开玩笑。换句话说，假如东方的家庭里，上下世代的区别不好，有混乱时，是家庭结构有病理的现象，需要去纠正的治疗课题。

理想家庭与实际家庭

到底行为的表现是否在外与在内都一致，或者是否会有差距，在跨文化上是有所差别的。一般来说，西方人，不管是个人的行为也好，家人的行为也好，在公众有外人的面前与私自的家里的行为，比较没有什么差别。相对的，东方的人，很讲究"里"与"外"的区别，在别人面前是一样，在自己的私自环境里可能是另一样。作为家庭治疗者，要考虑这一点。不要把在诊所里所看到的(理想性)家人行为，就认为是在家里所表现的(实际)行为。

家丑不外扬的问题

辅导与治疗东方的家庭时，治疗者还要特别用心去尽早让被治疗者纳入(joining)，以"自己人"的身分被他们看待。被治疗者不但会以里外不同的情况来对待外人(包括治疗者)还会以家丑不可外扬的想法与态度，不会让你知道他们实际所面对的苦恼是什么。不要过分拘泥于保持职业性的治疗者的身分与角色，尽早被当成"自己人"是辅导上轨道的一个要领。

为子女下一代的着想与借口

现代的欧美家庭里，夫妻关系是主轴，如何关心丈夫与妻子间的情感与关系是家庭里最重要的事情。可是我们中国的家庭里,除了夫妻关系以外,亲子间的关系也很重要。如何养育子女,为孩子下一代而着想是父母很注重的事。因此,在辅导华人的家庭时,另外一个要领是以"为孩子着想"为借口,可以帮助父母去改变他们的行为,改善家庭的情况。

总之,家庭不仅是传递文化的场所,也是表现信仰、态度与价值观念的单元。如何配合文化背景而了解家庭有关的心理问题,并且如何施与配合文化的辅导,是心理学者与临床医生都需要去认识与面对的新课题(Tseng & Hsu, 1991)。

参考文献

1. 徐静. 中国人的家庭与家族治疗策略. 见:曾文星. 华人的心理与治疗. 北京:北京医科大学中国协和医科大学联合出版社,1997. 413—441
2. Ackerman NW. Treating the Troubled Family. New York: Basic Books,1966
3. Bateson G, Jackson DD, Haley J, et al. Toward a theory of schizophrenia. Behavioral Sciences, 1956,1:251—264
4. Hsu J. Family therapy for the Chinese: Problems and strategies. In: Lin TY, Tseng WS, Yeh EK, eds. Chinese societies and mental health. Hong Kong: Oxford University Press, 1995. 295—307
5. Jackson D. Family rules: Marital quid pro quo. Archives of General Psychiatry, 1965, 12:589—594
6. Jacobson NS, Margolin G. Marital therapy: Strategies based on social learning and behavior exchange principles. New York: Brunner/Mazel, 1979
7. Lidz T, Cornelison A, Fleck S, et al. Intrafamilial environ-

ment of the schizophrenic patient. Ⅰ：The father. Psychiatry, 1957a, 20：329－342

8. Lidz T, Cornelison A, Fleck S, et al. Intrafamilial environment of the schizophrenic patient. Ⅱ：Marital schism and marital skew. American Journal of Psychiatry, 1957b, 114：241－248
9. Minuchin S. Families and family therapy. Cambridge, MA: Harvard University Press, 1974
10. Minuchin S, Motalvo B, Guerney BG, et al. Families of the slums. New York: Basic Books, 1967
11. Nichols MP, Schwartz RC. Family therapy: Concepts and method. 6th Ed. Boston: Pearson Education, Inc., 2004
12. Tseng WS, Hsu J. Culture and family: Problems and therapy. New York: Haworth, 1991
13. Wynne IC, Ryckoff I, Day J, et al. Pseudomutuality in the family relationships of schizophrenia. Psychiatry, 1958, 21：205－220

第六章　团体治疗的学说

第一节　绪论：群体与集体行为

要讨论群体治疗有关的学理，首先要了解什么是群体，而在群体里人们所表现的集体行为有什么特点。各种行为科学曾经站在不同的角度（包括：社会、心理、政治、哲学等立场）来讨论过“群体”的本质。有名的希腊哲学家，亚里士多德（Aristotle）很早就说过：人是“社会性的动物”，而且强调跟群体保持着关系，可获得所需的支持（Rutan & Stone，2001，p8）。

从心理的立场谈论群体，最早的是法国的社会心理学家古斯塔夫·利本（Gustav LeBon）。利本早在 1895 年就提过：“群体心理”（group mind）。站在社会心理学的立场，他指出，当一大群人在一起时，会受到群众的暗示性影响，往往会失去个人的理智，跟随群众而表现比较原始、退化、非文明（而野蛮）的群体行为。利本所指的是庞大而无组织的群众的心理与行为。他解释这样群体心理与群众行为的发生，是由于三个因素，即：个人在群众里，（获得保护感）感到有力量，变得比较大胆而随心所欲地表现自己的情绪；在群众里，可以发生心理感染作用，相互影响且感染情绪与思维，犹如被催眠似的，失掉个人的（理智性）判断；而最重要的是，在群众里，被他人暗示的可能性提高。

英国的威廉·麦克杜格尔（William McDougall）在 1920 年出版他的书：《群体心理》（The Group Mind），表达他对群体心理的看法。他的见解跟利本很相似，认为在群众里，人们的行为会产生各个单人以外的“额外”因素，产生群体的影响。除了可能（负性地）把个人的行为退行、变得比较原始之外，很重要的，麦克杜格尔也指出群体也可以（正性地）帮助个人去改变本来的行为。他认为，群体对个人正性作用的发生，要有两个条件，即：群体要有组织（包括有领导者），而且有清楚的目标。

总之，这两位群体心理的先驱者，共同指出：群体有特殊的、额外的因素与力量，会影响个人；群体里成员们间会发生相互感染的心理作用；群体会有力地影响个人的心情；而群体对个人要发生正性的影响，需要有组织、规律与目标。

精神分析的开创者，西谷蒙德·弗洛伊德（Sigmund Freud）所注意而分析的，并不是小型群体，而是社会里存在的大型团体，如军队、政治性团体或整个社会的群体。弗洛伊德对社会大团体的观察而所得的心得，后来被人运用到小群体里来。他在1921年指出：除了群体对个人会有显著的心理影响以外，群体里存在着群体性的动态心理；群体的形成与维持，需要有目的、有领导者。他说明群体成员间（平行）的连接性关系与跟领导（上下）的关系有本质上的不同。使用他自己的分析理论与名词，弗洛伊德指出：成员会把自己的“生命力”（libido）投注到领导者，表现忠实与热爱。由于成员间相互认同、相互了解，督促了“同理心”（empathy），会共同性地理解并体会他人的心理与感觉。由于群体里，成员被要求相互认同，而消除单独的个人性，因此，有些人靠与群体众人的相互认同，而感到不需要“自我”的存在（即：不用表达自己的意见，也不用做任何判断与选择），只要跟随群体众人就很自在；但有的却因丧失自己的个人性而不安。在严格组织的群体里，个人往往被要求放弃自己的“理想性自我”（ego ideal），即自己的思维、意见、理想与期待，而接受与跟随领导者的理想与目标。

第二节 团体治疗的尝试

当学者们在论述群体心理之际,有些临床医生已经开始尝试所谓的团体治疗(Rutan & Stone, 2001, p12)。美国波士顿的麻州综合医院的内科医师约瑟夫·H·普拉特(Joseph H. Pratt)早在1905年,让患肺病的患者十几人聚在一起,讲解并讨论与肺病有关的医学知识,被人认为是团体治疗的最早尝试。虽然普拉特所举办的,并不是目前所指的(狭义的)团体心理治疗,纯粹着重于心理与人际关系的层次而去进行辅导,可是倒也具备了团体治疗的性质。即:让一群有共同问题的人相聚在一起,相互学习与讨论如何去面对与处理他们相似的问题。普拉特报告经由这样的尝试,患者不但增加了医学知识,还体会其他患者共同相处的问题,经由相互地了解与支持,参加的患者受惠不少,有显著的医疗效果。

接着,在1919年,在美国华盛顿的圣·伊丽莎白医院的爱德华·拉泽尔(Edward Lazell)以精神疾病患者(主要是精神分裂症患者)为对象而施与团体心理治疗。然后,特利甘德·伯罗(Trigant Burrow)于1920年开始以神经症患者为对象而施行团体治疗。精神分析学家艾尔弗雷德·阿德勒(Alfred Adler)因不同意弗洛伊德(Freud)以着重本能与力比多(Libido)的学说,脱离传统精神分析,主张人是社会性的生物,而根据他自己的学说,在美国于1921年尝试以团体的方式提供心理治疗。可说在20世纪20年代,团体心理治疗就开始生根发展,而且主要是在美国畅行,这跟习惯于在群体里相互沟通与谈话的美国文化有关系。

值得一提的是,不是为了治疗精神疾患患者,而是为了帮助通常人的心理发展,增加对于他人的感受性与了解性,提高人际间的沟通能力,促进人格的成熟,而提供的团体辅导,被称为:“感受性团体(辅导)”(sensitivity group)或“训练性团体(辅导)”(training group),跟特别为了治疗患者的心理与行为问题的“团体治疗”(group therapy)作区别。20 世纪 50 年代,美国的库尔特·卢因(Kurt Lewin)是根据这样的理念而开始感受性团体辅导的创始人。他在麻州工业技术学院的群体动态研究所开始这样的团体辅导,并且致力于群体动态倾向的学术性研究。就在这个先后时间,在芝加哥大学的心理学家卡尔·R·罗杰斯(Carl R. Rogers)(患者中心疗法的开创人)也开始训练性团体辅导的工作,其原来目标是为了荣民医院所需的辅导者们做训练工作,以后逐渐推广。其主要目的就是针对督促被辅导人能改进人际间的关系与沟通,促进人格发展上的成熟。

第三节　团体治疗的各种见解

团体治疗刚开始尝试时,都是凭临床上的所需而开始的,并没有具体的理论作为背景,说明为何需要依靠群体的方式而进行辅导工作,而且也没说明是经由何种治疗机制与功效而发生辅导作用的。可是到了 20 世纪 60 年代,有些学者就开始对团体治疗的基本观念与学理进行探讨与说明。

拜昂的全体性群体观念

威尔弗雷德·R·拜昂(Wilfred R. Bion)经由他对团体治疗的经验而著书(1960)说明,群体有两个层次的性质与功能。即:在明显的层次里,群体有目标、任务与课业。整个群体就朝此目标而工作,企图完成其任务。领导者要有权威与能力去领导群体,并为群体服务,求得课业的完成。而另外一个层次虽然不明显但很重要,即:群体的力量。虽然群体的成员是由各个不相同的人员组合而成,但是经由他们相互的团结与合作,可以完成群体的任务与作业,是很有力量的功能。当一个群体能经由认同而团结与合作,共同处理他们所面对的作业,就被拜昂称为:会一起去发挥能力而执行工作的"工作群体"(work group),是进入可以发生治疗作用的团体的状况。

拜昂也说明团体的成员有时会有"群体一体性"(oneness)的假设与期待,认为把自己交给有力量的一个群体,放弃个人的存在,不用自己的主张与努力,只要被动地听从团体,万能的群体就可以替个人解决所有的困难。有些受严重心理创伤或缺乏自我信心的人,就常常加入群体,期待依靠群体来面对自己的困难。[**注解**:有些患边缘性格障碍的患者,因自己的自我发展不稳定,也不成熟,就加入一些强调密切组织,由极端权威性的领导组织的团体,包括一些特异性的宗教组织或政治性组织等,寄托自己的存在。]

福克斯的群体分析

英国的分析家福克斯(S. H. Foulkes)受形象心理学(Gestalt psychology)的影响,提出他的见解,即:每个人都存在于社会性的网络里,因此,任何人都无法以单独个人的存在而了解,必须以群体性的网络的背景里去把握个人,称为"群体分析"(group analysis)。他认为一个人最早而且最重要的社会性网络是家庭,而神经症的患者却往往跟自己的家庭网络脱节,无法表达自己所遭遇或面对的心理挫折,也难以接受家人的支持与帮助。运用形象心理学的观点,所谓个人的问题与病理会在群体的背景里以"形象"(figure)出现。群体分析学家注重"开放性系统"(open system)的观念,认为我们要体会:在一个群体里所发生的任何事情,包括语言或非语言的沟通与关系的表现,都受各种各样因素的(开放性)影响,而要以群体里大家共同参与的背景才能真正地体会与了解。所谓"反响共鸣"(resonance)指的是群体的成员们间以"你说,我相应附和"的方式,重复性地表达有关的主题,而其重复性的表达是在不同的意识层次,以不同心理发展程度(与成熟度)而表达个人本身的心理需要。至于“镜子反射”(mirroring) 指的是靠他人来反射照出自己。靠别人的指认与投射,才能发现自己原本看不到,或没意识到的自己的本样。这也就是团体治疗上的功能,即:从别人的眼光与表情,去发觉自己对他人所表现的行为。

受着精神分析学理的影响,主张群体分析的,认为团体治疗的治疗者,其职责是帮助团体成员间能比较广泛而又有深度地沟通交谈,不仅是包括意识到的材料,也包括没意识到的、幻想性的人际关系等。治疗者要同时注意个人,也要关心群体。治疗者要鼓励成员们随时相互分析在群体里所发生的事情,并且由治疗者提供“解释”(interpretation),帮助成员们对自己的心理与行为了解。

惠特克与利伯曼的群体局部性争斗

惠特克与利伯曼(Whitaker & Liberman, 1964)著书说明他们的见解,认为在接受团体治疗的群体里,患者们所口述表达或行为表现的,几乎都是企图来处理与解决群体里成员们间所存在的局部性争执或矛盾。这些矛盾或争斗性的材料,进展到某个程度,就能容许治疗者适当地来指点说明与解释,让患者们能从中学习,促进他们了解自己。惠特克与利伯曼说明:当一个群体的成员们间累积了扰乱性的冲动(被称是“扰乱性动机”)时,由于害怕把其冲动表现出来时会有不好的负性结果(被称是“恐惧”),乃就以将就的方式而表达,想办法获得解决(被称是“解决”)。这些局部性的争执或矛盾可以经历治疗的过程而逐渐明显化,以某种主题而被了解,并企图解决。可是某争执解决后,很可能又引发另一争执,又需要去化解,一波未平,一波又起。等到一些争执解决后,群体就进入一时性的无争执状态。也就在这个无争执状态里,大家可以比较冷静地去分析与了解曾发生的争执或矛盾的真相,并且可以在不焦虑或不阻抗的情况下,去想办法完成解决问题的“工作”(work)。

群体里的各个成员可能会以不同的方式去对群体里所呈现的

争执而作反应。保持静默而不参与讨论,并不是不感兴趣,而往往是因不愿意(或不敢)表露内心里对争执所有的强烈的潜在情绪,因此不在群体里作"反响共鸣"的反应,表达自己的意见与情绪。因此,治疗者要对群体作适当的解释与说明,影响所有的成员,包括静默不参与讨论的成员,希望彼此能比较放心地开口参与讨论。

每个群体会选择依循他们的某种"群体文化"(group culture),即:群体要以何种方式与习惯来面对问题。有些群体会采取"能够解决"(enabling solution)的文化模式。由于他们大部分的成员能使彼此感到安全,也就能够比较放心地、有深度地去探讨与分析他们争执或矛盾的来源,并寻找解决的方向。假如有些成员因这样的探讨而感到不安,就会企图改变群体的文化,采用"约束解决"(restrictive solution)的模式。即:采用表面式的解释或安慰,限制深度探讨的进行。或者就改变话题或更改着眼点,讨论别的比较容易谈论的矛盾。

惠特克与利伯曼建议治疗者要能体会群体成员间所表现的情绪,但要与成员们保持若干距离,采取超外的角色。治疗者要随时仔细观察群体里所发生的相互反应与过程,并适当地引导群体去减少"约束解决"的模式,即:只作表面式的解释或安慰,而采取"能够解决"的方式,能有深度地、进一步地去探讨分析问题的本质与来源,包括解决的途径。治疗者的主要任务是向群体指点解释:群体所存在的"扰乱性动机"、"恐惧",以及企图"解决"的模式,让群体能知道他们群体里所表现的心理与行为反应。

亚洛门的人际关系取向

受着沙利文(Sullivan)人际关系学说的影响,欧文斯·D·亚洛门(Irvin D. Yalom)认为团体治疗的最大功效,是让成员们能有机会透过团体会谈与相互反应的过程去学习如何与人相处与交往(Yalom, 1970)。亚洛门认为从团体治疗的重复性经验里,患者会发觉与学习到自己非适应性的人际相互反应与关系,特别是由于自己曲解性的知觉与看法而引来他人对他自己的负性或不良好的反应。换句话说，患者会发觉：自己对他人的看法有问题时，他人对自己也就产生不良好的反应与来往关系，即：问题是根源于自己对他人的看法与态度，而并不是他人有问题。在团体治疗的过程里，从其他成员们对患者的反应与评论，再加上他自己本身的观察，患者可以发觉与学习到自己对他人的相处反应有何特点与问题。同时患者也可以发觉到自己对他人的恐惧是没有根据的，而他对他人的忧虑与操心是根源于自己知觉上的歪曲。总之，经由团体治疗的过程，就团体会谈的实验场所与机会，每个成员都可以学习到跟别人相处来往的模式，进而发觉平常在实际的日常生活情况里，自己是如何跟他人相处的。经由这样的了解与发觉，进一步地，要利用团体会谈的场所与机会去学习如何改善自己与他人的关系，进而运用到实际的生活环境里去。单靠认知上的发觉是不够的，而需争取与获得行动上的实际性改变。

根据亚洛门，团体治疗的会谈环境里，往往会无形中产生并重现跟原本家庭似的人际关系。即：治疗者代表父母，而成员们是子女同胞。成员们对治疗者与成员会迟早呈现各种转移关系。可是亚洛门认为对这种转移关系的认知性的发觉与了解而得到“病识”并不太重要；重要的是：要透过这样转移关系发生的机会与场所去经历“情感矫正经验”(corrective emotional experience)，改变过去跟权威性父母与同胞们相处而得来的障碍性情感与非适应性模式。换句话说，问题发生在人际关系上的知觉性“曲解”，而治疗的目的在于矫正这个曲解。

亚洛门认为：对人际关系的了解与学习，可以透过四个层次而逐步获得。即：①别人如何看待我；②我如何跟别人相处；③为何我这样对待他人；④对病原获得认识。根据亚洛门，普通人只要能进展到第三个层次就足够有能力改善行为。

依照这样人际关系的取向，亚洛门指出：治疗者的任务是帮助团体成员们能尽早建立团结的群体,树立适当的“群体文化”,在会谈的过程里,大家都能舒适地相互评论指点彼此的行为,特别是跟他人相处的反应模式,让成员们各个都能获得了解自己的行为模式,进而透过会谈的机会,提供实际去尝试改变行为的场所。总之,亚洛门认为团体治疗是改变人际关系的治疗场所。

斯拉夫孙的内在精神探讨

跟上述各种见解全然不同,主要注重个人内在精神(intrapsychic)的团体治疗取向是斯拉夫孙(S. R. Slavson)在1950年提出的。接着,亚历山大·沃尔夫(Alexander Wolf)跟伊曼纽尔·K·施瓦茨(Emmanuel K. Schwartz)也在1962年强调。他们把团体治疗看成是检验与分析各个成员内在精神的场所。着眼点并不是在群体里所呈现的人际性群体关系,而是透过群体行为所浮现的个人的深层心理与精神材料。很显著的,这是依据精神分析取向而施行的团体治疗。他们认为:群体治疗的场所与环境会让各个成员发生“退行”的现象,经由退行到比较原始的状态(早期原本状态)而让“转移关系”显著出现。转移关系可包括针对治疗者的原本对父母的纵向转移,或者是针对成员的原本对同胞的横行转移。至于对各种情结的意识化的“阻抗作用”也显得比较清楚。由于同辈成员的存在,会带来情感上的刺激,能比较容易诱发个人成员的联想、回忆与情感性反应。这些透过群体环境而表现出来的内在精神材料,都可以用来指点,增加病识与体会。总之,这种性质的团体治疗,可说是利用群体的性质,在团体的环境里,进行各个成员的个人精神分析。

第四节 团体治疗的治疗机制

到底团体治疗是依靠何种治疗机制来帮助患者,获得心理治疗的效果,根据学理的取向与操作方式的不同,各个学者有不同的看法。让我们就欧文斯·D·亚洛门(Irvin D. Yalom)的说法,作比较具体且扼要的说明。注重人际关系取向的亚洛门,经由几次的修订,在1995年著书说明,团体治疗的主要治疗机制可分为如下几条:

带来“希望”

跟任何模式的心理治疗相同的,团体治疗的首要治疗功效,就是给患者提供希望,帮助患者觉得有途径可改善自己的问题。只要感到对将来有希望,许多人就肯努力去应付困难,改善自己,无形中就减除所面对的困扰。只要一加入团体治疗,发觉有共同困难的人要一起想办法去面对他们的问题,成员们就开始会获得“有希望”的感觉。特别是在治疗过程里,受到成员们的相互支持,看到别的成员们的改善,更会带来自己也可以改善的“希望”。只要有希望,接着就有精神与毅力想去克服所面对的问题。因此,治疗者的任务之一,就是随时指出成员们在改善的情况,给大家带来“希望”。

“普遍性”的发觉

参加团体治疗前的成员们,往往有一种错误的看法或偏见,认为自己是惟一有问题的人,是很懦弱而又有特殊问题的人,是无可救药的失败者,不敢向别人透露自己的问题,感到甚为自卑且颓丧。可是一参加团体治疗以后,却可以发觉许多成员都跟自己一样多少都有弱点,有相似的问题,而且患着类似的过分担忧与不必要的自卑,因此会感到安慰与松懈,发觉自己毕竟不是在沙漠里孤独迷失的单个人,而是可以跟大家一起“同舟共济”的伙伴之一,最终感到放心,也获得鼓励,希望能跟大家相互帮助而共同去解决问题。这种“普遍性”(universality)的发觉,是团体治疗里能所提供的特殊效果之一,是个人心理治疗里不会有的好处。

知识的传授

在团体治疗的过程里,治疗者可以透过讲解的方式给患者提供有关精神疾患与治疗上的知识,也可以提供有关心理卫生的常识,也可经由治疗者或成员们间的相互建议,提高对人对事的知识,改善认知上的偏见或知识的缺少,间接地协助患者去改变非适应性的思维与行为。根据研究结果,曾接受团体治疗的患者,回想他们从团体治疗所获得的成效里,对治疗者的演讲式讲解感到比较没有深切的效果,而比较喜欢成员们彼此相互讨论而获得的知识。他们认为自己体会出来的比较有力量,给予比较良好的评价。[**注解**:这是根据美国患者所进行的调查。因为根据美国文化,美国人不注重权威者,也不喜欢被教导,而比较喜欢自己去学习与领会。至于东方的社会里,比较尊重权威者,其效果是否一样,值得研究。]

利他人的领悟

许多患者所以患着非适应性的问题,其主要问题来源之一,就是过分的自爱,只顾自己,而缺乏"同理心"(empathy),缺少理会他人心的能力,只为自己考虑,而不顾虑他人的需要。因此,在跟别人相处时,就跟他人建立不起良好的相互关系,而被他人遗弃或远离,形成社会化上的困难。可是团体治疗,不但提供与他人相处的机会,还可以获得了解他人内心的感觉的机会,增加同理心的养成,体会"利他主义"(altruism)的价值与好处,帮助患者人格上的成熟。

就这一点"利他人",亚洛门还提供了一个寓言似的故事。故事里说,天主为了帮助一位牧师去体会什么是"地狱"与"天堂",有一天就带牧师去看"地狱"的模样。牧师看到一个房间里有十几个人,围着一个大圆桌而坐着。圆桌上有个大盘,里面盛满着很香而令人流口水的汤水,可是坐在桌旁的人却愁眉苦脸,好受罪似的,很痛苦。原来每个人手上拿着一支数尺长的勺子,可是勺子太长,无法去舀汤来喝,因此又饿又痛苦。看完了"地狱"的模样,天主又带牧师去看"天堂"的模样。牧师看到的是一模一样的房间,同样的大圆桌,桌上有大盘,也盛着香喷喷的汤,每个人也拿着同样很长的勺子，可是每个人却笑嘻嘻地，脸上表现出很开心的样子，享受着很美味的汤。原来，这一桌的人，学会拿那个很长而无法舀汤往自己嘴里喝的勺子去舀汤给远处的同桌人喝，大家相互帮助，让别人喝汤，而别人舀汤给你喝，如此，人人都可以享受到香喷喷的汤。这种利他人的精神与方法，是透过团体治疗而可以学习到的适应模式，可运用在实际生活中，相互体会、帮助，对彼此都有好处。

重获原本家庭的矫正

有不少接受心理治疗的患者，其心理问题跟他们在幼小时经历破碎的家庭，或者遭受非健康的父母或同胞的对待，而累积下来的情结有关；而治疗的目的就是去改变与矫正这样从原本家庭里遗留下来的心理问题。虽然在个人心理治疗中，透过治疗的过程，也可以得到这样的治疗效果，但是，有时团体治疗的环境里，更适合这样的矫正工作。团体治疗提供了类似家庭的环境，即担任父母角色的治疗者，以及同胞的成员们，各个扮演不同家人的角色，表现家庭的情况。透过这样类似"家庭"的团体治疗环境，对原本家庭未解决的情结会透露与重演，不但可以被发觉，很清楚地认出，同时还可以透过这类似家庭的团体，帮助患者去改变他们原有的偏见或创伤。毕竟团体治疗的"团体"是比较健康的"家庭"，可以提供正常的家庭关系，帮助患者去获得矫正的机会。

针对这一点亚洛门在其书上提供了一个他所经历的实际例子(Yalom, 1995, p14)如下：

贝蒂的例子：贝蒂(Betty)是团体治疗里的一个成员，最近数次的团体会谈里，总是撅嘴不说话，很不悦的样子。经由询问，她才开口说，团体治疗不适合她，叹息她没接受个人心理治疗。她想像并认为，在一对一的个人心理治疗，她可以开口畅谈她的心理问题，可是在团体治疗里，觉得对她没有什么益处，也就不太想开口参与谈论。据她所说，她认为团体里的成员对她很不公平，看不起她,欺负她。被大家催促后,她终于举出一些"证据"。她说:根据她的观察,有一位成员最近去休假,回来后,大家就表示很欢迎这个成员回来,可是当她上次也因休假而回来后,成员们没有什么表示,好似未感到她的存在似的。另外一个例子是,最近的一次会谈里,有一个成员提出某意见与看法,而被大家赞许,可是那个意见她曾经提过,但当时没人理会,也没人称赞她。她说最近越觉得参加团体治疗,越觉得很气愤,也觉得无聊、没意思,她认为参加了团体治疗是错误的选择,团体治疗对她毫无益处。

究竟贝蒂的说法是否正确?亚洛门认为不然。他认为贝蒂所患的是在自己原本家庭里,早期遭遇了对同胞嫉妒的情结还没处理好,是透过目前的团体治疗的情况而浮现出来的情感反应,可以经由团体治疗的环境而帮她领会,并且经由团体会谈的场所来纠正,团体治疗是最适当的治疗环境,有个人心理治疗里不能获得的好处。

发展社会化要领

团体治疗的另外一个治疗功效就是帮助成员们学习跟别人来往、沟通、建立关系的社会化要领。不管是何种原因,许多患者患着社会化不成熟的问题,显著影响他们在日常生活里的适应。经由团体治疗的环境,他们可以学习与改善跟他人交谈、沟通,并且建立成熟性的人际关系,经由实际的经验来发展社会化的要领。这是很容易了解的道理。

模仿与学习

团体治疗的另外一个好处,就是经由治疗的机会,跟治疗者与成员们的接触里,可以跟他人模仿并学习到比较适应性的、成熟性的行为模式,进而改善自己人格上的不成熟。虽然个人性的心理治疗里,患者可以向治疗者模仿,获得好处,但是在团体治疗里,患者可以比较有机会跟多数的成员们模仿,特别是比较健康的成员,获得好处。这种模仿的对象并不限制于权威性的治疗者,而包括跟自己一样的成员同辈们，其效果特别实切，是患者可以学习的好榜样。这种模仿与学习的功效，在团体治疗开始的早期阶段里，有特别的功效。

第五节　文化上的评论

社会里所发生的人际关系，除了受个人的性格及其他各种个人性因素以外，很显然地会受当地社会与文化上的左右。如何沟通、来往、相处，都会直接或间接地受到文化层次的影响。由此，进而推论，以人际关系为主的团体治疗，也会受文化因素的影响。换句话说，团体治疗的施行，非得考虑文化因素不可。譬如：在强调男女要明显作区别的伊斯兰教社会里，男女不能随便接触来往，因此，施行团体治疗时，非得就性别而分开进行团体治疗，不能男女混合在一个团体而施行治疗。很注重社会阶级的社会，如印度，不同社会阶级的人被禁止相互往来，因此，团体的形成，也就非得考虑这个因素不可。

以华人的情况来说，我们可以考虑到若干项目，让我们提出来讨论并认识如何配合我们的文化背景而进行团体治疗的辅导工作。

群体谈论相应的习惯性

我们华人素来有“家丑不可外扬”的观念与习惯，不喜欢对外人公开透露自己内心里的烦恼、困苦或有问题的事情。对华人施行团体治疗时，就得考虑到这一点，在早期治疗阶段，不要过早督促成员们去透露内心里很是私人性的心情资料，免得自己感到尴尬，不接纳自己。要首先培养成员们的团结，形成可以工作的团体(即：形成类似是自己“家”的组织)，并且经由树立对内要“保守隐私”(confidentiality)的习惯以后，才逐渐进行比较深层的心理探讨。一般说来，我们华人习惯于很客套地讲话，但对批判或表达对他人的意见却缺少其要领，不是不说，就是说得不得要领，容易得罪他人。因此,团体成员间如何相互批评与指点,要学习如何有技巧且适当地进行。

对领导者的态度与关系

由于我们的社会向来是注重领导者,强调尊敬权威的,因此,在团体治疗的环境里,往往很容易产生各个成员们都跟治疗者发生(纵性的)轴性关系,而缺乏成员间(横性的)相互关系。因此,就变成以治疗者为中心的团体会谈,而难以形成以成员们为重心的群体会谈的风气。这些,要经历比较长久的时间才能更改,逐渐养成由成员间相互谈论的形式,可以忽略治疗者的存在。跟这个倾向相似的另外一点是,成员们不敢轻易批评或讨论他们的领导者,只会表示尊敬与保持距离,无法达到随意谈论治疗者的境界,惟恐对领导者不尊敬或害怕惹领导者生气,被领导者处罚,而丧失团体会谈的主要目的与功效之一。因此,如何让成员们能感到轻易地去讨论他们的治疗者,从而学习如何跟领导者接近与相处,是要特别费心去培养的习惯,以便形成可以"工作"的治疗性团体。

讲解与相互反应

从治疗者的立场来说,犹如家长或老师,我们东方人的长辈很习惯向晚辈去讲解与教训,担当长辈的角色与资格,因此不容易达到注重团体相互反应与分析的境界。作为治疗者,要考虑到这一点,决定是施行以教育为主的团体治疗,或者是以分析讨论与经验为主的团体治疗,依其目标而调整治疗者的作风,决定领导者要扮演的角色。一般来说,能让成员们相互自己讨论与分析,是比较有功效的团体会谈,是效果比较好的团体治疗,因此,治疗者要想办法尽量向此方向去培养成员们,而自己也要尽量减少讲解、说教的模式,避免形成课堂式的团体会谈。

总之,如何配合文化背景而施行团体治疗是最近被关心的事情。可是关于如何配合文化背景而施行团体治疗,专门讨论这个题目的论文还很少,只有若干学者就他们在不同的社会环境里所获得的临床经验与研究而作报告(陈等,1996,p567～599),因此很需要对这一方面的进一步研究与探讨,希望我们能逐渐了解如何针对华人进行适合华人的团体治疗。

参考文献

1. 陈珠璋,高淑芬,张宏俊. 华人团体心理治疗的经验. 见:曾文星. 华人的心理与治疗. 北京:北京医科大学中国协和医科大学联合出版社,1997. 479－507
2. Bion WR. Experiences in groups. New York: Basic Books, 1960
3. LeBon, G. The crowd: A study of the popular mind. New York: Fisher, Unwin, 1895/1920
4. McDougall W. The group mind. New York: Putman, 1920
5. Rutan JS, Stone WN. Psychodynamic group psychotherapy. 3rd Ed. New York: Guilford, 2001
6. Scheidlinger S. Focus on group psychotherapy: Clinical essays. New York: International Universities Press, 1982
7. Slavson SR. Analytic group psychotherapy. New York: Columbia University Press, 1950
8. Whitaker DS, Lieberman MA. Psychotherapy through the group process. New York: Atherton Press, 1964
9. Wolf A, Schwartz EK. Psychoanalysis in group. New York: Grune & Stratton, 1962
10. Yalom ID. The theory and practice of group psychotherapy. New York: Basic Books, 1970
11. Yalom ID. The theory and practice of group psychotherapy. 4th Ed. New York: Basic Books, 1995

第二部

有关各种精神疾患的学理与治疗

在第一部里，已经就各种心理治疗的模式而分别讨论各种学说，在此部里，我们将改变方式，就各种精神疾患来各个说明有关的学理，以不同的层次与方向来讨论与心理治疗有关的各种学说，希望如此可综合性地涵盖有关实际治疗的各种理念。因为是就各种精神疾患而来作介绍与说明，可方便治疗者依临床上所面对的求医者，斟酌患者所遭遇的疾患与困难，而给予适当的辅导与治疗。

现代精神医学对于各种精神疾患已经积累了许多专业性的知识，包括生物性、心理性、社会文化性不同层次的了解，可以综合性地把握其病情，并考虑与判断如何选择适当的医疗方法。在本部里，我们将不再全盘性地讨论各种精神疾患的病因，特别是生物学上的学理，而仅就心理治疗上的需要与目的，讨论心理性的学说，以提供心理辅导的准则。

我们也不就所有的精神疾病而加以讨论，只就过去学者们曾关心并提供学说的若干精神疾患给予说明。从医学史的观点来说，精神分析家首先关心而分析的是癔症，然后是各种焦虑症。随着时间的因素，日后各个学者们才分别讨论其他各种疾患，如抑郁症或精神分裂症等，近年来才开始关心边缘人格障碍等。我们将依这些先后的关系而分别讨论，配合第一部的说明而告诉大家一个事实，即：学说是如何随着时代而发展、徘徊与修整的真相。

在此部里没有包括的是比较通常的各种心理问题有关的学理讨论。由于日常所见的各种心理问题，包括内心的烦恼与挣扎、人际关系上的相处问题、婚姻关系的困难等等，虽然是心理治疗与咨询的重要课题之一，但是由于其内容千罗万象，不容易简单分类与涵盖，因此没有加以说明与分析其所需的学理依据。可是就各种精神疾患的学理的讨论，或许可以让大家举一反三地去推测与运用。

第七章　癔症的学理

第一节　古代对癔症的看法

我们在第一章里，已经提过，在西方的医学史里，癔症早在公元前 4 世纪希波克拉底（Hippocrates）时代，就以“歇斯底里亚”（hysteria）此病名而被称呼。按其字义，指的是“子宫（脱位）症”，认为是女性想男人而子宫在躯体里乱跑脱位，子宫跑到的部位就发生麻痹或抽筋等毛病，是女性特有的疾患。在当时的希腊医学里，已经认识了会忽然跌倒发作的癫痫、情绪低落而缺乏活动的抑郁症、紧张怀疑他人的妄想症，同时也认识了忽然抽筋、昏倒或一过性精神错乱的歇斯底里亚。当时把后者病名称为子宫症，并不是凭空而来。因为该症多发生在女性，而且其发作往往跟男女间的情感有连带关系。虽然后来的医学知识发达了，知道跟子宫脱位毫无关系，但仍继续使用古代遗留下来的病名。

在我国秦汉时代，即公元前两百多年左右，张仲景所著的中医经典书《金匮要略》的方论里：奔豚气病脉诊治第八，有一段叙述，即：“奔豚病，从少腹起，上冲咽喉，发作欲死，复还止，皆从惊恐得之”，很明确地描述癔症的临床发作病情，并解释是受了心理上的惊怕而发作。在《金匮要略》另外也有记载：“妇女脏躁，悲伤欲哭，像如神灵所作，数次伸”，也像是癔症的临床描述。因此，奔豚病也好，脏躁病也好，都表示中医在此早期时，也注意到这样忽然发作的情感性毛病，并认识到是因心理原因而引发的毛病。中医对癔症此病名的称呼，使用“意”字在病框里，也就是在说明这是跟心意有关的精神疾患。

第二节 精神分析对癔症的学说

在第一章里,当我们讨论精神分析时,已经指出,癔症是开启精神分析的钥匙,让开创人西谷蒙德·弗洛伊德(Sigmund Freud)从他临床上所接触的癔症患者里,透过分析的过程而了解到潜意识精神层次的存在、潜抑作用的意义、早期经验的创伤的病因性影响、转移关系的发觉等等,从而获得发展动态精神医学的基础观念,建立深度心理学的领域。可是同时也从分析的立场阐明了癔症本身的特质。

根据弗洛伊德所了解,癔症患者是因面对了创伤性的心理打击,由于挫折很大,自我无法承担与面对时,就借由潜抑作用,在意识境界里把应激的存在否定,经由转化作用,改而透过躯体的问题而表现症状性反应,称之为"转化症"(conversion disorders);或者发生精神状态的变化,呈现精神恍惚或解离状态,避免意识性地面对受不了的过分应激,称之为"解离症"(dissociative disorders)。虽然临床上有此两亚型的区别,但是从病理的角度上来说,都是一样的,可以单就"癔症"(hysteria)来统一讨论。

从个案分析癔症病理

弗洛伊德跟约瑟夫·布鲁尔合作书写并于1893年出版的《癔症的研究》(Studies on Hysteria)一书里,利用安娜·欧(Anna O)、艾美·恩(Emmy von N)、伊丽莎白·尔(Elizabeth von R)等几个临床个案来说明癔症的病理学说。他们强调癔症患者所患的是心因性的病理,面对心理的创伤,有情感上的矛盾;而且,患着与性有关的心理问题(参考第一章这些个案)。可是要解释癔症的病理,还是以弗洛伊德自己于1905年著写出版的《多拉:癔症个案的分析》(Dora：An Analysis of a Case of Hysteria)为最详细且清楚。虽然该书还利用患者的梦来说明如何针对梦做解析，可是对于多拉此癔症患者的心态与病情发生的先后关系，有很仔细的叙述与说明(详情参考第一章)。在此，利用多拉与安娜此两个案来做个回顾性的简要报告，以便说明弗洛伊德所解释的癔症的精神病理。

多拉(Dora)的个案

多拉是18岁的年轻女患者，跟父亲发生口头争执后，突然发生昏倒，且抽筋，被父亲带来看病，经治疗，被诊断患癔症。

个人史指出：多拉的父亲是富裕的商人，但长年患病，包括视力减退等问题。为了他的健康，全家就偶尔到山地疗养地区去短住。他们在当地认识了一对姓柯(K)的夫妇。柯太太被请来照顾父亲，而其丈夫，柯先生，也就对年幼的多拉很好，常带她到外面散步。

如此经过数年后，多拉的父亲无形中跟照顾他的柯太太产生暧昧的关系，而柯先生也就把自己的情感转向年轻的多拉。根据多拉向母亲所说：有一次，当柯先生照例带着多拉散步时，还很无耻的向她表示，要跟她亲热。父亲听到这个消息后，马上去找柯先生对质，可是柯先生完全否认有过这样的企图，而且还告状说，是多拉自己幻想出来的事情。柯先生还追加说明，根据他的太太说，多拉对性的事情很感兴趣，常看一些有关爱的书，并推说是因为这样而乱幻想的。

可是后来有一次，柯先生借故安排，让多拉到他的办公室，而趁机拥抱了多拉，并且要亲吻她。当时多拉对柯先生的行动感到很强烈的厌恶，赶紧跑开。可是日后并没说什么，只是回避跟柯先生单独碰面接触。[**注解**：弗洛伊德利用"相反的情感反应"的观念来说明：虽然表面上看来多拉很讨厌被柯先生亲吻，可是事实上是很喜欢柯先生的。弗洛伊德解释：当一个年轻敏感的少女被男人亲吻时,一般都会发生喜乐的性的兴奋。可是多拉所感到的则相反,是极端的厌恶,是相反的情感反应。并且,从被柯先生拥抱亲吻的事情发生后,多拉看到别的男女在亲热,她的胸前就感到一股压力感,并且就得赶紧躲避那些亲热中的男女。这些情形都可以解释是跟那次被柯先生紧抱亲吻的创伤性经验而来的。只是其情感反应是相反的,从喜乐变成厌恶。]

从这件插曲发生后,多拉的情绪就变得不稳定,而且常跟父亲吵架,要求父亲跟柯太太分开,不要再来往,也特别要求跟柯先生断绝关系。可是父亲辩解说,因为他过去生病时,曾经受到柯太太细心的照顾,而且现在柯太太跟她丈夫的关系不好,心里很依靠着他,需要他的支持,他无法跟她断交不来往。父亲还特别地说,他跟柯太太并没有暧昧的关系。可是不管父亲怎样否认,多拉从少女的时候,早就相信父亲跟那位年轻而又漂亮的柯太太是发生了爱情。

多拉无法宽恕父亲还跟柯先生继续来往,特别是跟柯太太要好。多拉在心里想,她是被"送"给柯先生的,作为柯先生容许他的美丽妻子跟自己父亲发生暧昧关系的代价。她认为自己是夹在她父亲与柯先生两个男人间的牺牲品,让她感到很矛盾。因此就为了此事,与父亲发生口角。可是父亲不听,多拉就因生气而引起抽筋昏迷的发作。

最后,弗洛伊德总结性地解释,像多拉这样的癔症患者所患的心理情结就是:对性欲望的矛盾,一方面很想要,而另一方面很害怕发生,是心性发展不成熟,而面对性的刺激与诱惑时无法处理而发生的结果。弗洛伊德还分析多拉所做的梦,指出多拉在其潜意识境界的梦里想表达的是:"(性的)诱惑对我是那么强烈。父亲,请保护我,让我不要在床边(跟柯先生)发生问题!"弗洛伊德指出,多拉所做的梦是:年轻女患者想从内心矛盾的困扰中求得解救的表现。

安娜·欧(Anna O)的个案

弗洛伊德跟布鲁尔合作书写的书里(Freud & Breuer, 1892),提到安娜·欧(Anna O)的个案,也是用来解释癔症患者发生症状的好个案。

安娜是21岁的未婚女性,聪慧但性格有点不成熟,特别是有关性方面的发展比较幼稚。从小喜欢沉迷于幻想,做白日梦。安娜被送来求诊,主要是呈现多样的癔症性症状,包括四肢的麻痹、抽筋,发作性视物障碍及讲话困难,畏食,神经性咳嗽。同时还有自我意识状态的障碍,偶尔还会表现双重人格。这些症状都是父亲生病以后相继发生的。由于安娜自小跟父亲很要好,父亲生了病就特别着急,跟母亲共同精心照顾生病的父亲。

针对这样各种癔症状态,安娜自己无法说明是如何发生的,可是经由布鲁尔施与催眠,结果发现在被催眠状态下,安娜不但回忆起各个症状发生的前后经过情况,而且经过这样叙述过去病状原来发生的情况,发泄当时无法表现的情绪以后,各个症状还逐一消失了。

关于安娜的右手会偶尔麻痹,无法动,在被催眠时,她却能回述麻痹第一次发生的情况。原来有一天母亲外出不在,由安娜一人陪伴着发烧生病的父亲。由于她日夜看护很疲劳,就坐在病床旁边的沙发上打盹。在半睡半醒当中,看到一条黑色的蛇,往父亲身上爬,好似要咬睡眠中的父亲似的。安娜感到很害怕,想用手去驱除该蛇,可是她的右手因被自己的身体压在沙发上麻痹着而无法动。虽然后来蛇消失不见了,安娜仍很惊怕。此事发生后翌日,安娜在院子里偶然看到一个形似蛇的绳环而想捡起来时,右手就忽然麻痹起来。从此,每次看到类似蛇的东西就产生右手麻痹的症状。

根据弗洛伊德后来的分析推测,安娜在朦胧状态所看到的“蛇”,可能是父亲的阳具,因又好奇、兴奋,想用手去碰,而又害怕,发生矛盾复杂的情感反应,无法面对与处理,形成病情症结,表现癔症的(躯体性)症状。可说是采用"转化"(conversion)的心理防御机制(defense mechanism),把心情问题转换到躯体的症状,以回避的方式来处理好奇想碰而又不敢碰的矛盾心理。

总结说明病理

从多拉与安娜此两个案里,弗洛伊德指出癔症患者的共同精神病理。即:癔症患者在性格上比较幼稚,对情感与欲望的控制不稳定,包括对心性方面的情感操作还很不成熟。过早面对与性有关的刺激,或者是陷入矛盾的情况,就不知所措,无法处理,而也就以"转化作用"(conversion)的机制,把心理上的挫折表现为躯体功能上的障碍,经由"潜抑作用"(repression)把创伤的问题与痛苦或难堪的情感从意识层次里移走,潜抑到潜意识境界,不用意识而免除心情上的痛苦,表现"漂亮的不关心(障碍的发生)"(la belle indifference)的癔症特殊心理现象;或者经由"解离作用"(dissociation)发生解离症,不用意识到心理上的尴尬或痛苦。

弗洛伊德还指出:因其心理上的幼稚性,癔症患者对情感与欲望还常表现"双重性(感情)矛盾"(ambivalence),表示又爱又恨,很矛盾;而且经由"否定作用"(denial),潜意识地去否定(因难堪、害羞而无法认知或承认)的事实,而呈现"相反的情感反应",即以讨厌来表达喜爱的感觉。这些特点可说是青少年在青春期前后常表现的心理特性,只是特别显现在性格还很幼稚的年轻癔症患者身上。

从这两个个案里,弗洛伊德还提出一个共同特点,就是这两个女性患者,在家庭里,跟自己的父亲很(过分)亲近,在心性发展上容易遭遇性蕾期的情结问题。特别是她们的母亲比较缺乏母性(或者是女性的特性),没有让女孩子跟母亲很亲近与模仿,而无形中让女儿转而倾向于跟父亲要好。这种跟父亲过分亲近要好的趋势会发生又喜爱而又觉得不应该的矛盾心理，让女儿无法跟男人好好接近，建立普通的男女关系。一旦进入异性期后，跟异性接触后，容易继续发生感情上的矛盾，即：又爱又怕的情形，无法跟异性好好接近，好好接受并发展感情。换句话说，在心性发展上埋伏了这种情结而没有解决，是癔症发生的根源。

大致上来说，弗洛伊德有意识把所有的精神疾病与心理问题，都归根到早期经验的创伤或冲突，或者情结的形成。并且，配合人格发展的各个阶段，随着病情的轻重，而企图说明为何会形成不同的病态。譬如：强迫症是肛门期的问题，所面对的是对欲望的控制与被管理的问题；而癔症患者，所闹的问题是亲子三角关系上的情结，是性蕾期的问题。

利用癔症的病情，弗洛伊德还附带说明"原本性收获"（primary gain）与"续发性收获"（secondary gain）的定义，以及其差异。弗洛伊德解释，从动态的角度来说，精神疾患的症状的发生，都有其作用，可以发生某种效果，如：癔症患者的手麻痹，就不用去碰不可碰的东西，控制了不该表现的愿望，称是"原本性收获"。［**注解**：在安娜的情形里，右手的麻痹，就让安娜无法去碰内心里很好奇想碰的父亲的阳具；而在多拉的个案里，昏倒症状的发生，就是让多拉无法继续跟父亲吵架，免得向父亲发泄不该发泄的气愤情感。］假如病情的发生，可能让患者获得他人或家属的关心，如得到特别的照顾或可免除做家事或工作的负担等，是额外的好处，被称是"续发性收获"。治疗精神疾患时，特别是癔症时，也要考虑如何消除"续发性收获"，不鼓励症状的发生，间接地切断病情持续发作的可能性，这样才可以获得治疗的效果。

［**总注解**：自从弗洛伊德提出癔症的学理上的看法以后，弗洛伊德本身也好，精神分析的跟随者们也好，日后都并没有做太大的修正工作。只是弗洛伊德把癔症的学理扩充而运用到别的神经症，被学者们批评把性的病理太过分地推广到别的疾患里去，而表

示反对。就是针对癔症本身来说,虽然跟性的问题常有密切的关系,但并不是所有的癔症都要归根到性的问题,也可能是跟其他性质的心理创伤有关。可是癔症患者使用潜抑作用、转化作用、解离作用等防御机制而发病的观念还是可以普遍运用的,而以性格比较幼稚或创伤过分强大而无法招架的想法来了解癔症的发生,也还是很适用的。]

第三节 其他学说的解释

行为治疗上的了解

行为学家对癔症的解释比较单纯。认为:癔症患者是遭遇重大的心理挫折或压力后,而发生的急性心身反应。其所表现的症状包括以随意肌所管辖的运动系统的一过性功能变化(如抽筋或麻痹),或者感觉器官的一时性功能丧失状态(被称是转化症);或者意识状态一时性的变化,如呈现朦胧的精神状态(被称是解离症)。不管是哪一种病情,都可说是比较原始性的情绪反应。根据观察,有些动物面对很可怕而无法招架的危险时,就发生瘫痪的现象,靠不理会危险来回避困难。癔症被看成是这样原始型的心情反应。治疗的要点是帮助患者除去所面对的困难。

认知治疗模式的解释

认知治疗对癔症的病理,还是以过分的创伤的遭遇来做解释,可是惟一不同的是,认知治疗的学者认为:这是因患者对刺激与挫折的感受与解释上的问题而来的。即:对刺激或挫折看得很严重,觉得无法招架,而发生的反应。因此,辅导的要领是去更改纠正患者对创伤的看法。

从认知的立场,有一点要说明的是,患转化症的患者在躯体某部位发生暂时性的功能障碍，往往跟神经系统的解剖位置不吻合，而被解释成是“假装的”毛病，但是从认知的立场，我们要知道，患者确实认为是该障碍发生的部位，而并不是伪装的；因此就要以此对待。

社会与文化上的见解

文化精神医学家根据他们在各地所获得的临床经验与观察，再加上比较流行病学的资料，而指出一个现象。即：癔症患者在欧美的社会里，近年来变得比较少见，而在亚洲或其他经济比较不发达的社会里还是很多的。他们推测，可能有几个理由。在精神医学知识比较普遍的社会里，随着心理卫生医疗设备的普及，大家都了解癔症是心因性的疾患，特别是性格幼稚或脆弱，是对应激无法面对而发生的问题，因此，没人愿意被批评是心理脆弱或性格不成熟，也就变得不流行了。换句话说，这样的社会里，患了癔症，不仅得不到“续发性收获”，可能还被他人轻视，认为是心理不坚强而患的毛病，只好改变其“求救行为”(help-seeking behavior)；假如面对了应激而无法应付时，就采用别的方式而反应，呈现如：躯体形式障碍、饮食障碍、物质滥用等疾患。[**注解**：在欧美的社会里，靠物质来麻醉自己精神的情况很多，被学者们解释是用物质来引发解离症的现象。]

反过来说，在亚洲等地，除了精神医学知识还没很普及，大家对癔症的了解还不清楚，发病后可以获得“续发性收获”，得到家人或其他的关心以外，还有一个很重要的理由，即：在比较传统或保守的社会里，对个人的各种欲望或情感还有许多社会与文化上的管制，特别是对性的表达，还得很节制，无法自由表现。在这样的文化环境里，一般人的心性发展比较迟慢(而且相对的也比较幼稚)，容易招受矛盾的情况或处境，让年轻人不知如何是好，也就容易发生癔症的现象。这一点，犹如19世纪欧洲的奥地利维也纳当时的社会一样,容易孵养癔症这样的病理发生。[**注解**:当时的维也纳社会里,由于一方面很主张清教徒的禁欲,而另一方面又偷偷地放纵,发生对性的双重而又矛盾的现象,因此癔症的发生特别多,而让弗洛伊德对这样的患者有机会经常接触而做研究。]

虽然这些社会与文化上的观察与见解并没有直接说明与印证癔症此病的病源,但间接地说明从文化上可了解的癔症的特性,也总算提供给我们对癔症的不同层次的了解。换句话说,目前很现代化的欧美社会里,药物滥用的情况很多,被一些学者解释是靠物质而引来的解离状态,跟解离症是异曲同工的表现。

第四节 转化症与解离症

我们就"癔症"或"歇斯底里亚"(hysteria)的整体疾患的病理讨论完了以后,在此就其不同亚型做简略的说明。过去随着病情表现的不同,癔症被学者区分为"转化症"(conversion disorders)以及"解离症"(dissociative disorders)两种亚型。虽然此两种亚型疾患的基本病理都相同,但是由于临床上的症候表现不同,因此习惯上被区别诊断。除了个人性的癔症以外,癔症也会偶尔涉及集体性的发作,在短期内以流行的方式发病与感染,少则数名,多则数十名,或甚至数百名,被称是"流行性癔症"(epidemic hysteria)。我们就这些不同情况分别做简单说明。

转化症

患转化型癔症的患者,其所呈现的躯体问题包括运动系统的功能障碍,如手脚抽筋或"麻痹"不能动,或者喉咙"麻痹"而不能讲话等。这些运动系统都是由随意肌所管辖(也就是说,可依本人的"意思"而发生抽动或不能动)。另外是感觉系统的毛病,如:视觉、听觉、触觉的障碍,而看不到、听不到,或者麻木没有触觉等。

就癔症的病理，我们了解当一个人遭遇重大的应激或挫折而不能面对时，情感性的反应(如害怕、生气等)经由隔离作用(isolation)而从意识境界消失，被“潜抑”(repression)下去，而感觉不到，不用感到难堪、尴尬、害怕、害羞，或生气等，而这些害怕或生气等的感情经由“转化作用”(conversion)而改变以躯体的性质呈现。由于躯体症状的发生，如手脚麻木而不能动，或者失声而不能骂人，或者失明而看不到可怕的情景，患者就能直接地回避问题或避免面对难堪的情感，可说是获得了“原本性收获”(primary gain)；而由于生病后，可能获得家人或四周人的关心与照顾，就获得“续发性收获”(secondary gain)(参看本章第五节病例一及二)。

解离症

患解离型癔症的患者，也是同样的道理，面对无法招架的创伤或痛苦，就改变自己的精神状态或人格，而经由这样的“解离作用”(dissociation)，在恍惚的精神状态或不同的人格里，也就不用去意识与面对应激或挫折，以便保护自己。可是仔细观察，我们却可以发现患者在其解离状态里，间接或象征性地表达自己的欲望或情感，只是(在“解离症”的情况里)可以推卸为因精神恍惚而乱表现的(犹如酒醉而“乱”讲的)，或者自己根本不“知道”，也不“记得”；或者(在“多重人格症”的情况里，发生人格的变化而扮演他人时)可以推说并不是“自己”而是“他人”所讲或所做的，跟自己毫无关系，而不用担起责任，因此其病理的本质是跟转化症一模一样，所以也就被归类为癔症的亚型(参看本章第五节病例三)。

根据病情表现而分类的美国精神疾病分类系统里，把解离症跟转化症看成是不同的临床表现而分开，单独立为解离疾患；而把转化症归属于躯体形式障碍里去。至于过去使用的癔症的总名称就消除掉。至于解离疾患本身里，就其特殊症状的表现而又细分为解离性的失忆症、迷游症、僵呆症等。至于人格的障碍表现就诊断为:"解离性自我认同症"(dissociative identity disorder),代替过去所称的"多重人格症"(multiple personality disorder)。可以说随着医学知识与职业性观念的改变,把分类系统也更改了。

可是从病理的立场来说,不管是如何被划分,不管是属于哪个亚型,这些疾患的共同病理就是靠"潜抑作用"(repression)来处理心理上的困难;只是采取不同的方式而以转化、解离或人格的变化而来表现。就疾病的性质来说,都是反应性,而且是心因性的疾病,通常是以急性的方式而发作,问题一解决,病情就消失,因此,其预后也比较好。

流行性癔症

有时候癔症可以牵涉很多人相互影响与感染而发生,在短期内集体性的患病,被称是流行性癔症(参看本章第五节病例四)。虽然流行性或集体性的精神疾患,可以以恐慌、焦虑、抑郁、妄想等方式而发生,但多数以癔症的状态而发作(Tseng 2001, p265～290)。

流行性癔症跟其他种类的流行性精神疾患有共同的病理。即:通常是有一个患者开始发生,然后别的人就相继受影响,一个接一个地经由心理感染的性质而发生,变成是集体性发作的精神问题。这些同患的患者,通常有共同的背景,如学校的学生们或工厂的女工们等,经由模仿与认同而发生流行。从心理背景的角度来看,他们群体可能面对共同的心理困难,可是难以经由适当的通道来处理或面对其挫折;因此,开头的患者一发病,大家就跟着发病,一窝蜂地产生集体发作,无形中经由其集体的发作来企图解决问题。这种流行性癔症受群体心理的影响,同时也是随着癔症的病理而发生(参看本章第五节病例四)。

第五节 个案分析

病例一(原载:曾与徐,2003,p339～340 病例:增修)

临床病情

患者是20多岁的年轻女人,不巧,爱上了一位已经结婚的男人,她的母亲极力反对,认为这是不该交往的男人对象。可是,此患者情不自禁,仍偶尔偷偷去会面。有一天,她又去找这个已婚的男人,很晚才回来,回家一进门,就被母亲拿棍子责打,被打得当场昏倒。母亲吓坏了,赶快急救。患者逐渐醒转,但仍然神志不清,而且呈现半身不遂,一只手跟一条腿无法动。母亲认为她患了“脑出血”,乃送往急诊处救治。经医师检查发现半身的手与脚不能动以外,并没有其他脑疾患应有的现象,而其麻痹的轻重及部位往往随不同的检查而变异,与一般神经医学上的病理不符合,而且患者虽已清醒,但对自己一只手一条脚麻痹的情况漠不关心,急诊处医师认为是心理疾患,而叫精神科医师会诊。

经精神科医师与患者屡次会谈,患者慢慢说出原因。当她年幼时,邻居有一位太太跟有妇之夫有染,结果,有一天发生半身不遂,被人认为是那位太太行为不端,罪有应得,受了天罚,患者在年幼的心里印象极深。

最近她因自己与一位已婚的男人来往密切,心中本已甚感内疚,被母亲一骂,更觉得自己罪大恶极,所以突然觉得自己与从前邻居那位太太似的,半身的手脚都不能动了。

病理分析

此患者之所以昏倒且半身不遂,表面上看来,是对被母亲责打的反应,其作用在避免被继续责打(可说是在得到“续发性收获”);可是真正的意义与作用,是对自己的处罚,禁止自己再外出跟已婚男人来往,继续不该犯的行为(是“原本性收获”),即:靠症状的出现而潜意识地在处罚,并发生停止不该有的欲望的原本性作用。

很清楚的,此个案涉及与性有关的问题,也患着情感的矛盾现象,又想爱但又觉得不该爱对方。可是仔细分析,此个案所面对的也是与早期性蕾期的情结有关。即喜欢上已婚的男人(代表所爱的“父亲”),而被母亲反对,甚至还被母亲责打。假如进一步去追索,可能还会发现此女患者跟自己的父亲有亲密的关系,甚至于潜意识地偷恋着,而在实际的现实里,找到父亲的替代人物,即已婚的男人而转移其情感,间接地说明年轻女人为何偏偏对已婚的男人感兴趣的原因。

辅导要领

针对此患者,主要便是向她解释:跟已婚男人来往,固然是不适当的事情,可是也并不是那么坏,不会受天的处罚。说明过去邻居太太发生半身不遂,只不过是患了躯体上的毛病,是健康的问题,而跟她本身的行为无关。从认知的角度来更正她幼小时对邻居太太所遭遇事件的印象与认识,间接地提示她目前不用那么责备自己。只是要提醒她将来找男性朋友,要找适当的、未婚男人为宜,免得发生这样的矛盾。

针对患者的母亲,要说明:女儿对已婚男人发生了感情,也不用那么生气,想办法好好劝告她,希望女儿可以悬崖勒马,停止其关系;避免女儿觉得很害羞而不知所措,还发生了癔症的毛病。

至于患者对性蕾期的情结问题,是否要分析与解释,那要看患者的心理状态,以及对分析治疗的接受性如何。并且要根据患者是接受长期性的心理辅导,还是只是接受短期的辅导,而去决定分析与指点的程度。

病例二(原载:曾与徐,2003,p338～339 病例:增修)

临床病情

患者是16岁的年轻女孩,因忽然右手麻痹,而且失声,被送来急诊处。经医师检查,发现其症状不能以神经医学的立场解释,乃被安排看精神科医师。

经由精神科医师仔细查问,得知,患者在幼小时父母离婚,由父亲抚养长大,跟生母只是偶尔见面。生母已经再婚,并生了个男孩。

患者叙说:发病当日,碰巧接到母亲打来的电话,一时欣喜得很,能听到生母的声音,可享受母女间的天伦之乐。哪知母亲在电话里告诉她,晚上有事将要外出,问患者能不能到母亲家里,替母亲看幼小的孩子。患者听了,发愣,一时无法回答,然后心中愤怒异常,恨母亲从来没有照顾过她,好不容易打电话来,却是要她去照顾异父弟弟,恨母亲对弟弟如此喜爱。当时有极强的冲动,想要"放声大骂",而且想"用力"摔电话。可是又觉得不应该如此对待自己的母亲,应该说"可以"。也就在此时,她发现自己竟然"语不成声",而且右手也"麻痹"了。

病理分析

从患者的叙述,不难了解患者借其"失语"与"右手麻痹"来说:"我不愿意照顾弟弟,我恨你,我想打你……但我又不敢说、不敢打等等。"很显然地靠其躯体症状来叙说"躯体语言"(body language)。由于癔症症状的出现,阻挡了她做出不该讲、不该做的不好的行为,是发生了"原本性收获"的作用;可是经由其"躯体语言"却表达了自己内心里的感觉,总算得到了"续发性收获",可间接地让他人(特别是母亲)知道自己不高兴的反应。

很清楚的,此患者被陷入难以反应的处境,不能说"是",也不好说"不是",面对情感上的矛盾,而且没有解决这样困难的方法,才采取这样原本的措施反应。

这个个案的病情的发生,在表面上看来,跟性的问题没有直接的关系,可是仔细思索,却可以了解,是跟自己同性父母(母亲)闹情感的问题,也是跟“性蕾期”的情结有关。即:女儿无法跟自己的母亲亲近要好,有情感上的冲突。虽然父亲的存在并没有出现,可是从离婚后靠父亲抚养的情形来看,不难了解患者跟自己的父亲是很亲近的。换句话说,隐约地可以看到是亲子三角关系的情结的结果。

辅导要领

针对此个案的辅导,首先要向患者表示同情,并且帮助患者去脱离被陷入的困境。让患者在认知上了解,想跟自己的生母保持情感是一件事,而向母亲拒绝要求是另一件事。可以依照自己的意思而说自己的意见,而不要和想与母亲亲近的感情混合在一起。帮助患者能以不很情绪化的、比较理智的方式去向母亲说明为何她不想去照顾异父弟弟的道理,希望母亲可以谅解。

至于患者所处的性蕾期遗留下来的情结,就不必去分析与指点,以免增加患者在此急性阶段的心理负担,认识了这些原本性的情结,经由其意识化而恶化病情。

病例三

临床病情

患者是16岁的年轻女孩,因为最近在家中常常发生“精神错乱”的情况,被父母带来求医。据父亲讲,女儿本来一切正常,可是最近情绪略受刺激,如被父母责骂时,马上就会发作。发作期间像完全变成另一个人似的,对四周的人都不认识,脾气暴躁,要做什么就做什么,父母的话一概不听。假如要勉强她,她就突然昏倒,在地上打滚,乱叫一阵子。等发作过后,也就恢复成为本来的一个温顺且服从的女孩子。由于单靠家属的叙说,无法肯定是什么问题，就让患者住院观察。

住院后，发现此患者在白天并没有什么异常的情况，跟别的患者参加医疗活动，谈吐也很好，看起来是很正常而斯文的女孩子。可是经由夜班护理人员的报告，一到晚上七八点左右，患者就会无缘无故地突然发作，进入精神恍惚的状态，说些别人听不懂的话，也变得不认识医护人员，并且表现奇异动作，提高着脚、弯着腰，好似要偷走似的，往病房门口走。被医护人员挡着，她就倒在地上乱滚乱叫，喊着让她出去。如此情况闹半小时左右，患者就恢复平静，但事后不记得发作的情况。当医师直接询问她为何这样发作，她只回答连她自己也不知道。

这样的情况连续发生几天，因此引起主治医师的注意，特别吩咐值班医师刻意在晚上陪伴着她观察，看究竟为何而发作。果然当值班的住院医师跟她在游乐室一起下棋时，当听到病房墙上挂的钟打八响，表示是八点的时候，患者就突然发作，重复一样的病情，闹得很厉害，大喊“男朋友在等我！”并且往病房的门口冲，想出去。由于患者闹得很厉害，值班医师就给患者打镇静剂，让患者平静下来。就在这样半醒半睡的状态，值班医师就跟她谈话，询问她到底谁在等她，让她那么很紧张。结果，在这样药物引来的催眠状态里，患者叙说她发作的理由。

原来，她是父亲很宠爱的女儿，可是父亲也很严厉，常提醒她年龄还小，不可乱交男朋友。可是学着别的同学，她在外面也交起男朋友，并且很要好。第一次发病的那天，她本来跟男朋友约好，要在家附近会面，并且想一起去看电影。可是到了晚上八点钟，本来想溜出去的时候，很不巧的，患者发现父亲坐在门口看报纸，让患者无法偷偷溜出去。结果，一想到男朋友在外面等着她，她就很着急，但又没有办法，就在这样无可奈何而又很着急的时候，她就忽然“精神错乱”，开始乱叫、乱闹，进入精神恍惚的状态，而事后毫无记忆。

由于这样偶然的发现病情发生的来龙去脉,就被诊断是解离性癔症而进行治疗。

病理分析

这个患者显示:当她面对很紧张、着急而又无可奈何、无法处理的问题时,就陷入解离状态,让她自己不用在意识状态里去认知问题的发生,免得受情感上的痛苦,是解离状态发作的特点。这样解离性病态的发作,也是表示此患者心理上比较幼稚,无法用比较成熟的办法来处理困难而发生的结果。别的女孩,或许会想办法去向母亲求救,请母亲帮忙向父亲说服;或者直接和父亲谈,答应很早就回来,让她出去一下去见朋友等等。

在这个问题发生的背后,有个跟亲子关系上有关的家庭背景问题,就是父亲对她很宠爱但又很严厉,管制女儿不可早交异性朋友,而母亲又好似不存在,不能让女儿跟母亲要好,获得母亲的支持,像别的女孩成长似的,好好进入青春期以后的少女阶段。换句话说,也是涉及性蕾期的问题。

辅导要领

"精神错乱"发作的原因清楚了以后,最要紧的是跟家属会谈。除了说明女儿所患的,并不是精神病,而是心理上的问题,可以放心以外,最重要的是跟父母商谈如何对待青春期发展中的青少年的问题,特别是跟异性朋友交往的事情。要帮助父母,特别是父亲了解,严格管制女儿,不让女儿有跟异性朋友来往的机会,并不是个办法,只会让女儿缺乏这方面的社交经验,会影响她的心性发展。如何不要过分的管制,也不要完全放松,而在适当的情况之下,帮助女儿建立跟异性朋友来往的社交机会,是会谈的主要课题。至于有关性蕾期的基本问题,不用直接解释,只是向父母提醒:到了青春期后的女儿应该跟母亲接近些,而跟父亲宜保持适当的情感上的距离。

病例四(Teoh et al.,1975)

临床病情

这是有关流行性癔症的病例,发生在信奉伊斯兰教而且还很迷信神鬼的马来西亚,在一所乡镇地区的初中学校。该学校设立宿舍,从乡下远地来的学生们可以住宿。问题发生在女生宿舍,该宿舍有将近五十名女学生住宿。按当地伊斯兰教的习惯,男女要严格分开,因此,该女生宿舍原来由一位女性管理员在负责管理,男人不得进入。可是该女性管理员辞职后,学校并没有另外聘请人,而由学校的(男)校长自己兼任。他不顾社会与宗教上的规矩,自己随时擅自进入宿舍巡视,干涉女孩子的事,甚至还教女学生应如何带卫生带等。这样忽视规矩而乱来的举动,不但引起女学生的不满与骚动,也受到当地人们的关注。可是由于学校的校长在当地有相当的权势,家长们也就无法提出反对。

就在这样的气氛背景之下,有一位女学生忽然感到身体不适。诉心烦、紧张、呼吸困难,结果呼吸急促,而手脚发生抽筋的现象。她诉说有人在厕所附近对她喊叫(才让她生病)。过两天后,有两个住在宿舍的女学生,是跟前天生病的同学很要好的,忽然发生精神异状,乱喊乱叫,并且指出有人把脏的卫生带丢到宿舍附近,得罪了当地的地神。其中的一位还说,由于她很喜欢校长,也得到校长的特别关心,而别的女生因此对她很嫉妒。她们两位的精神发作,引来更多学生们的相继发作。最厉害时,有四五个学生同时发作,乱喊、乱叫,在宿舍里到处跑,或者忽然昏倒等等,把宿舍变得像个闹事的地方。有个女学生在喊叫发作中还公然要求牺牲人来供地神赔罪,让校长不知所措。在这样不得已的情况下,当地的传统神棍被请来举办仪式,牺牲一只动物来奉献地神,请求恢复安宁。

就因这样事情的爆发,在当地人集体要求与施压之下,校长才答应不再兼任女生宿舍的管理,另外聘请女性管理员来管理女生宿舍,问题终于解决了。

病理分析

很清楚的,男性校长闯入女生宿舍而引起了年轻女生们的强烈情感反应,这些年幼青春期的女孩子们在不知所措的情况下,采取癔症流行的方式来对付权威性的校长,表达她们集体的不满,而终于解决了所面对的困难处境。其基本病理跟个人的癔症病理是相同的,只是依靠群体的力量而发生,并且经由超自然的方式给予解释,并且提供处理的办法。

在这个混乱的局面里,也显出天真而幼稚的少女们对男性(校长)的亲近接触而所呈现的情感反应,即:又喜欢、又害怕、又不满的复杂而矛盾的情绪,而产生不知所措的情况,充分表达癔症患者的心性特性。也可以说,以集体的方式对性蕾期情结发生了群体反应,并且以发病的方式向外求救,而企图获得解决。

辅导要领

针对这样的流行性、集体性癔症,要尽早发觉所面对的共同问题在哪里,紧张的根源是什么,其发作的意义与作用为何,而针对其核心问题作根本的处理。要尽速应付,并且尽量把这些患病的人相互隔离,减少心理相互感染,增强紧张的气氛,而变本加厉;而且不要提供过分的关心,避免无形中加强“续发性收获”,都是值得考虑的各种要领。向家属或有关人们,包括社会的媒介,解释说明发病的性质,提供适当的了解与认识,以便稳定大家的情绪,消除紧张的气氛,是处理与平息这样流行性精神疾患的一般要领。

第六节 心理辅导上的课题与要领

机警的判断病因

由于癔症通常是急性发作,除了赶紧做临床上的诊断外,还需要赶快了解病因何在，好处理其问题，这是处理癔症的首要课题。由于癔症是心因性的疾病，如何运用动态心理学的知识与经验来机警地探讨与发现问题的来源，是个需关注的要领。仔细探听第一次病情发作的情况，包括所处的情景、所接触的人物、所发生的事情，是主要的线索。如：病例一里，“一进门，就被母亲拿棍子责打”（为何被责打?）；病例二里，“碰巧接到母亲打来的电话”（母亲谈了什么，听了怎么反应?）；病例三里，“头次发病的那天，父亲坐在门口看报纸时，而突然发作”（她想干什么，跟父亲坐在门口有何关系?），都可以帮我们寻索病因。

从患者所呈现的躯体症状，如：两脚麻痹而不能走路（病例一）；失声而不能说话（病例二）；或者提高着脚、弯着腰向门口走（病例三），要去体会这些“躯体语言”在想说什么。在精神解离而恍惚状态下所说的话，如：大喊“男朋友在等我!”（病例三）；或者，在乱喊乱叫中指出“有人把脏的卫生带丢到宿舍附近”（病例四），到底在指什么问题，都可以帮助我们去分析与了解患者内心里的情结，以及想透过病状而诉说的问题。

急速地处理问题

由于癔症常是急诊性的问题，治疗者要快速地想办法来解决问题。根据临床资料，有技术的会谈，发觉问题的所在，而就问题赶快去处理，是治疗癔症的方法。假如需要跟家属会谈，供给咨询，就争取机会进行。假如要跟老师接触，就尽早做，讨论解除问题的所在。总之，要积极地帮助患者去解决问题。否则，脆弱的患者无法面对，而不容易处理困难，病状会继续下去。

支持与分析的选择

对癔症患者的治疗，有个基本上的选择，即：除了采取比较积极且支持性的辅导以外，是否也要进行分析性的咨询。一般来说，在急性阶段,患者还是脆弱、感情不稳定而无法面对现实时,最好不要分析、指点内在精神里的情结,加强其刺激与挫折,使病情恶化。可等到情绪稳定,症状大致消失后,和缓地尝试给予说明所患的心理情结是什么,包括如何去处理为宜的建议。督促患者往改善的方向去尝试。治疗者要注意的是患者对指点情结时会发生的阻抗现象,并且要判断患者的自我能力是否可以应付,是否可以面对自己内在精神的问题,而不会发生过分的慌张而表现强度的阻抗。

等到患者的症状完全消失,情结问题也有所了解与改善后,最后的考虑是:是否继续辅导,帮助患者去改善心性发展的问题,包括性格上的幼稚性的改进。也就是说,要决定是否从短期的心理辅导而改为长期性的治疗,做比较彻底的辅导。

治疗者与患者的关系

假如决定要跟癔症患者进行长期性辅导时,就要开始注意和患者保持的关系。一般来说,宜保持职业性、中立性的关系,保持适当的距离,免得发生私人性、情感化的关系,妨碍了治疗工作的进行。精神分析的治疗运作里,很强调治疗者跟患者保持职业性与中立性的关系,一方面是为了促进患者能自由联想,比较放心地透露内心里的心事,达到分析潜意识精神材料的目的,另一方面是经由治疗癔症的患者而获得的临床经验,免得发生转移性的关系问题,让没有训练的治疗者发生难以应付患者的困难。

转移关系的处理

由于癔症的患者,性格上比较幼稚,但习惯上容易讨好异性的权威者,因此,容易发生转移性的关系,以情结性的问题跟治疗者相处,有时发生难以处理的治疗者与患者间的关系问题。特别是男性治疗者在治疗女性患者时,就容易让患者把过去对自己父亲的暧昧关系转移到治疗者身上来，重复过去跟父亲的情结性问题(MacKinnon &Michels，1971)。因此，如何早期发觉、适当控制，并且用来作为指点的有利材料，是分析性治疗的要诀。透过转移关系而来改善人际关系与对人的情感，是治愈癔症患者的一个可善用的途径。

参考文献

1. 曾文星，徐静. 新编精神医学. 台北：水牛出版社，2003
2. Freud S. Dora：An analysis of a case of hysteria. New York：Collier Books，1905/1963
3. Freud S，Breuer J. Studies on hysteria. New York：Avon Books，1893/1966
4. MacKinnon RA，Michels R. The psychiatric interview in clinical practice. Philadelphia：W. B. Saunders Company，1971
5. Teoh JI，Soewondo，Sidharta M. Epidemic hysteria in Malaysian schools：An illustrative episode. Psychiatry，1975，38：258－268
6. Tseng WS. Handbook of cultural psychiatry. San Diego：Academic Press，2001

第八章　焦虑疾患的学理

从医学史的立场看各种焦虑疾患

从西方医学的历史角度来说，虽然早在公元前4世纪的希波克拉底(Hippocrates)时代，已经有癔症(hysteria，即：子宫脱位症)及抑郁症的病名称呼，可是对于焦虑疾患的各种称呼还是等到后来才逐渐出现的。在近一个世纪的西医里，所谓神经症，原来是指除炎症、外伤、肿瘤等病因不明显的疾病，被推测可能是神经系统有障碍而引来的疾病，因而被起名为“神经症”(即：神经系统起因的毛病)。

神经衰弱(neurasthenia)是到了19世纪末，由美国内科医师乔治·比尔德(George Beard)起名，认为是神经系统过分疲劳或中毒而引起的衰弱现象，用来包含疲乏、无力、没精神等各种症状的症候性病名。很显然，对于这种疾病的病因是从器质性观念的角度而做的解释。

在19世纪末，精神分析的创始人，西谷蒙德·弗洛伊德(Sigmund Freud)随着对癔症及强迫症的病理了解，发觉这些过去原本认为是神经系统有毛病的神经症却跟心理因素很有关系，就把当时被医学界所认定的所有神经症(neuroses)重新划分，区别为两大类。即：一类是“真实”神经症(actual neuroses)，包括神经衰弱、疑病症及焦虑神经症。根据当时的医学知识，而且依神经科医生的背景与看法，仍认为这些疾病是神经系统有障碍而引起的，是生物性的病因，因此就称为“真实的”神经症。与此相对的是癔症与强迫症，认为主要是由心理因素而引起的，就起名为“精神”神经症(psycho neuroses),冠以"精神"的字头,表示是受精神(心理)因素而引起的神经症。可是后来的学者,认为连焦虑症、疑病症统统都是与心理因素有关的,就放弃弗洛伊德两大类的分法,统称是精神神经症。由于华人素来以"精神病"或"神经病"等名词来指严重的精神疾患(指的都是精神错乱的意思),中国学者对于"精神神经症"(psychoneuroses)的直译觉得不是很合适,就干脆随其原本意义而意译为"神经功能症",表示是功能性的障碍,并不属于器质性的问题。日后欧美的学者们觉得精神神经症的名称太长,也就恢复使用原先的"神经症"的名称来统指这些疾病,只是经继续了解得知这些是与心理因素有关的轻微的精神疾患,用来跟比较严重的精神病(psychoses)作区别。

到了20世纪末,美国的精神疾病分类系统放弃了按病因而分类的方式,改采用描述性的、症状性的分类,也把神经症与精神病的划分观念去除,同时把包含转化症(conversion disorders)与解离症(dissociative disorders)的"癔症"(hysteria)的名称取消。把焦虑症、恐惧症、恐慌症、强迫症,加上创伤后应激障碍(posttraumatic stress disorder)统归类于焦虑疾患的范围。至于转化症及疑病症,也就其躯体性的症状,而被归纳到新建立的分类名词,即:"躯体形式障碍"(somatoform disorders)(Gabbard, 1994)。

从分类的立场了解各种疾患

同样是以焦虑为主的症状,但是随着临床病情的不同,在疾病分类上被区分为各种疾患。假如患者所焦虑的问题是比较广泛的,并不只是针对某件事情或某类问题而焦虑,就被归类是"广泛性焦虑症"(generalized anxiety disorder);假如所表现的焦虑程度很强烈,进入恐慌的状态,就被归类为"恐慌症(或惊慌症)"(panic disorder);假如所担心与害怕的是针对某特殊对象或处境,就被称是"恐惧症(或恐怖症)"(phobic disorder);假如所焦虑与担心的是如何在外跟人接触,发生社会化关系,就特别称是“社交恐惧症”(social phobia);假如以各种强迫性的意念或重复性的动作而表达焦虑的情况,就称是“强迫症”(obsessive disorder)。离开病情的考虑,而从导致疾患发生的情况来说,假如是针对某特殊应激情况而发生焦虑及其他症状,就称是“急性应激反应”(acute stress disorder);假如其所遭遇的应激是跟重大创伤事件有关,就称是“创伤后应激障碍”(posttraumatic stress disorder)。可见随着不同的病情表现或面对应激的情况,在焦虑的广泛谱带里,包含各种焦虑疾患。

从另一个层次来说,假如面对应激后,表现的却是抑郁状态,就被归类为“抑郁症”(depression)。假如遭遇应激而以转化的机制而表现躯体性障碍的病情,或者以其他躯体的形式来反应应激,就被归类到“躯体形式障碍(又称躯体症状疾患)”(somatoform disorders)。这完全是另一种类的疾患。可见精神疾病的分类是人工性的划分,而当前的分类方法并不考虑疾病的病理或病因,只顾虑病情的表现,而且随着专业知识的更改而随时改变。究竟这样不考虑病因与病理而只依靠所表现的病情而去分类疾患的方法是否适当,还得等日后学术上的评价。

最后还有一点需要提醒的是:近年来,随着生物精神医学知识的进展,特别是强迫症对药物反应的结果,让我们体会这些焦虑疾患需要考虑生物学方面的病因,包括遗传的因素、神经生化系统的障碍等。但是在本章里还是让我们从心理的角度来讨论各种焦虑疾患的学理,可间接地帮助我们考虑如何对这些疾患施行心理治疗方面的工作。

第一节 焦虑症

在所有的神经症疾患里,焦虑症被看成是最单纯且最基本的神经症。所谓单纯，指的是以焦虑的情感反应为主要症候，并没有其他症状（如强迫性行为、转化症状，或者恐惧某种对象或处境等），纯粹是以焦虑而表现的疾患。所谓基本，所指的是，其他焦虑疾患（如强迫症、转化症、恐惧症），虽然病情各有不同，但其基本问题仍是焦虑，只是以不同的方式来处理与表现焦虑的问题罢了。因此，了解到焦虑的基本病理，也就可以把握其他形式的焦虑疾患。

精神分析学上的看法

在 19 世纪 90 年代早期，弗洛伊德对焦虑的看法很单纯，根据癔症患者所提供的分析材料，他认为“焦虑”（anxiety）是跟性欲望有关，是生物性的原因，由于性欲望的表达发生障碍，无法适当地满足或表露而呈现焦虑的心理症状。受着当时物理学的物与能的动态观念，他还进一步推测，一个人的“力比多”（libido，即生命力）累积很多，性的欲望增强而无法经由性交而发泄时，就累积其紧张而发生焦虑的症状。

后来，到了 1926 年，弗洛伊德改变他的见解，解释焦虑是由内心精神里的冲突而来的，是属于“原我”无意识境界的性冲动或攻击欲望不被“超我”所允许与接受时，由于发出的矛盾现象而发生紧张的结果。也就是说，“自我”因害怕表现“原我”的欲望而受“超我”的处罚，而产生焦虑，称是“超我焦虑”（superego anxiety）。这种焦虑是“自我”产生的情绪反应，是无意识层次里“原我”与“超我”冲突而对“自我”发出的危险的信号。换句话说，是针对内在危险的反应，是为了保护自我存在的心理功能，是警告自己面对了过分紧张的危险信号。这是根据他的精神结构学说的观念而说明的学理。弗洛伊德认为惧怕（fear）是对外来现实危险的反应，而焦虑（anxiety）是针对内在性危险的感受反应。

弗洛伊德日后还解释，当一个孩子在性蕾期遭遇亲子关系上的情结问题时，男孩因跟母亲过分要好而引起父亲的嫉妒与不满，担心自己的小生殖器会被父亲割除时,会产生强烈的焦虑,被称是"生殖器割除焦虑"(castration anxiety),跟心性发展有连带的关系。

不赞成弗洛伊德的唯性论的观点而离开的跟随者,卡莲·霍妮(Karen Horney)对焦虑却有另外一套看法。她认为当婴儿出生以后,假如得不到父母的保护与照顾就发生焦虑的感觉,特别担心被养护者遗弃而不安,称是"基本焦虑"(basic anxiety)。患有这样基本焦虑的孩子,长大以后对自己的一生会总有不安的感觉,并且认为世界是危险的,持有仇恨一切的心理。

综合起来说,精神分析学家认为:随着人格的发展阶段,一个人可以面对不同性质的焦虑,包括口欲期的"基本焦虑"、性蕾期的"生殖器割除焦虑",以及接受超我评判而来的"超我焦虑"。

行为学上的解释

在讨论行为治疗的第二章里我们曾经说明过,许多动物行为学家经由他们的实验而发现许多情况会让被实验的动物发生焦虑的状态,导致实验性神经症的发生,从行为学的角度阐明焦虑的性质(参照第二章)。

譬如申格·克列斯特夫尼克娃(Shenger Krestovnikova)在1914年,对狗做条件反射的实验,发现让狗面对超过狗的感觉所能判别的刺激,产生"无法适从"的情况,心理受到压力时,狗会产生焦虑反应。

假如已经被条件化、训练好的羊,忽然改变方式,不管什么时候,不再给铃的警告声而忽然给予触电,结果,这样被实验的羊就不得不"随时提心吊胆",结果就会呈现战战兢兢的焦虑状态。

J·H·马瑟曼(J. H. Masserman,1943)对猫进行实验,首先训练猫去按开关,以便获得食物。当此操作条件反射形成后,猫再去按开关时,有时就突然给予电的触击,使猫感到痛苦。但是有时按了开关，不但没触电，还可获得食物。结果，让此猫处于又想按开关取得食物，而又害怕挨触电的“矛盾与冲突”情况，就出现与焦虑有关的各种躯体性症状，表现紧张状态，证实，内心面对极端的矛盾，难以处理应付，可以促成焦虑症的病状。

J·V·布雷迪(J. V. Brady，1958)曾对猴子进行实验，让猴子固定坐在特制的椅子架，能随意伸手取食、自由喝水，四肢能自由活动，每隔一段时间就在其脚上触电，加刺激使其难受。可是，假如猴子在每隔一定的时间间隔，去按一次开关，就可免触电。也就是说，让猴子提高警觉，每隔一段时间就得去执行该做的任务，才能免受触电的难受。经过这样的实验操作，结果有些猴子发生胃溃疡而死亡，表示必须“时时提高警觉去执行任务”时，会产生紧张，促成胃溃疡等心身疾患的发生。

这些动物实验带来学理上的启示，即：在日常生活里，经由心理上的因素，可以面对许多心理上的挫折、矛盾、负担而产生焦虑的结果。

认知学上的见解

认知治疗者认为一个人在脑海里想到一些可怕的事情将可能发生的话，由于那种念头而可以导致焦虑的心情反应；而这些对可怕事情可能将发生的预料，都是根据“认知”上的错误观念与想法，可以经由纠正的治疗工作而免除焦虑的发生。

阿伦·贝克(Aaron Beck，1976)就此点，举出一个例子。即：有个中年男人去滑雪场，想跳很高的滑雪跳板。当他到达滑雪跳板的顶端时，忽然感到呼吸困难而紧张起来，没法跳，产生急性的焦虑症，被送来医院急诊处急救。经由仔细的会诊探讨，发现：当他在很高的滑雪跳板想跳的一刹那(可能要从很高的地方跳下去而有点紧张)，感到有点呼吸困难，可是脑子里忽然想起自己是否患了冠心病，而变得很紧张，不敢从滑雪跳板跳下去。根据他所说,因为最近他的表兄得了冠心病,而突然死亡,因此很担心这种可能性,可是由于他这么一想,就感到紧张,而且呼吸更是短促,更增加他的焦虑,如此恶性循环,变得很焦虑,几乎是变成恐慌的状态。可是把事情先后发生的情况联系起来,却可以发现其关键是脑海里所浮现出来的一个"念头",到底自己是否患了冠心病,而引起了害怕、焦虑、恐慌的一连串变化。经由辅导,此患者发现自己的身体情况很健康,心脏没有毛病,不用担心会像表兄那样突然发生心脏疾病,而逐渐消除害怕与紧张的情形。此例说明,脑子里的思绪,可以引发焦虑的情绪反应。[**注解**:至于这个患者为什么会想到自己会跟表兄一样患冠心病,从精神分析的角度可被解释成是对死亡的表兄发生"对丧失者的认同作用"(identification with the lost object)。因为自己跟表兄年岁很相近,平时关系很要好,受到表兄突然死亡的打击而发生对"丧失"的心理反应。]

个案解析(原载:曾与徐,2003,p314~315 病例:增修)

临床病情

有位30多岁的男职员,最近3个月来常常感到心里紧张、不安,甚至发慌;不但白天无法好好在单位工作,夜晚回家也是如此,无法放松,影响他在家里的生活,最后家人建议来看精神科医师。会谈里追寻其不安状态的发生,发现是患者接到公司的命令,被升级,派到一个新单位担任主管时开始的。

患者是位好胜心强、工作很认真的职员,数年来一直渴望能得到现在的主管地位。但当他一旦真的得到此机会时,却又精神不安起来。他自己及家人都认为大概他一向都在领导者底下做事,习惯于向上负责,现在一旦自己做上了主管,再也不能依赖领导,而自己得负起责任,做许多决定,并且还得管理部下,所以就不安起来了。

可是,在心理治疗当中,慢慢发现,除了这个明显的可了解的理由之外，患者还有许多内心里的挣扎，使其产生不安与焦虑的感觉。原来，这位患者是家中老二，还有个比他大3岁的哥哥。自小常与哥哥比较，一方面很羡慕哥哥比他经验多，比较能干，很不服气，想与之竞争，想胜过哥哥；但另一方面又害怕，假如一旦真的比哥哥好，会惹哥哥生气，会被哥哥欺负，心里总是战战兢兢的，不敢比哥哥好，心里很矛盾。

患者说明，他原来的公司里，有一位比他年资老的同事，原来被大家认为是升级的候补者。可是由于患者平时工作很认真，表现好，经理乃重用患者，让患者升级为主管。这么一来，这种情况触发了他小时与哥哥竞争而惟恐被哥哥欺负的感觉，开始害怕那位年资较老的同事可能会报复他，做一些对他不利的事情。由于这样潜意识的情结，心里就一直感到不安与焦虑了。

病理分析

此病例可说是由于工作环境与角色的更换而引来的适应障碍，呈现焦虑的症状。可是从辅导的过程里，发现受着过去幼小时未曾解决的情结的影响而加强了其焦虑的程度。可以说，是意识状态里的现实压力与潜意识层次的情结，以双重因素的形式而引起其心理障碍。

从精神分析的角度来说，虽然患者在意识层次里所害怕的是哥哥，但是比他年岁大而强壮的哥哥，可以代表强势的父亲，是个象征权威的养育者。因此，该患者可以说是患着从跟“伊底帕斯情结”(Oedipus complex)有关的“生殖器割除焦虑”(castration anxiety)而来的焦虑。

辅导要领

由于这个患者源于现实上的适应障碍与潜意识情结的双重因素，治疗上也要从两方面去着手进行。针对现实工作上的适应，除了提供适当的支持以外，要帮助患者学习如何去习惯于自己新的角色，并且逐渐地去适应。在认知上要协助患者明白，自己要往上升一级,担任领导的角色,总要能执行指导他人、命令他人的任务上的课题,而且要准备有些老同事可能会嫉妒的情况,知道如何去应付。可是不用为预料并担心会有不好的结果而操心。

从分析的立场,要去处理对幼小时遗留下来的情结问题。治疗者要提供患者在小时候可能没有获得的,从父亲而来的充分支持,而要让患者能与治疗者建立良好关系,能向治疗者模仿与认同,弥补支持性父亲的存在。这样,患者就无形中可以逐渐解除未曾解决的性蕾期的情结,进入所谓同性期的阶段,而逐渐成长。换句话说,要依靠转移关系来治疗此患者,建立他对自己的信心。

第二节 恐慌症

假如一个人所表现的焦虑是很严重的,呈现恐慌的状态,而且是发作性的,就被称是患了恐慌症(panic disorder)。由于近年来发觉药物治疗可以医治恐慌症,学者们最近比较倾向于考虑生物性的病因,但是心理方面的因素也不能忽略;有些个案其心因因素很清楚,需要心理上的辅导。因此,在此从心理的角度来讨论并了解恐慌症的病理。

病理的了解

患恐慌症的患者,其恐慌的发作虽然很短,但是很恐慌,心身都呈现很严重的反应,心里发慌,心跳很厉害,满身出汗,犹如大敌或大难来临似的,很难受。虽然发作过后,就会好些,可是由于其恐慌发作会随时再来,而且常无缘无故地发生,无法预测,患者往往呈现续发性的焦虑,对恐慌的发作发生焦虑,加强病情的复杂性。

由于恐慌的发作常没有诱因就发生,犹如晴天的霹雳,让一般学者认为是因生物性因素而发作的。再加上药物的治疗可以减少其发作的程度，甚至减少发作的次数，更是有理由认为有生物性病因的存在。可是仔细研究，临床上却可以发现发生恐慌症的患者，比通常人来说，在发病前数个月里，遭遇"挫折"或"应激"，特别是"失落"的创伤事件的，比较多，并不能很轻易地放弃心理因素的考虑。虽然恐慌的发作好似是无缘无故地发生似的，但不能排除是受"潜意识"的焦虑因素而引发来的。

虽然依目前的医学知识与经验，对于恐慌症的治疗，最好以药物治疗为先，心理辅导为辅，但是有明显的心理因素时，还是用心施行心理上的辅导为宜。

个案解析(原载：曾与徐，2003，p310～311 病例：增修)

临床病情

一位30多岁的已婚妇女，服务于某单位，由同事陪同来看精神科医师。主诉心情不安，单独一人时，常有恐慌感，上下班或外出都必须有人陪伴方可，不然会很害怕，担心有什么不好的事情会发生，如此已经将近半年。

由个人史得知，患者4岁时母亲因心脏病而突然去世，由祖母照顾养大。可是，在她10多岁时，祖母也因年老而去世。患者此后几乎自己长大，不到18岁就在某单位做事，维持自己的生活，并且寄居于一个老太太家。这位老太太生性很慈祥，和患者相处得颇为融洽，患者以"妈妈"待之。20多岁时，经他人介绍而结婚。婚后，因想念此老太太，乃与丈夫商量，又租屋于老太太家。由于丈夫从事于航海业，常出海不在家，觉得对妻子也好，就答应同住在一起。如此，将近10年，婚后也生了孩子。平时患者上班时，由这位"妈妈"代为照顾小孩，一切甚为方便。

不料，半年前，老太太因中风而去世。病时，患者为她聘请名医诊治，颇尽"人女"之责。自从老太太去世之后，这位患者慢慢产生了害怕的念头，惟恐当她一人独处时，会因头昏、"中风"，跌倒而死亡。她害怕时,就心跳胸闷、气喘不过来、手脚发软、情绪紧张,有如大祸临头,却又不知为何?当有人陪伴她时,则一切都好,在单位可以办公,在家里可以烧饭、照顾小孩,她上下班,只好请一位与她要好的同事与她一起走,找不到同事,就请单位的工友来陪,如此已有半年,终于被同事劝告来看医师诊治。

病理分析

此病例,从诊断分类的立场来说,可说是恐慌症,也可说是患了广场恐惧症,是两者的混合者。很清楚的,她是丧失了亲近而且依靠的老太太(即所谓的“妈妈”)而发生成人的离别恐惧。至于对“失落”的反应那么大,可以从早期的离别创伤而了解。即:先后遭遇母亲与祖母的丧失,对“失落”(loss)与离别产生了敏感性的反应经验。虽然到了成人,只是对她要好而亲近的替代性母亲的去世,但仍反应得好似幼小孩子失掉了母亲那么严重。在临床上表现还需要继续依赖他人,满足其“附着黏结”(attachment)的早期需要。假如从“失落”的角度来说,此患者可以变成抑郁症,可是患者并没有完全放弃“自我”的能力,只要有人陪伴,还可以维持工作或做家事的情况,只是单独时才感到部分性的抑郁,感到焦虑,呈现恐慌的现象。

值得一提的是,患者在认知的层次里,预测在单独的处境里,自己会跟“妈妈”一样的,发生“中风”,而突然死亡。这种念头,引起其恐慌的情绪。从分析的角度来说,这是“对丧失者的认同作用”(identification with the lost object)的表现,即:靠模仿丧失的人,来部分保持丧失者的心理企图。

辅导要领

针对此患者的治疗,其要领是要了解这是对丧失的反应,犹如治疗抑郁症似的,给予充分的支持与安慰,让患者能获得基本的安全感。然后逐渐开始利用认知治疗的原则,来帮助患者体会自己那么恐慌是根源于自己对可怕事情可能发生的预测。可以帮助患者了解，她年纪还轻，身体健康，不会那么容易患“中风”或因其他突发的疾病而猝死。可是要了解，此患者主要患的是情感上的困难，理智性的说明对这样患情感问题的患者帮助可能不太大。

从行为治疗的角度来说，利用“正性增强法”(positive reinforcement)的原则，可以训练患者能逐步地学习自己单独外出，从短距离与短少的时间而逐渐延长、加距离，可是注意要随时给予鼓励与嘉奖，提供适当而足够的正性反应条件。

从分析的层次来讲，可以就过去屡次所遭遇的失落与分离的创伤事件，每样分别地去进行“情感矫正经验”(corrective emotional experience)，在想像中回到当时幼小时失去母亲及祖母的个别情况，可是让患者以现在比较成熟的(成人)的眼光、态度与角色去应付当时幼小时所遭遇的创伤，获得情感上的再矫正，不用以手足无措而很恐慌的方式来对付失落。当然，治疗者在旁的充分支持与帮助，可以让患者去体验，其实丧失并不是那么惨而可怕的事情。

值得注意的是，治疗者与患者的关系上的问题。这样的患者会很快的，把治疗者当成是她所丧失的养护者(即过去与最近丧失的“妈妈”)的替代人物而接触，来满足她内心里所需要的依靠。从治疗的策略上来说，在治疗开始的初期，可以利用患者的心理所需，而扮演其替代性养育者，满足其需要性，而稳定患者不安的心情。可是以后，等患者的情绪稳定后，就要逐渐向患者指点，并鼓励如何逐渐跟治疗者保持适当的距离，不要过分依赖。对此患者还得注意在停止辅导之前，要事先做好准备工作，逐渐地停止会谈的次数，不要忽然停止治疗而让患者感到又被(养育者)遗弃了。

第三节　恐惧症

焦虑是单纯的心情反应，而且其所担心的内容很清楚，可以了解为何而担心。可是与此有所不同的，恐惧是针对特殊的对象或处境发生恐惧的现象,而这些恐惧的对象或处境,乍看之下,并没有逻辑性的连接关系,并不能了解为何特别恐惧。譬如:一个人无缘无故地害怕某种动物,或恐惧乘车、爬进暗洞里去等,被称是患了"恐惧症"(或恐怖症)(phobic disorder)。根据临床经验,患恐惧症的患者常有性格上的特点,不是有强迫性性格倾向,对事情很要求正与对,就是歇斯底里的性格倾向,对事情容易有强烈的感情反应。

精神分析的学理

根据精神分析的解释,这些无缘无故的恐惧,是源于潜意识境界的焦虑原因,但经由"转移作用"而更改恐惧的对象,因此,常让人觉得无法了解,莫名其妙的恐惧一些对象或处境。弗洛伊德对这样的病情曾经透过一个个案的分析而有很仔细的说明,即小汉斯害怕路上的马会咬他而不敢上街的个例,我们在第一章里已经说明过,在此再简要提出来解释。

根据弗洛伊德的解释:小汉斯到了性蕾期,面对伊底帕斯情结,既喜欢被(母亲)溺爱而又怕被(父亲)骂,产生矛盾心理,小孩不知如何处理,因而出现恐惧动物的心理现象。也就是说,把恐惧自己父亲的心理转移到对大型动物的恐惧,形成恐惧症的病态。因为直截了当地对父亲发生恐惧,就很赤裸地透露了自己的情结,当事人的小孩会觉得很尴尬而不好意思,也就经由修饰,把其恐惧的对象转移到跟父亲很像而代表父亲的马来,让我们旁观者(包括家人)觉得莫名其妙,无法了解为什么无缘无故地去害怕路上的马。

换句话说,这个恐惧症的例子说明,患者所面对的是"生殖器割除焦虑"(castration anxiety),这一点跟焦虑症是同样的病理,可是跟焦虑症有所不同的是,转了个弯,透过转移作用的掩饰,而去针对不同的对象表露其害怕的对象。是针对原本焦虑采取附带的心理防御作用而来的结果。这个例子,说明了精神分析学家对恐惧症的基本看法。

在此值得一提的是,恐惧症与癔症的共同与差异。我们记得在第一章里报告过弗洛伊德对安娜癔症患者的分析。即:安娜的右手会偶尔麻痹,无法动。在被催眠状态下,回述有一天,坐在父亲病床旁边照顾父亲而打盹时,看到一条蛇往父亲身上爬,而感到很害怕,想用手去驱除该蛇,可是她的右手麻痹而无法动。此事发生后翌日,安娜在院子里偶然看到一条形象类似蛇的"绳环",而想捡起来时,右手就忽然麻痹起来。从此,每次看到类似蛇的东西,就产生右手麻痹的症状发作。弗洛伊德推测安娜所惧怕的"蛇"代表父亲的阳具,安娜想去碰而又不敢碰,在此内心极端矛盾下,产生癔症的现象。此癔症个案的分析里说明:根本的问题仍是性蕾期的情结问题(跟小汉斯的问题相同),可是是采用不同性质的自我防御机制。即癔症采用了"转化作用"(conversion)的方式来处理,表现成为转化症;而恐惧症是采用"转移作用"(displacement)(小汉斯的情况)来处理所面对的情结,形成为恐惧症。也就是说,随着所采用的自我防御机制种类的不同,形成了临床上不同的疾患;但是其所面对的心理困难却是相同的。假如安娜不采用转化作用而发生癔症,改而使用转移作用,针对转移的"蛇"发生恐惧的话,也就变成害怕蛇的恐惧症了。

至于为何面对类似的应激、挫折或情结时,患者会采用不同的防御机制来应付,形成不同的病情状态,跟所面对的应激的性质与挫折的大小,以及自我应付能力的强弱等因素有关,但是精神分析的学者认为还跟患者的心理成熟程度有关。癔症患者采取转化作用来处理,以躯体反应来处理情绪的问题,是比较幼稚而原始性的情绪反应,而恐惧症使用转移作用,只是更换对象,但仍在情感的层次来应付,相对比较起来,是比较成熟性的应付方法。

行为学的解释

在第二章讨论行为治疗时,我们提到:俄国的I·P·巴甫洛夫(I. P. Pavlov)经由狗的实验提出"条件反射"(conditional reflex)的观念。即:当给狗食物吃时,同时给予铃的响声的刺激,结果,经由条件反射的作用,以后,只要给予听铃的响声,狗就流口水,好似要吃食物似的。因此,巴甫洛夫说明:受铃声的条件反射的形成,狗就发生准备吃食物的生理反应。巴甫洛夫还指出这种条件化的因素,假如影响作用很强大的话,还可以扩充,发生"普遍化"(generalization),即从原本的铃声,扩充到连别的相似的声音也可以维持条件化的作用。临床上我们看到,一个小孩被白色兔子咬过而受心理创伤后,其惧怕的程度严重时,害怕的对象可以扩大、普遍化,连对其他白色的动物或物件,如白色的小老鼠,甚至是白色的毛毯,也会发生恐惧的心理反应。这就说明恐惧症为何对某些对象,或者对类似的对象而恐惧的道理,是普遍化作用的结果。

认知学的说明

认知学学者对恐惧症并没有特殊或新异的学理的解释,还是依照对别的焦虑疾患所持有的看法一样,认为患者对所害怕的对象或恐惧的处境,有个事先的"想法",认为遇到所害怕的对象或恐惧的处境,会发生某种不得了的结果(譬如看到蛇就被蛇咬,而碰见马就会被马咬,进入暗洞,暗洞可能塌下来而被活埋等),因此就其所预料可能发生的结局而感到很害怕,发生害怕蛇、马或进入洞里去的恐惧症。例如患者想到:自己一个人出去到街上,万一心脏病发作或脑中风,或者被车子撞了,而旁边没人及时来救,因此而感到很害怕,也就不敢出门,而形成惧怕外出的恐惧症。总之,对某对象或某处境的认知性推测与预料性的想法,是造成恐惧的原因。

个案解析(原载：曾与徐,2003,p318～319 病例:增修)

临床病情

有位 30 多岁的杂货店老板娘,哭哭啼啼地来看精神科医师,诉说她近来精神痛苦异常,看到被人吐在地上软软黏黏的痰或鼻涕,或者是生的蛋清或生蛎,就害怕得浑身发抖,所以连菜市场也不敢去,店务也交给别人代管,整日躲在自己房间里,以免看到她所害怕见到的东西。

她结婚已经 3 年,但先生两三个月前到外地出差办事,只剩下她一个人在家,并看管杂货店。最近,因为店务的关系,她碰到一位男客人。该男客人很英俊,能言善辩,并且常来挑逗她,让她心中感到不安,怕万一做出不守妇道的事情来。

不久,有一天,当她在上厕所时,看到一条蛆在厕所里蠕动,她突然怕起来,怕那条蛆会爬进她的下体(钻入她的阴部)而恐慌起来。以后,只要看到类似蠕动或黏黏的东西,就会很恐惧,但却不知为何害怕这些东西。

经过数次会谈,跟医师建立信任的关系以后,经由医师缓慢但小心地询问,患者终于吞吞吐吐地说出,原来她很喜欢那英俊的男客人,夜里曾幻想过与该男人发生关系。但想到男人(黏黏)的精液进入她的阴部而怀孕的话,被丈夫发现,就很糟糕……心中就开始恐惧,恐惧自己竟会有这样的幻想。自己心里想,千万不要再去想那男客人,可是无法停止对那男客人的思念。后来,在厕所看到蛆以后,只要看到软软黏黏而可能蠕动的东西,就害怕起来,害得她都无法到店里去工作,惟恐会踩到地上别人吐的痰。

病理分析

这是典型的恐惧症的例子。我们可以了解此女患者原来所害怕的事,即:跟男客人发生不守妇道的事情,经由“潜抑作用”(repression)而从脑海里消失，只剩下其恐惧的感觉；而且其所恐惧的对象经由“转移作用”(displacement)而转移为软而黏黏蠕动的蛆，并且“普遍化”(generalization)而推广到：痰、鼻涕、生的蛋清、生蛎等这些类似的东西。这些东西都是象征性地代表男人的精液，更是代表性交，也是不守妇道的行为的具体代表物。从认知的角度来说，由于看到这些象征性的东西，脑子里就“想到”会发生不该发生的越轨行为，而也就引起恐惧的“情感”反应，也采取躲避的“行为”。

事实上，患者因为这样恐惧这些对象，采取躲避的行为，无形中也中断了她跟该男客人接触的可能性，防止了她所恐惧的越轨行为的发生。因此，患者的恐惧症状直接发生了“原本性收获”(primary gain)的作用。

辅导考虑

要辅导此患者，首先要认识患者只会拘泥于所惧怕的各样东西，而不会向辅导者叙述她对男客人喜爱的情感。因为就是感到“不该”有那种越轨的想法与欲望，而采取潜抑作用及转移作用，而去掩饰其要点，表现恐惧症的症状，要患者去谈吐面对原本(害羞)的问题，是不容易的，也是会遭遇阻抗的地方。治疗者从患者的叙述里听到蛆、痰、鼻涕、生的蛋清、生蛎等这些被患者所惧怕的东西，经由职业性的训练，可以马上推测是象征精液的物品，更进一步地可以去推想是跟男女关系及性的行为有关的问题，而可以朝这个方向去询问探讨，可是要了解这些资料与范围也是患者掩饰的重点，不能操之过急；要缓慢而从旁往中逐渐探讨。治疗者要认识患此恐惧症的女患者，在性格上是比较保守拘谨，很守道德的；因此，对别的男人一有所喜爱，就觉得很不该，而发生这样的惧怕的现象。

在治疗上，除了运用认知治疗的方式去帮助患者纠正自己惧怕的想法，或者使用行为治疗的原则去施行减敏治疗以外，根据分析所得的了解，要帮助患者去了解，就一般来说，女人对别的男人偶尔发生喜爱的感觉并不是很坏的事，只要不采取行动，不让越轨的事情发生就可以。可以向患者解释，因为她有过分自我批判与要求的关系（即超我的过分作用）而这样害怕，可以叫她放松些，不要对自己过分批判而觉得好似犯了什么很大的罪过似的。

根据精神分析的学理，有时也可以探讨此患者过去是否有过类似的问题，或者早期在性蕾期里，是否有因对自己的父亲或其他男人感到兴趣而被过分处罚的事件，帮助患者去针对这些旧的创伤经验做情感上的纠正工作。

第四节　社交恐惧症

病情与病理

社交恐惧症（social phobia）是最近数十年才被西方的精神科医师所采用的诊断称呼，指的是害怕到人多的场合跟他人发生人际上的来往关系，不习惯于社交性的活动。严格说来，社交恐惧症可说是恐惧症的一种，对需要与人相处而社交的处境有所惧怕。可是由于其性质有点特殊，况且讲究人际来往的西方社会里，患这样的患者不少，因此特别当独立的疾患而区别。

日本学者早在20世纪初，就提出“对人恐惧症”的病名，按日语发音，被西方人称为 taijinkuofusho。可是此名词有点毛病，因为患此病的患者并不是害怕“人”而是害怕“与人发生的关系”，因此，正确地说，应该是“对人关系恐惧症”。从广义的立场来说，日本人所称的“对人恐惧症”，是社交恐惧症的一种，可是日本的学者认为是特殊的社交恐惧症，是受日本文化而来的，是“文化相关特殊征候群”（culture-related specific syndromes）的一种。根据日本精神科医师的报告，所患者多半是年轻人，主要关心自己在别人面前的表现,即:跟人交谈时不知把视线摆放在哪里、担忧自己是否因害羞而脸红、是否有体臭而被人厌恶、在他人面前不小心放屁等等。结果严重时,甚至不敢上学校、上班做事,干脆躲在家里,少外出。

这种日本人所患的对人恐惧症,其病情跟西方患者所患的“社交恐惧症”却有所不同。日本的患者并不是害怕在众多的人群面前讲话、表现,或者跟路上不认识的生人社交,而是对半熟悉的朋友或同事感到不知如何去接触来往,保持亲近的关系。最近韩国的文化精神医学家指出,在韩国也常见到这样的病患,表示并不是日本才有。这可能是跟亚洲的家庭与养育方式有关而呈现的疾患。

这种疾患的发生,被学者们推测可能跟孩童的养育方式有关。孩子在家被父母过分关心与溺爱,少外出,少社交活动,而一旦进入青春期,需要到外面与同学或同事接触时,特别是跟异性者来往时,因缺少社交经验,又缺乏自信心而发生的心理与行为困难。因此,这样的疾患,反映着儿童养育的方式,即:家庭里亲子关系过密,缺少少年阶段的社交经验。由于我们华人也有这样的倾向,因此,患这样疾患的也应不少才对。

个案解析(原载:曾与徐,2003,p319～320 病例:增修)

临床病情

有一位大学一年级的男生,因担心自己的脸部表情有异样,在教室上课时会紧张,不敢上学念书,已有数月,经父母劝告,终于找精神科医师求治。

患者是独生子,小时早产,且常常生病,因此母亲特别细心照顾,总是不放心体弱的患者,而患者也时时跟着母亲,一起到菜市场,或者别的地方,惟恐跟母亲分离。假如碰到生人,就马上躲到母亲背后,不敢见生疏的人,因此被邻居笑是躲在妈妈裙子里的孩子。父亲在某单位做事，不是常常出差，就是工作很晚，连周末也加班，因此患者很少有机会跟父亲在一起。就算是父亲在家，父亲也很少跟他玩，让患者有点害怕父亲而不敢亲近。

开始上幼稚园时，患者记得害怕跟母亲分别，哭着想回家，而不放心的母亲把患者送到幼稚园以后，也就躲在附近，等患者不哭了才敢离开。进小学以后，开头一两年总是心里不安，不容易跟同学亲近接触。可是到了三年级以后，因功课好，被老师看重，在班上被夸奖，患者才逐渐放心上学。这时，患者不但不怕同学，还反过来学会在同学面前做鬼脸、表演把戏、逗笑，靠表演丑角引来大家的注意，因此在这段时间也就暂时不怕同学了。

可是到了初中，进入新的学校，换了一批新的同学以后，患者又开始时时心里不安，担心跟别人接触。有一次班上有位同学的钱包被人偷去，坐在旁边的同学开玩笑地问是否是他偷的，让他的心里惊吓了一阵，变得好紧张，满身出汗，好几天都坐立不安。

进了高中以后，患者还是继续感到与别人接触时很费神，感到与人来往时有心理压力。难以跟人自由自在地来往谈笑。假如自己做错了什么小事，也惟恐被人背后批评。他记得到了 17 岁那年，有一天被同学说他有体臭以后，就开始苦恼自己的外表与体臭，怕自己的体臭会给人恶感，每天早晨洗澡以后才敢上学，而且在学校里就想办法时时跟同学们保持一定距离，特别不敢与女生接近。假如同学跟他谈话时，他就特别注意对方的表情，看看是否别人嫌他的体臭。由于这样时时提防，无形中增加他的心理负担，每天上学心身也就特别累。

进了大学以后，情况变得更不好。原来班上一半以上的同学都是女生，而且个个都打扮时髦，很漂亮诱人，害得患者更是紧张，跟女同学在一起时，不知把自己的视线往哪里摆，总是很拘束且紧张。有位同学注意到他的情况，就半开玩笑地说，看到他穷紧张的表情，就知道他喜欢上女同学了。被同学这么一说，他心里就发慌,时时去照镜子,惟恐自己的脸部有什么异样的表情,被人看透他的心思。由于天天上学让他很紧张,他就干脆不上学,呆在家里,顶多偶尔上街走走,如此也快几个月了,让他的父母很担心。

病理分析

这是日本人患"对人关系恐惧症"的实际例子。整个个案的特殊点就是患者从小常生病,被母亲过度关照,养成了患者跟母亲很依赖而害怕跟外人接触的现象。此个案病情里,还有个特点就是跟父亲的关系疏远,没有机会跟父亲亲近且认同而长大,无形中让他成为没有信心的男孩。由于父亲常不在,孤单寂寞的母亲就把整个感情投注在自己的儿子身上,特别地关心,不敢让他自己外出,跟别的小朋友玩,惟恐发生危险的事。可说是其早期经验与家庭背景,特别是跟父母的关系而打下以后发病的基础。

由于这样的发展经过与性格的形成,患者从小对社会化的适应情况就不良,怕跟养育者分离,表现分离焦虑、拒绝上幼稚园,一直有其社会化的问题。惟一的两个情况还弥补性地减少了其上学的困难。一个是在小学阶段靠功课好而被老师夸奖而得到一点自信心;而另外一个就是在少年阶段,学到扮演丑角来得到他人的欢笑,但都并不是真的透过跟他人学习健康的"社会化"经验的结果。

除了对自己的信心缺乏,对自己的性别认同不坚定以外,到了青春期以后,跟异性的接触更加强他对社会性来往的困难,结果采取隐缩的办法,躲在家里,不出去。值得一提的是,开头幼小时是对所有生人都害怕,但日后只是担心跟四周接近的人,特别是同学们对他的看法与态度,忧虑在同学们心目中他是被怎样看待而发生忧虑;而且对自己的表情与体臭等躯体性的问题发生过分的担忧,都是"对人关系恐惧症"的特性,跟害怕到外面跟众多外人接触的"社会恐惧症"有点不同。

治疗要领

对于这样性格上有问题的患者,需要施与长期性的辅导。在短期内，要帮助患者去了解患者所患的，并不是真的被他人看不起，而是自己过分敏感而来的心理困扰。要想办法从认知的角度来更改自己对自己的看法，与他人对自己的评价。治疗者要给予适当的支持，鼓励患者去尝试社会化的经验，按行为治疗的原则，从最简单的处境开始，采用“相互抑制法”的方法，依靠自我松懈的方法来抑制紧张的感觉，逐步适应比较不同程度的困难处境（参考第二章）。

这个患者所患的是长年累积的社会化问题，需要行为性与认知性的辅导来进行，靠支持的模式来治疗。至于分析性的指点病情的来源，只能提供部分性的帮助，增加点病识而提醒要改善的方向而已，其作用并不太大。可是跟治疗者的模仿与认同却可大大地改善患者的性格与对自己的看法，逐渐建立对自己的信心。但这是需要长期性的辅导才能获得的结果，无法靠短期的辅导而发生。

第五节　强迫症

由于强迫症的症状很特殊，重复性的担忧一些现实里不用担忧的事情，或者重复性地去做现实里不用去做的事情，如洗手、查询等行为，很早就被认定为一类特殊而独立的精神疾患。可是最近美国改变精神疾患分类系统时，把强迫症归属于焦虑疾患里，其原因是：跟焦虑症或恐惧症同样的，其主要的基本问题是焦虑，只是以不同的方式来表现而已。

最近的精神医学，经由生物医学上的发展，发现强迫症的遗传倾向高，而且认为强迫症有神经-生理方面的生物性病因，在脑部某部位（如尾核等）可能有变化，依靠药物来治疗比较有效，可是我们在此还是根据心理的角度来讨论其可能的病理。

精神分析学的学理

精神分析学家对强迫症的病理解释是这样的,他们认为患强迫症的患者往往有所谓“肛门性格”(anal character),随着其发展阶段的性质,认知上对于事情持有两极性看法,不是对就是不对,以两元论的双极趋向来看待万物;而且内心里极端富于攻击性冲动,而又很想控制,形成“双重性(感情)矛盾”(ambivalence)的现象,容易陷入矛盾。属于肛门性格的人,不但固执,还很要求仔细与完整,有完全癖,通常只讲究理智,而不善于面对与处理情感,常以理论代替感情,避免自己内心的情感的表露。由于这样的性格背景,强迫症常无法面对内心里的冲动、欲望或情感,而采用各种所谓“神经症”性质的自我防御机制,如:抵消作用(undoing)、隔离作用(isolation)、反向作用(reaction formation)、合理化作用(rationalization)等来处理无法面对的欲望或冲动(曾与徐,2004,p320~324)。[**注解**:早期的精神分析学家曾经认为患强迫症的患者常具有肛门性格(即强迫型性格),但是后来的临床研究指出,患强迫症的患者并不一定有强迫型性格。]

譬如:患强迫症的患者,做出一件自己认为很不该做的事情而很后悔,就用抵消作用,来做一些事情或行动,好似可以抵消已经犯的错误似的(如:偷看了不该看的事情,就拼命擦眼睛,好似没看到过似的;或者重复洗手,来消除自己所犯的脏的行为);对于很想犯的事情,就用反向作用来应付,过分纠正似的,做相反的事情来抵御(如:很想骂老师,但又怕开口骂了,就拼命且重复性地说老师的好话,有点过分)。

总之,强迫症跟普通的焦虑症相同,内心里有一些让患者无法接受或面对的事情,发生焦虑,但是使用一些比较特殊的技巧来掩饰自己所焦虑的事情,形成强迫症的病情。至于有强迫型性格的人,做事很仔细并按规矩,不喜欢表露自己内在的情感,常用隔离作用或合理化来面对情况。

行为学的解释

从行为学的立场，对强迫症并没有特殊的学理上的解释。可是从动物实验里，暗示强迫性行为可能发生的道理。原来，美国的学者，斯金纳(B. F. Skinner)为了证实“操作条件反射”(operant conditional reflex)而针对鸽子做实验，让关在实验鸟笼里的鸽子，碰巧敲对某鸟笼里的一个小窗口时，就给予食物(受鼓励)，而让鸽子发生继续去敲该小窗口的行为。可是他发现有些鸽子，开头碰巧敲了一个小窗口而得到食物几次以后，虽然以后不再得到食物，还是重复性地去敲那个小窗口，好似认为敲了该窗口就会得到食物似的，被斯金纳称是“迷信”的鸽子，根据碰巧的发生几率，建立迷信的态度，重复性地去敲某小窗口。这种实验说明迷信的形成，也间接说明，有些人发生重复性行为的道理。

认知学的说明

认知治疗者对强迫症也没有特别的学理，只是利昂·萨尔兹曼(Leon Salzman)说明患强迫症的患者并不是如弗洛伊德所说的，是在防御潜抑而无法处理的有关性的欲望，而只是对环境的认知有障碍，认为不考虑某种思维或采取某种行动就会发生不好的结局，因此，也就重复性地去想或做，是内心感到不安全而产生的结果。

个案解析(原载：曾与徐，2003，p324～325 病例：增修)

临床病情

患者为 20 岁左右的男人，求诊的主要原因是过分爱干净，过分地怕手脏，怕到不仅每日频频洗手，有时达数十次之多，而且每次长达半小时之久。即使如此，他仍不安心，必须再用酒精消毒，结果双手不堪如此“待遇”,红肿发炎,患者痛苦不堪,但欲罢不能,深以为苦,乃来求医。

这位青年是某大学的大学生,外表整洁,性格柔顺,对人彬彬有礼,一向被认为是一位模范青年。可是,最近他去参加学校开的舞会,与一位同学跳了几次舞,后来被同学取笑说:“你怎么敢拉某某的手,她是我们女同学中最风流的人了。”他一听之下,觉得大事不好,推断这位女同学常与别人来往,可能患了性病,不要由她手上传了给自己。自此就不断地洗手。

患者父亲为军人,常外出不在家中。每逢父亲到外地参加军事演习时,母亲就很担心在演习时父亲是否会遭遇意外之险,变得很紧张,在家异常小心谨慎,对两三岁幼小的患者分外照顾,特别重视他的清洁及健康情况,注意要他按三餐洗手、刷牙。患者四五岁时,邻居小孩患病去世,母亲紧张万分,深恐患者被传染上,常命令他重复地用酒精擦手。母亲为人谨慎,凡事循规蹈矩,也教训患者事事都要按照一定的方式去做。母亲虽然与患者很亲密,对他很宠爱,但父亲回家时,却总觉得他一天到晚黏在母亲身边,很不顺眼,常常厉声斥责,因而使患者觉得跟母亲在一起,好像是不太应该似的。

他在六岁时,跟邻居小孩们游戏,被推为“新郎”,与“新娘”扮演结婚,被推进衣橱里,要他们两个“亲亲嘴”。哪知父亲刚好回家,打开橱门看见,大骂了他一顿,患者觉得自己做了一件很坏、很脏、罪大恶极的事。这种感觉,长大以后,每与女孩子接触时,便会出现。譬如说,在公众游泳池游泳时,或者乘公共汽车而不慎碰到了女孩子的身体,他内心就会感到极大的不安,回家后必须向母亲“报告”,以示忏悔。

病理分析

从家庭资料里我们可以推测患者的母亲患着强迫型性格。因此,从生物学的立场,可以推想患者或许受遗传而得到强迫型的趋势。但是也不能否认说，早期被这样的母亲养育与管教，无形中也学习到事事要是非分明、过分谨慎、处处小心的性格。再者，由于严格父亲的管教态度而更加强其趋势，使其变本加厉。同时我们可以了解由于父亲、母亲与患者的三角性关系，让患者内心里总是感觉、并且害怕跟异性的对象（从母亲开始，到扮演结婚的邻居的小女孩，而延伸到其他在公共场合偶尔碰到的女孩子）接触，惟恐是什么错误的事情。这种担心跟异性接触的情结，到了大学的成人阶段，当他对异性对象真的觉得有兴趣，而去接触时，内心里就骚动，引发了觉得不该的情感反应，经由转移而变成可能会被异性传染可怕的性病的方式来防卫，躲避跟异性接触的情况。因此，重复性洗手，不但在“抵消”可能已经发生的不好的事情（即跟女性碰手跳舞接触，而被感染性病），还象征性地提醒着他，不要再去跟异性接触。换句话说，是在处罚自己，同时在提醒自己不要重犯“不该”犯的错误。

治疗要领

由于此个案是表现很清楚的心理问题，除了考虑药物治疗以外，还可以同时进行心理上的辅导。首先要以支持性的辅导方式来安慰患者，帮助患者减少担心被感染的害怕情绪。紧接着，就以认知的角度来辅导患者，提供医学知识，让患者知道经由普通皮肤的接触而感染性病的可能性几乎没有，应该放心。并且让患者知道，问题是由他自己的看法与对事情的态度而来的。帮助他了解男孩子对女孩子感兴趣是很正常的事情，不用去担心自己做错了什么事情；鼓励他跟异性来往。透过行为治疗的方式，特别是“相互抑制法”的要领，让患者内心里感到很脏，而想去洗手，来解除紧张、担忧或害怕的感觉时，让患者采取全身放松的方法，靠轻松或愉快的感觉来抵触并抑制害怕或感到很脏的负性感觉。

从分析性的治疗方法里，可以就他幼小时曾经发生过的早期创伤，即跟邻居小女孩扮演结婚的游戏而被父亲痛骂的事件而去重演,并且让患者重新经验,跟小女孩"亲亲嘴"是"可爱而天真"的举动,而并不是像父亲所骂的,或者当时他以幼小的心灵而感到的是"很坏、很脏、罪大恶极的事"。换句话说,经由这样去重复经历并检验过去曾遭遇过的创伤事件,但在治疗者的协助下,以不同的(比较健康而成熟的)立场与看法去面对该创伤事件,改变原来发生而持续持有的歪曲而负性的情感,是"情感矫正经验"(corrective emotional experience)的治疗方式。

对此患者不用去仔细指点他在幼小时经历的亲子三角性情结的问题。因为对于这样很注重是非、讲究一切要以理智的方式去应付万事取向的强迫型患者,对内在精神的潜意识材料的分析,只会引发更多的焦虑与不安,对病情的改善并没有好处,而有时还会让病情恶化。可是至少可以指出,虽然母亲对他很好,但有点过分的谨慎;鼓励他学习能以比较放松的态度来面对与处理事情,不用过分拘束与认真,想办法减轻其强迫型的性格。

不管是采用何种模式与方法来辅导此患者,最重要的是要治疗者扮演并提供一个比较宽松、慈祥而支持性的"父亲"的形象,来弥补或替代过去曾经有过的过分严格而趋向处罚性的父亲。让患者能向这样比较健康而宽容的男性权威者去模仿与认同,经由转移关系来纠正,是对这样患者的主要辅导途径。象征性地来说,治疗者要给患者一个"允许"去结交异性朋友,而不是向他的父亲似的,只给予"警告"而已。这样才能帮助患者以健康的方式往异性阶段去发展。

第六节 创伤后应激障碍

历史上的来源

"创伤后应激障碍"(posttraumatic stress disorder)此诊断名

称是最近几十年才出现的，跟越战有关系。因为美国军人参加越战回国后，许多退伍军人被发现患着某种特殊的心理毛病，是过去精神科医师未曾看过的病态。其主要病情是这些退伍军人主诉心里突然恐慌；刹那性的回忆在战场曾经遭遇过的应激性事件，如火药的爆炸、战友的死亡、老百姓的被虐杀等等，而很惊怕；遭受四周一点突然的刺激，就很敏感地反应而紧张；半夜里常做噩梦而惊醒，满身大汗；对人际关系保持距离，有点警戒心；无法专心工作，或过愉快的家庭生活；对事情与人生感到没兴趣，失掉目标似的。经由研究，被断定是跟战争时受过重大的心理创伤后引来的应激反应，被称是“创伤后应激障碍”。

患这样问题的患者，有时是面对危险的创伤后，马上就发生；而有的，是经历一段时间，如数个月才发病；而且有不少的人继续其情况数年，变成慢性，不容易恢复。况且各种治疗，包括药物或心理的治疗，都没有很好的结果，影响其生活上的适应。由于患这样病情的军人很多，引起精神医学界的特别关心。

事实上，在过去的战争里，比如第一次世界大战或第二次世界大战时，也有不少军人在战场患过与军事性应激有关的精神疾患。第一次世界大战时，对这样因面临战场的危险与应激而瘫痪的军人，给予患了“炮弹休克”的称呼。第二次世界大战时，就改名为“战争疲劳”，可是并没有特别在乎这样的问题，顶多给患者退回后方休息短暂时间，然后又送去前线。根据我们的了解，第一次世界大战时战争的打法很单纯，很清楚的有前线与后方的区别，只要暂时离开前线，就可避免战争的危险。可是第二次世界大战时，敌人可用飞机来轰炸，并没有前后方的区别，随时可遭遇被攻击的情况，只好随时紧张，形成慢性焦虑症或心身症的情况。可是越战的情况又有所不同。对美国的军人来说，敌人跟老百姓都是越南人，无法区别做防御，而且自己很容易被敌人认出是美军，无法防备，只好以凶狠的办法去乱杀对方，包括乱杀老百姓，面对很残忍的场合,心理上的打击与创伤特别大。而且还有个很重要的因素,就是,不像从前的打仗,回来后被国人欢迎凯旋。由于美国人认为在越南打了一个目标不清楚而不必要的战争,而且是战败归来,所以军人归国回来后没人欢迎,反而被轻视,得不到所需的支持与安慰,更觉得难受,无法消除创伤的经历,因此,患了创伤后应激障碍的退役军人特别多。

从战争而得来的有关创伤后应激障碍的观念,后来被广泛运用,特别是考虑到遭遇大灾难或被人虐待的人,包括逃难的难民,都考虑是否患上了这样面对重大应激后的心理障碍,可说是扩大了精神科医师对这方面的注意与了解。近年来,儿童精神医学家甚至考虑小孩在小时候被大人(躯体、心理或性)虐待以后,遭受了强大刺激与创伤,是否也会发生类似的问题,是否也会把其创伤后应激障碍延续到成人的阶段里来。这可说是值得研究的课题。

心理学上的解释

从军人患创伤后应激障碍的经验而得知,所谓心理创伤的意义有几个。即:除了创伤的程度很大以外,最重要的是:让面对创伤的人当时觉得没有能力与办法去面对与招架的余地,陷入无药可救的可怕处境。而且没有适当的机会与支援,提供所需的支持,或者不能向他人求援,只能依靠自己来面对创伤,更是觉得处于无路可走的很难的处境。因此,其对创伤的感受与经验也就更加大。另外一个事实是,创伤的反应是长期性、广泛性的,影响心情、感觉、认知、态度,而可把生活的本质与人生摧毁,改变掉。这种创伤经验,不仅发生在战场、自然灾难、难民,也可以发生在普通的生活里,包括被人虐待、被强暴等等,是很值得关心的事情。

第七节 心理治疗上的考虑与要领

一般原则

由于焦虑的发生是属于情感上的病态反应，但是基于认知上的问题，是经验上的困扰，也是行为上的变化，因此，要从各种角度来同时进行治疗与弥补的工作。基本上是要依靠支持性的辅导，提供安慰、支持，并协助脱离危险的境界，但是也要辅导患者如何去面对困难，并以比较适当的方式与方法来处理所面对的问题。假如是认知上的曲解或误解而来的，可经由认知治疗的途径来协助纠正，但假如牵涉行为上的表现，也可以利用行为治疗的原则来帮助患者改善行为。总之，要综合性且适当性地去选择治疗模式而进行辅导的工作。假如患者焦虑的根源是来自于潜意识层次的情结，那也要采取分析性的辅导，来帮助患者。不用说，假如药物治疗可以帮助患者，也可以同时进行，帮助患者尽早脱离焦虑的痛苦。

恐惧症的治疗要领

上面已经提过，患恐惧症的患者在性格上可能属于不同的两种类型，即：一个是强迫型的性格，而另一个是歇斯底里型的性格倾向。假如是属于强迫型性格的患者，其恐惧的理由是跟攻击欲望有关，想依靠躲避的方式来处理攻击欲望；而属于歇斯底里型性格的患者，其恐惧的理由是因性的问题与依赖的问题无法处理，而依靠恐惧来防御。了解这个基本道理，就可以辅导他们。恐惧的对象或处境，往往是碰巧而发生的，有时有象征性的意义，从而可让我们去寻找所惧怕的原本对象。可是患恐惧症的患者在会谈里，无法自己去发觉其连带关系，要靠治疗者自己的推测。可是假如患者被迫去寻找潜意识里所惧怕的真正对象的话,会让患者因需面对其所掩饰的真相而感到很紧张。因此,治疗者不要太逼迫患者,让患者对会谈本身感到很恐惧,失掉辅导的目的。因此,会谈的要领是要去分析其恐惧的真相,但是首先要建立良好的关系,才能依靠其所建立的关系为基础,而进行痛苦的分析工作。

要探讨患者的问题,要特别去注意最早发生症状的处境。因为,日后的情况,受"普遍化"(generalization)或"转移作用"(displacement)的影响,通常无法寻找其本来的连带关系。

假如能找到原本的困难,就比较有办法来帮助患者以比较成熟的方法去处理,否则很难去处理问题。无论如何,治疗者要时时提供支持,让患者能获得安全感。有了安全的感觉,患者就肯逐渐放松,揭开掩饰的作用,透露原本所害怕或担心的情感或欲望问题。

强迫症的治疗方法

治疗患强迫症的患者,首先要充分明白:患着这样病的患者,常有所谓"肛门性格"(anal character),患有万事两极化的趋势,把事情以相对的趋向看待,陷于服从与反抗的矛盾;关心各种事情的准确性,包括时间、金钱、地位、角色、权威等,而且喜欢与人相争与对抗,特别害怕权威者的管制。对于情感的表达有困难,企图以理智来代替情感的表现,以仔细的描述来掩饰真相,而不习惯以一针见血的方式表露真意,被要求表达内心里的情感,就会感到焦虑不安。虽然有依赖他人的潜在欲望,可是认为依赖就是懦弱、失败与服从的表现而不肯承认有其需要,也不敢轻易地依赖他人。

针对有这样性格倾向的患者,会谈时,治疗者要时时利用机会坦白地表露自己的感觉,适当地让患者知道,保持情感上的接触与来往。假如能这样做,可说辅导过程已经走上了初步的轨道(MacKinnon & Michels, 1971, p97)。会谈要避免对患者时时的指点，让患者觉得被权威性的治疗者所攻击，提高其警戒心，表现其防御的趋势。因此，只能偶尔指点属于核心的问题，不要过分分析。患者有时会带来事先写好的东西，要你看，详细报告细节，但主要的目的与作用是避免口头上的表达而透露感情。因此，尽量鼓励患者用口头描述，发生人际关系上的相互反应，包括情感的表达。治疗者要尽量避免使用专业性的名词，也不要使用很理性的言语，尽量采用通俗的日常语言来表达意思，鼓励跟患者有相互的实际接触与沟通。

在患者与治疗者的关系上，要注意患者对治疗者的期待与态度。通常患者会认为治疗者是万能的权威者，认为治疗者有所有的答案。假如治疗者表示不知道答案的情形，会让患者感到很惊讶、不满与失望；因此，治疗者不用时时地给予答案，而鼓励患者去寻找自己的答案，不要全靠权威者。跟患者的会谈不要采取很保守而又死板的方式而进行，要时时采取意外的方式，出其预料，这样可以穿破患者的理智性防线，而能表露内心的情感。可是也不能让患者过分且过早地表露内心的感觉，而让患者感到很尴尬。千万不要跟患者争论，陷入权利争斗的局势，加强患者的病态趋势，也打破治疗者与患者的关系。

创伤后应激障碍的辅导

对于受了心理创伤的患者，其主要的辅导要领就是提供支持，帮助情感上的稳定，协助心理上的康复。去探讨病情，争取病识的建立是多余的，有时反而有害。必要时，要施行情感经验上的矫正。

所谓“情感矫正经验”(corrective emotional experience)指的是：要让情感上受创伤的患者，在治疗的过程里，帮助患者去重复经验(过去)受创伤的情况，但是以(现在)不同的状况(即在接受治疗的场所，在治疗者支持下)，在比较被保护的情况下，重新去经历创伤,让当时的负性情感有机会获得更改。

可是从临床上的经验来说,学者们还没有一致的看法。有的认为过去的创伤最好不要去探讨与重复经历,让它埋没在没意识的境界里去,不用去挖掘,使患者重新痛苦。可是另外的学者却认为,没有把隐藏的问题挖掘出来,重新整理其认知与情感上的经验,就永远没有办法去处理,其未处理的情结会时时浮现出来,扰乱精神的稳定。到底如何是好,还得有待日后的研究。但目前至少可以说,要让患者自己选择,是否去重新面对旧的创伤痕迹与否,而治疗者不要牵强替患者做这方面的选择与决定。

参考文献

1. 曾文星,徐静.新编精神医学.台北:水牛出版社,2003
2. Beck AT. Cognitive therapy and the emotional disorders. New York: International University Press, 1976
3. Gabbard GO. Psychodynamic psychiatry in clinical practice: The DSM-Ⅳ edition. Washington DC: American Psychiatric Press, 1994
4. MacKinnon RA, Michels R. The psychiatric interview in clinical practice. Philadelphia: W. B. Saunders Company, 1971
5. Masserman JH. Behavior and neurosis. Chicago: University of Chicago Press, 1943

第九章 抑郁症的学理

要讨论抑郁症的学理之前，我们需要首先澄清一样事情，即：临床上所谓的病态抑郁状态包括很多不同的种类与性质（如：内因性的、生物性的抑郁，或心因性的、反应性的抑郁），不同程度的抑郁问题（如：严重的精神病性抑郁，或轻度的神经症性抑郁等），以及单纯或复杂的抑郁（如双相性的躁郁疾患，或是单相的严重抑郁症等）；而从心理治疗的立场来说，我们所关心的是非精神病性而比较轻微的抑郁症、是针对心因性因素而发生的反应性抑郁、是比较单纯的抑郁症，即：并不是跟生物因素很有关的躁郁症或者是情感型的精神分裂症等严重的需要药物治疗的抑郁症。关于适合施与心理治疗，而且可以发生效果的抑郁症，我们可以从不同的角度来说明各种心理上的学理，进而讨论如何施行心理上的辅导。

第一节 精神分析的看法

精神分析的创始人西谷蒙德·弗洛伊德（Sigmund Freud）早在1917年提出他的见解，区别“哀悼”（mourning）与“抑郁”（depression）的差异。他认为“哀悼”是一个人真的丧失重要的亲人或朋友而伤心，而“抑郁”却没有真的对象的丧失，而只是情绪上表现丧失的反应。患“抑郁”的患者觉得自我尊严严重受损伤，失掉信心，表现自我责备与罪恶感的趋势；而丧失亲人而哀悼的人却没有这样的情形，保持着健全的自我尊严。［**注解**：可是假如哀悼反应很厉害，超越3个月的时间还继续很伤心，影响日常的生活与工作，即被看成是“病态性哀悼”，归属于病态性的抑郁而论。因此哀悼与抑郁的界限并不是很绝对性的划分。]弗洛伊德还认为,抑郁症的患者常把气愤与攻击欲望不(敢)向外人表现,而朝向自己,向着自己攻击并表现气愤,被称是“攻击内向化”(internalization of anger)或者是“攻击内射”(introjection of anger)。譬如被人骗了钱,并不骂对方没良心,偷了他的钱,不生对方气,反而只怪自己没小心,被人骗了,气自己没有用。到了1923年,弗洛伊德还指出患抑郁症的患者,在性格结构上常有过分发达的“超我”(superego),不但对事情的好与坏区别得很清楚,要求“自我”(ego)把事事都做得很对、很好,符合道德观念,而且,最要紧的是,责备自己对他人不够好,甚至假如攻击了他人,把气愤朝向他人而发泄,就常责备自己的不该,结果使自己趋向抑郁的状态。

到了1940年,有精神分析背景的儿童精神医学家梅拉妮·克来恩(Melanie Klein),配合她自己推展的对象关系(object relations)学理而说明:原来当婴儿幼小时,在认知能力还幼稚的阶段,根据“对象分裂”(splitting)的作用,把自己的养育者(即母亲)分裂成为好的跟坏的两者,处于“妄想-分裂姿位”(paranoid-schizoid position),以便喜爱“好”的母亲,而对“坏”的母亲发泄气愤,表现不满;可是后来认知能力稍微成熟,脱离了“对象分裂”的倾向,认知上发觉自己又爱又恨的母亲原来是同一个对象,再也不能去向自己喜爱的母亲发泄气愤与不满,转而陷入“抑郁姿位”(depressive position)。结果,开始感到(害怕)假如对母亲表现气愤,会伤害到自己喜爱的母亲;甚至于误信是因为自己向母亲生了气而把母亲弄坏(或弄死)了,而自我责备,并感到抑郁。克来恩运用婴孩早期阶段里对象关系发展中,因为对于对象关系形成上的障碍,无法接受向自己喜爱的对象(即母亲)发泄攻击,而企图说明抑郁症的基本来源(Gabbard, 1994)。

克来恩还指出:一个人在躁狂症时发生自我夸大、否定或忽视问题、把事情理想化或乐观化的倾向,是对“丧失”的一种防御作用,应付因丧失重要的对象而痛苦的情况。换句话说,靠很乐观、很自大的感觉来应付内在感到的伤心与自卑感。克来恩的说明,帮助我们了解躁狂症跟抑郁症是同样的病理情况,同样是对"丧失"的反应,而只是以两面相对的不同方式而表达对丧失的痛苦。一个方式是直接陷入抑郁状态,而另一方式是假装很高兴,掩饰抑郁的痛苦。[**注解**:临床上我们常可发觉患躁狂症的患者是遭遇丧失的打击而引发躁狂症状态的。]

虽然弗洛伊德与克来恩都以攻击欲望转向自己发泄的问题(即:攻击内向化)来解释抑郁的形成,但是E·比布霖(E. Bibring, 1953)却以全然不同的角度来说明抑郁的问题。比布霖认为这是因理想与现实间的紧张与冲突而来的。一个人往往受家庭的教养与社会的期待而认为自己应该很坚强、能爱他人也被人喜爱、做事有意义而又有成就等,而实际上却无法达到这样高超的期待时,就会发生对自己的失望而自卑、抑郁。虽然比布霖并没有使用"理想性自我"(ego ideal)的措辞,但也就是在说明"现实自我"跟"理想性自我"有所差距而发生抑郁的状态。比布霖还说明躁狂症不仅是对丧失的反应,还是自我的自恋趋向的膨大而来的结果。也就是说,一个人有自恋的趋向,认为自己很好,可是实际上并不是,而由于失望而躁狂。

另外一个全然不同的学理是来自于婴儿所表现的早期抑郁。根据婴儿在孤儿院的实际观察,儿童精神医学家斯皮茨(Spitz, 1946)报告"依赖抑郁"(anaclitic depression)的现象,即:当婴儿刚出生时,完全依赖养育者来保持生命,而假如其原有的养育者(如母亲)去世或离异,婴孩丧失其基本的依赖者时,首先会发生哭闹等现象,渴望养育者,可是这种早期反应一过性发生后,就不再哭闹,而逐渐变成没有情感表现,缺乏食欲,并且心身都不发展的婴孩。这样的"依赖抑郁"被斯皮茨认为是抑郁的基本原型,而且丧失所依赖的对象是抑郁发生的原因,强调"丧失(或失落)"(loss)

对抑郁形成的重要性。假如一个人在早期遭受过丧失的创伤，后来遭遇失落或被遗弃的类似情况，重复同样的创伤时，就很容易发生抑郁的反应。虽然日后所面对的丧失，其严重性可能并不很大（如跟老师、同学、配偶、家人等对象分离，或者丧失自己的工作，或失去钱财、名誉等），但由于过去幼小时对失落的创伤经验，变得很敏感，也就产生很严重的抑郁反应。这样的观念很适合说明反应性抑郁症的发生。后来鲍尔比(Bowlby，1969)对于依赖抑郁也有同样的观察与研究，并且使用"附着黏结"(attachment)的观念来说明婴孩对养育者的黏结的关系，而这样的密切依赖又黏结的基本人际关系受到打击、威胁或丧失，就发生抑郁的反应。

总之，抑郁被精神分析家看成是对失落或分离的情绪反应，跟早期的依赖与黏结倾向有关，也跟过去的丧失的创伤有连带关系；同时跟自我过分要求、攻击内向化的倾向也很有密切关系，经由这些各种因素与机制就会促成抑郁的发生。而过分高兴且夸大的躁狂症被看成是抑郁的反面，是对抑郁的防御作用。

附带值得一提的是对丧失的防御机制。有些人丧失重要的人物而很伤心时，会采取一种特殊的自我心理防御机制来应付；即：模仿丧失的对象。譬如：自己的母亲得了心脏病而突然死亡，孩子就总是担心自己是否也患了（跟母亲一样的）心脏病，时时要自己按脉，找医师量血压，甚至因为有点呼吸短促，就很害怕，马上跑到急诊处要求急诊，惟恐是自己患了心脏病。而这样过分担心自己是否得了心脏病的疑病倾向表现，可以说是在模仿丧失的母亲，被学者认为是在表现"对丧失者的认同作用"(identification with the loss object)，依靠对母亲的模仿来保存部分的母亲，来应付丧失的母亲，处理因丧失而带来的恐慌与痛苦。

另外一件事情就是，超我过分责备自我而容易形成抑郁趋向，同时也容易促成被虐待的趋势，因此，有时跟被虐待情况有连带关系。譬如：有位女性在四五岁（性蕾期）时，在小女孩的心里曾经气恨母亲对她不好，内心里曾经私自有过希望母亲死掉的想法，而很不巧的，母亲果然因心脏病而突然去世，因此女孩内心里（以小孩的认知与想法）一直相信母亲是被她咒骂而死去的，心里常责备自己，长年感到抑郁。结婚后发现丈夫有虐待倾向，常欺负她、责骂她，而她一直不敢反抗，只是接受虐待，内心想她从小就犯了（杀母的罪），该被虐待。后来经由心理辅导才体会母亲并不是她的“咒骂”而死亡，她不用一生都去责备自己，去除她长年的抑郁念头，更体会并了解自己不用被人虐待，而开始拒绝丈夫对她的虐待行为。

有个跟抑郁有连带关系的特殊现象是“周年抑郁”（anniversary depression）。就是失落的创伤发生后，每到创伤发生的周年期间就重复性地发生抑郁的现象。譬如：有个男人，在过年除夕被发现在雨中的高速公路上精神恍惚而没目的的徘徊，被警察发觉，怀疑精神有异状而被送来急诊处。经由精神科医师的会谈检查，才发现原来有个悲惨的故事。即：数年前当他从外地带着礼物乘飞机回来，想跟家人团聚过年，而接到消息的妻子跟孩子高高兴兴地坐车子赶来机场想迎接他时，由于当时下大雨，路滑，车在高速公路上发生车祸而妻子跟孩子双双死亡。经过这场失落的创伤以后，虽然平时他还可以应付生活与工作，可是每到过年假期，特别是下雨的时候，他的心情就特别低落，心里想哭，而不知不觉地就往公路去徘徊（犹如找他去世的家人似的），而不顾在高速公路徘徊的危险，内心里想，反正自己死了，可以跟家人重聚。此例显出平常还可以应付的男人，到了失落创伤发生的期间与情景，就不知不觉地发生周年性的抑郁反应。

另外也是很特殊的现象是随着成功而来的抑郁。照道理，一个人在工作上成功了，职位升高了等，该是庆幸而高兴的时刻，可是有些人却陷入抑郁的状态。原来，职位升高而身分也变得很重要的时候，内心里感到责任重大，开始害怕失败，而预料自己的失败，就开始担心，甚至抑郁。同样的，有不少人退休后，不但不会享受退休后的清闲，反而陷入抑郁。究其原因，就是随着退休的发生而体会到自己的老，并且证实自己的成就已经到结尾，将来已经没有什么成就而开始失望而抑郁。这种情形多半发生在对自己有严格要求倾向，对自己有过多期待的人（也就是说：超我机能比较大的人）。

最后要提的是，有不少抑郁症的患者会呈现躯体方面的生理低功能性障碍（如：胃口减少、性欲减低、肠胃消化不良、躯体感到疲乏无力等），而有些患者只申述躯体方面的问题，如叙述疲乏、感到没精神等，过去被西方的学者认为是患有："抑郁等位症"（depressive equivalent）。这个称呼的背后有个假设，即躯体与心理是分开的，而且心理是比较高层的功能。假如患者只申述躯体的不适，而没有主诉心情上的毛病，是（心理发展上）比较低等的表现。可是近年来的学者认为这样的想法是不正确的。特别是文化精神医学家认为，患者如何申述病情是个人、社会与文化因素以及医疗系统的综合影响，并有其作用。有不少社会在观念上不那么区别心与身，而认为是合一的；而且有些文化系统里，并不欢迎申述心情的低落（会认为是通常的生活问题，或是自己心理与性格上的弱点），改而习惯以躯体的症状而申诉、求救，是文化上的求医行为与习惯的关系。

第二节 行为治疗的说明

虽然动物行为学家对与焦虑有关的心理现象有许多实验，也建立了不少有关焦虑的学理，可是对于抑郁的实验却很少。因为，针对抑郁这样的情感问题的发生，跟人的情形有所不同，在动物实验上不容易制造与控制。可是却有一样动物实验，是关于幼猴子的实验，可以启发我们对早期的"附着黏结"与"依赖抑郁"的发生性质有所了解。

这个关于猴子的实验是这样的。让刚生下没多久的婴孩猴子离开母猴，放进一个实验用的房间(即制造早期丧失养育者的情况)。房间里摆放两个大小相同而性质不同的“替代母猴”的模型：一个是用铁丝捆起来做的，摸起来并不舒服，可是此替代母猴模型的胸部却有一个奶头，可以吸奶，而另外一个替代母猴并没有奶头可吸奶，可是是用绒毛做的，摸起来很舒服。结果发现这样跟自己母猴分离的婴孩猴子，跑到铁丝的替代母猴那里去吸奶，可是一等到吸奶够后就马上跑到绒毛的替代母猴那里，爬在替代母猴身上拥抱着，而不离开，表示黏结在绒毛的替代母猴。这个实验指出婴孩猴子需要喝牛奶，满足口欲，可是同样重要的，是黏结在母体里，获得依靠、黏结的满足感。这个实验还指出，“附着黏结”(attachment)是口欲期很重要的心理需要，与口欲的满足同样的很重要。[**注解**：这个现象证实人的发展阶段里，口欲期并不是只依靠口部的吃跟喝来满足口欲，而还得依靠皮肤的接触与被养育者拥抱的感觉而获得黏结的满足，进而得到对所有情况的基本满足与安全感的获得，建立信赖的心理课题。]

一般来说，行为治疗者比较注重可以观察到的“行为”来做辅导的工作，而对比较抽象无形的感情上的障碍就比较没有具体的方式去辅导，也就没有学理上的特别贡献。

第三节　认知治疗的解释

我们在第三章谈论认知治疗的时候，已经提到，认知治疗者对抑郁症的学理上观念及治疗上的贡献。根据贝克(Beck，1976)对抑郁症的病理解释：一个人变得抑郁，其理由是患者在认知上有负性的观念，对自己、对他人、对世界的看法都带着消极的负性看法，导致抑郁状态。假如能针对这样的负性认知去着手更改，帮助患者能建立正性的看法，那么患者的态度、感情、行为也就跟随着改善,而能脱离抑郁的状态。

譬如:当一个人丧失他的重要亲人,如配偶或孩子,丢掉他很重要的东西,如工作上的职位、财务、健康、希望等,都会陷入抑郁的状态,感觉伤心,变得消极,失掉生机,甚至不想活。而这种抑郁状态的形成,都是根据他对事情的负性看法,即:认为自己完蛋了,没有用;他所处的四周环境或世界都对他不利;而他的将来都没有希望等。

认知治疗者更进一步说明,这样的负性看法,是源于认知上的扭曲或错误;而且经由恶性循环,开始责备自己,责怪自己没有能力,没有处理得体,而得到这样的坏结果,因此变得更抑郁。虽然病前可能已经存在自我信心的问题,包括消极的态度,都可以加强这样的恶性循环,可是追根到底,就是对丧失的挫折发生了看法上的问题,是负性的认知而引来的结果。基于此,认知治疗者也就主张就负性的认知问题去下手,施行辅导的工作。

第四节 个案分析

病例一(原载:曾与徐,2003,p281病例:增修)

临床病情

患者是一位二十八九岁的家庭妇女,她先生带她来看医师,因为她最近一个多月来,茶饭不思,凡事没精打采,晚上也睡不着觉,整日愁眉苦脸,遇事就引咎自责,说两句话,就涕泪俱下,口口声声说不想活了,使先生焦虑万分,赶快来找医师帮忙。

据她先生说,问题发生在2个月前,先生躯体略感不适,食欲减退,精神疲乏,患者就怀疑先生是否患了肝炎,着急的不得了。开始时,尚能对先生百般照顾,以后越来越消沉,认为是自己命硬克夫,害得先生生病。后来先生在医院检查结果证实并无肝炎,但患者并未因此而放心或好转，病情反而持续并加重，不让先生稍离眼前。

跟患者详细会谈后，发现她出生后不久，即被送到一个“很远的”（患者的话）地方去做养女，离开了亲生父母。不幸不到1年，养母因病去世，留下养父和她。她小时就常常听到左邻右舍的闲言闲语，说她命苦、命硬。到了15岁时，养父又因“肝癌”病故。她一方面悲痛失掉了惟一的亲人，一方面痛责自己命硬克人。后来她就随姨母生活，以后嫁给现在的先生。婚后尚可，直到这次怀疑先生患了“肝病”，惟恐先生又去世，再度引起了她的恐惧和自责，情绪发生了障碍，变得那么抑郁。

病理分析

这个个案说明是由于害怕丧失所依赖的对象，而发生抑郁，强调抑郁是对“丧失（或失落）”（loss）的反应。这个例子里，实际上并没有丧失她所依赖的重要的丈夫，但是，单是丈夫的生病，就给她一个可能丧失的危险信号，而就发生很严重的抑郁反应。在医师检查证明丈夫并没患肝病（丧失丈夫的可能性并没有）时还会这样继续抑郁，是过去受屡次丧失的痛苦经验而来的敏感性反应。

在幼小时丧失重要的养护者时，不但抑郁，还容易采取自我责备的姿态，认为是自己把养护者害死的，而很自咎。根据通俗的话来说，就是“命硬克人”了。

辅导要领

除了提供支持，并且考虑使用药物来治疗抑郁状态之外，最要紧的是辅导患者在认知上去除自我责备的想法。要帮助患者了解，被自己的父母遗弃，养母去世，养父去世，只不过是碰巧发生的人生悲剧，跟她自己的好坏并没有丝毫关系，没理由因为这些去责备自己。

病例二

临床病情

患者是40多岁的男患者,某工厂技工。最近被老板大声骂,说他做事太慢而吓坏,心里开始慌张、操心,惟恐被老板解雇,担心没有工作就无法维持家计,负担不了妻子跟孩子一家的生活。越想越忧虑,白天无法专心工作,夜晚没办法睡觉,觉得一切都完蛋了。虽然妻子劝告他,老板还没解雇他,不用那么操心;即使被解雇了,还可以找别的事。可是患者听不进去太太安慰的话,认为没有希望,干脆就不上班,在家里哭泣,吃不下饭,还想自杀来解决痛苦。太太听了,骂了他一顿,劝他来看精神科医师。

从发病的经过来看,医师本来认为是个反应性的抑郁症,可是仔细探听病史,发现原来几年前,患者曾经患过同样的抑郁症,也是被上司骂了,害怕丢掉工作就引发抑郁。家族史指出,母亲也有抑郁的病史,当患者还幼小时,自杀去世,而患者被年纪比较大的姐姐带大,因此很依赖照顾他的姐姐,也很听姐姐的话。

患者来看医师时,很依赖医师,总是申诉身体哪里不舒服,心情如何不好。经医师的安慰,给他开(抗抑郁)药服用,并嘱咐要服用两个星期以上才能看出效果。可是患者不到两天就不服用了,说是副作用太大,嘴巴干,眼睛有点模糊,自己就停药了,还是哭哭啼啼,说他没有希望。经医师调节药量,并且嘱咐一定要服用,否则无法医治,患者终于听话而服用。

患者来看医师时,不但申述自己的毛病,还不肯离开诊所,想办法要跟医师多谈些,并要求医师做他的干爸,要求医师要给他多看几次,而且没有约定时间,自己就来门诊,要医师给他看,表现很依赖医师的样子。

经过服药数周后,抑郁的病情逐渐好转,可是患者却突然停药不吃了。原来他的姐姐对他说,西药会伤身,只要吃点中医的补药就好了，患者就很听话而停止服西药。结果不到两个星期，患者的抑郁又复发，只好又听医师的话，开始服用抗抑郁剂，总算又逐渐好起来，可是已耽搁了将近1个月的时间。

病理分析

虽然患者所患的，可能是生物性的抑郁症，可是抑郁发病跟外来的挫折有关，也可以说是心因性的抑郁。被老板当众大声地骂，可以说是令人很害怕，但也丧失了自我尊严，也算是针对"失落"的原因而所发生的反应与结果。

从小没有母亲，被姐姐抚养的患者，心理上基本就缺少安全感，被权威性的老板一骂，也就很容易受不了应激而崩溃，呈现抑郁的状态。同时也就退行，恢复幼小时很依赖的状态，完全依赖妻子，也很依赖医师，还要医师当他的"干爸"，特别给他照顾，这是可以理解的。

辅导要领

由于患者所患的是生物性与反应性的混合抑郁，除了药物治疗以外，还得依靠心理辅导才可以。否则患者不肯好好服药，也解除不了不安的心理，可见心理辅导的作用。患者过分依赖医师，有时会令医师感到很烦，也影响医师的定时性的工作程序，无法按时去看其他的患者。因此，如何适当地提供支持，同时也要恰当地给予限制，是辅导上的要领。

第五节　心理治疗上的考虑与要领

一般原则上的考虑

由于抑郁症的本质很复杂，其病因可分别或同时包括生物性与心理性的因素，因此，对抑郁症的治疗，首要课题就是要判断主要依靠药物治疗或心理辅导来治疗患者。假如是生物性的、内因性的、严重的抑郁,当然主要靠药物治疗,必要时还使用电疗,而假如是心因性的、反应性的、轻度的抑郁,可以使用药物治疗但同时施与心理上的辅导。临床上的研究指出,药物治疗合并心理辅导是对抑郁最好的治疗模式,效果比较好。

针对抑郁症的心理辅导,其会谈的方式要依靠治疗者比较积极的角色来进行。注意提供充足的支持,建立并保持良好的治疗关系,获得患者的信赖,培养信心,是主要的辅导关键。可是从一开始就要注意的是,有不少抑郁症的患者,由于其抑郁的情绪,再加上过去可能被主要养育者遗弃过,或面临分别的创伤,而养成很依赖、很想黏住他人的倾向,包括对帮助他的辅导者。因此,在早期的辅导时期,治疗者一方面要提供充分的支持,尽量让患者感到可依赖,可是同时另一方面也要很小心,不要让患者完全并过分地依赖到辅导者身上来。否则,就是等于鼓励患者保持其幼稚性、被动性,而难以往健康的方向去改善,拖延康复的过程。

治疗抑郁症的患者,千万不要忽略患者可能有自杀意念或企图的可能性,要从头就开门见山地探讨这件事。要让患者知道,患抑郁症的人,往往很消极,而发生不想活的意念,而这样的消极观念,包括自杀的意念,等到抑郁症改善后就会消失,因此要求患者要跟治疗者坦白报告这样意念是否存在的可能性,而可以适当地预防。必要时还可采取住院保护的措施,免得发生不必要的不幸结局。

假如患者主诉许多身体方面的因素,不要马上认为患者有躯体性的疾患,也不要很轻率地认为患的是疑病症,而要从求医行为的立场来体会患者这样申述躯体障碍有何意义与作用。更不要认为是比较低等的抑郁等位症,而拼命要求患者即刻把焦点移放到心情方面的问题,遭遇患者心理上不必要的阻抗。可是会谈的方向还是要逐渐地去探讨患者的生活里发生了什么心理上的问题,导致患者发生抑郁的反应,并且慢慢帮助患者去认识并了解如何去面对与处理这些创伤或挫折。

支持与分析的选择

针对抑郁症的心理治疗，必须考虑与决定的是：是否进行支持性或分析性的治疗。对于抑郁症，原则上来说，宜以支持性治疗为主，协助患者能应付与尽早脱离抑郁难受的心态。可是有时候，在适当的阶段，也可以尝试进行分析性的辅导，帮助患者去了解自己的内心困扰，体会自己潜意识层次的情结，希望经由这样的了解，可以适当地解除属于潜意识层次的心理问题，间接地减少患抑郁症的可能性。

可是技术上的问题是什么样的抑郁症患者在什么样的情况下可进行分析与指点的辅导工作。因为一个人被指点自己内心里的情结，有时很尴尬或难受，假如无法承担时，会加强抑郁的情况，有反治疗的效果。一般来说，假如一个人所患的抑郁跟自己内在精神的情结很有关系，是屡次发病的根源，那就值得去尝试指点，可是还要考虑指点的时机。一般来说，要等到抑郁的情况比较减低，自我能力比较坚强的时候，才可以尝试。免得发生指点不当而恶化的副作用。

从过去的临床经验、心理治疗发现，有些患者很顺从，而且什么事都责怪自己。而假如治疗者向患者指点他的错误的情况，他不但不会反驳、保护他自己，还反而会责怪自己，把病情恶化，被称是“负性治疗反应”(negative therapeutic reaction)(MacKinnon & Michels, 1971, p217)，治疗者需要小心。

为了支持患者，治疗者最好跟患者越接近越好。可是保持怎样的距离才适当，才不会犯专业上的错误，也是要慎重考虑的一件事情，免得发生治疗者与患者间关系上的问题。譬如，是年轻男性的治疗者在看年轻的女性患者的话，不能太亲近，要特别注意过分私人性、亲近性关系的发生，可能被患者或家属误会。可是假如患者是比较年老的,即使是女性,也可以拍拍患者的肩膀,鼓励患者,而不用有所顾虑。

东方的患者与家属,有时喜欢给医师送礼物,以便感谢医师的照顾,并且期望继续多给关心。假如患者所送的礼物是很贵重的,不管是什么患者,都要拒绝,免得有特别的企图。可是假如抑郁症患者,自己亲手做了什么东西而送给治疗者时,治疗者可以接受,好让患者感到自己也可以做点事,有所表现,而感到高兴,对其抑郁的改善有所帮助。换句话说,要考虑是怎样的患者,送了什么东西,是何种目的,有何公开的意义与背后的含义而做适当的考虑与决定,而不能一概而论。

行为治疗要领的运用

对抑郁症患者,治疗者要时时地鼓励他去做点什么事,来表现其有所成就,减除毫无用处的消极观念。可是要求患者做点行为上的改善,或办理一些事情,以便获得成就感时,最好能参考行为治疗上所考虑的基本原则。即:要考虑事情的轻重与容易程度,而让患者从简单的课题开始,逐渐往困难的课题改换。因为,假如所要求的,是让患者感到很困难且吃力的事情,则不但不能达到目的,还反而让患者感到无能,而增加抑郁的感觉。因此,要跟患者商讨,什么是可以做的,才叫患者去做。否则就得到相反的效果。同样的,假如患者能做出一点什么事,就给予即刻而适当的嘉奖,鼓励患者。这是行为治疗上很注重的原则,可以借用。

认知或情感上的处理

根据认知治疗者的说法,患抑郁症的患者,可以从患者所具有的负性认知或所谓“自动思维”(automatic thought)的念头去下手,改变患者跟引发抑郁有关的想法或认知。所谓“自动思维”是患者没加思考或判断的就产生念头,自认为是“真确”的见解或所信，影响着患者对自己、他人或这个世界的负性想法，也是引起抑郁的原因（参阅第三章）。譬如，还没开始考试，心里就已经（自动地）想，“完蛋了”，“一定考不好”；想去见上司领导，还没见到面，就已经想，“大概又要被训了”；还没向别人开口要求事情，心里就已经对自己说，“不用提了，打退堂鼓吧”没有办法好好去提出要求。这些自动思维或负性认知，便是要辅导纠正的地方，希望能帮助患者改变“想法”，考试前就想，“不管问题多难，我还是尽我的力量去回答”；去见上司，心里就准备，“不管被说什么，都可以静心地去应付，不用担心”；而去向人开口，心里就想“要好好有道理地解释，争取对方的谅解”等等，这样，本来是困难的处境，也就变得比较不困难，可以正性地去应付，也可免得陷入抑郁的境地。

可是要进行这样认知性辅导时，要避免向患者以说教训示的方式，去要求患者更改认识上的（错误）想法，让患者觉得自己思想上有“毛病”，而更增加自卑，导致自我悲伤的情形。

而且最重要的是，要了解有时一个人所要的是被了解、被支持，获得情感上的共鸣，而不单是理性上的纠正。因此，可以适当地进行认知上的纠正，但不可过分，否则抑郁症患者会受不了。

情感的纠正与弥补经验

对于治疗患情感上障碍的抑郁症患者时，治疗者要知道：情感不能单靠理智来修补，而情感还是要靠情感上的弥补与纠正来改善。所谓“情感矫正经验”（corrective emotional experience）在第八章讨论创伤后应激障碍的治疗时，已经提过，就是：要让情感上受创伤的患者，去重新经历（过去）遭遇过的受创伤的情况，但是以（现在）比较被保护的不同的情况下来重新经历创伤，以获得更改、弥补并代替当时的负性情感反应。对抑郁症的患者来说，当他们在幼小时遭遇过被养育者遗弃或分离的创伤时，由于他们还很幼小，因此无法应付其被遗弃或分离的丧失创伤，只能以被动而无所适从的姿态去接受,因此其创伤的情况也比较严重,而所受到的情感反应也比较厉害,并且对丧失变得很敏感。可是假如治疗者能让患者去想像,重新面对过去遭遇的丧失的经验,但是以现在已经成人的姿态与应付能力去面对与处理,再加上旁边治疗者的支持,再去经历创伤时,患者往往会发觉创伤并不那么厉害,可以比较成熟性地去面对与应付,并以比较普通程度的情感来反应。经过这样的"情感纠正经验",有些患者就可以减少对丧失创伤的敏感性,也降低抑郁反应的严重性,这是治疗抑郁症患者的一个可考虑的治疗技巧。

转移关系的问题

跟治疗其他疾患的患者一样,治疗抑郁症的患者也要注意患者对治疗者所发生的关系,包括"转移关系"(transference)的形成与表现。由于抑郁症的患者在其幼小时可能遭遇过被养育者遗弃的痛苦经验,有时不相信他人对他的好,要经过比较长久的时间才能建立信任的关系。有时由于早期跟养育者的分离,没获得黏住的满足感,而发生到处要黏住依赖他人的现象,包括对治疗者。与辅导者会面,不但要求很多,会谈的时间过了,还不舍得离去。而且常常没预约就又来看治疗者,想多获得点治疗者的关心与照顾。可说是重复其依赖且黏住养育者的行为。对于这样的患者,要注意适当地给予满足,但同时也要给予恰当的限制,让患者学习不要再过分地依赖他人,学习要依靠自己。

大家都知道,跟转移关系相对的便是"反转移关系"(counter-transference)。治疗者跟患者接触后,对于患者会发生某种感觉、反应与态度,是很通常的事情,是根据患者自身的因素,包括:性格、知识水准、所患的病情、与治疗者所建立的关系等条件而形成的。一般来说,对于抑郁症的患者,治疗者难免受其抑郁的影响而会感到希望的限制,可是,有时会有相当严重的情感反应。譬如,常担心患者会不会自杀，而万一自杀了，可能会责怪自己是否有疏忽才导致这样的结果。在治疗抑郁症的患者时，这是要注意并预防的事情。

可是除了这些由于跟患者真实因素而导致的反应以外，治疗者有时会因为自己过去对某些人所经历过的经验，或者所具有的见解，而转移到目前所治疗的患者身上来，这是跟患者本身没有直接关系的现象，被称是治疗者的反转移关系的形成，要注意去观察、发觉与处理。譬如，治疗者本身的家人曾经发生过自杀的事情，而受到其创伤后，治疗者对抑郁症的患者就总是怀疑其是否会自杀而失掉客观性的判断，并且受其过分担心的情绪上的左右，影响治疗的进行。有时候，相反的，治疗者变得过分地关心，极力想治好患者，超出职业性的关系与期待，也是不适当的现象，都是需要及早纠正的问题。

家属辅导的需要

治疗抑郁症的患者时，假如有家属，要尽量跟家属尽早接触，并且获得家人的充分支持。如何帮助抑郁的患者去获得支持是个治疗上的关键，而如何去发觉并且善用所有的支持来源，是个要领。总之，跟家人接触，并且督促并启发他们的支持，是治疗上的一个关键。

许多家人面对患了抑郁的患者，往往不知所措，不是过分的保护便是责骂，对治疗没有帮助。治疗者要给家属适当的辅导，如何适当地给患者医护、关照与保护，包括药物的保管与供给、自杀意图的发现与防备等等。

假如患者的抑郁是因跟家人的冲突与矛盾而来的，包括亲子关系或夫妻关系上的问题，那么如何同时施行家庭辅导或婚姻治疗也是要考虑的。这样可以减除家庭内矛盾问题，而间接地去除引起抑郁的根源。

参考文献

1. Beck AT. Cognitive therapy and the emotional disorders. New York: International University Press, 1976
2. Bibring E. The mechanism of depression. In: Greenacre P, eds. Affective disorders: Psychoanalytic contributions to their study. New York: International Universities Press, 1953. 13—48
3. Bowlby J. Attachment and loss. Vol Ⅰ. London: Hogarth Press, 1969
4. Freud S. Mourning and melancholia. In: General psychological theory. New York: Collier Books, 1917/1963. 164—179
5. Gabbard GO. Psychodynamic psychiatry in clinical practice: The DSM-Ⅳ edition. Washington DC: American Psychiatric Press, 1994
6. Klein M. Mourning and its relation to manic-depressive states. In: Love, guilt and reparation and other works 1921—1945. New York: Free Press, 1940/1975. 344—369.
7. MacKinnon RA, Michels R. The psychiatric interview in clinical practice. Philadelphia: W. B. Saunders Company, 1971
8. Spitz RA. Anaclitic depression. In: The psychoanalytic study of child. Vol. 2. New York: International Universities Press, 1946

第十章 躯体形式疾患的学理

第一节 绪论：澄清观念

医学史上的演变

我们已经说过：在西方的医学史里，在公元前 4 世纪希波克拉底(Hippocrates)时代，癔症就以“歇斯底里亚”(hysteria)的病名被称呼。虽然其字义，指的是“子宫(脱位)症”，可是被解释是女性想男人而子宫在躯体里乱跑脱位，很显著地提示躯体的症状跟心理与感情问题有关系。

我国中医的经典书籍《内经》被学者们推测是春秋或战国时代(公元前 5 至公元前 2 世纪)的著作，是先秦的医学书籍。在该书籍里，说明中医的基本观念，即：阴阳的“二界”；以及木、火、土、金、水的“五行”。在五行的观念里，把人体的肝、心、脾、肺、肾的五脏与怒、喜、忧、悲、恐的五志都归属，说明各种情感与躯体内脏的相互关系，说明心身是密切相关的(曾与徐，2003，p9～10)。

从精神医学史上来说，早期的精神科医师只注重严重的、精神错乱的精神病，都是以器质性的观念企图了解精神病，而到了 19 世纪末，经由精神分析的开展，才注重比较轻微的神经官能症，并且逐渐关心心理方面的层次。可是对于“心身症”(psychosomatic disorders)的观念，即考虑心理因素与躯体毛病的相互关系，还是到了 20 世纪初才具体出现。

可是针对心与身的疾患观念却经由屡次的徘徊与演变，表现了疾病在分类与诊断上的问题。譬如:美国在1952年首次出版的诊断手册(DSM)里,原来准备使用很单纯的"心身症"(psychosomatic disorders)的名词,但结果改用"精神生理性自主神经与内脏疾病"(psychophysiologic autonomic and visceral disorders)此复杂的病名。到了1968年,再版(DSM-Ⅱ)时,把其病名简化,使用"精神生理疾病"(psychophysiologic disorders)来指心因性的躯体疾患。其定义是经由心理因素而呈现与自主神经系统有关的特别器官系统的生理障碍。等到出版第三版(DSM-Ⅲ)时,原来想跟随国际疾病分类第九修订版(ICD-9)而使用"(与)躯体疾患有关心理因素"(psychological factors in physical conditions),可是最后还是随着美国整个诊断系统的改变,即:放弃病因性的推测,采用症状为主的分类方法,而使用"躯体形式障碍"(somatoform disorders)的新造病名总称。可见精神科医师对心身有关的这样的疾患,在观念上还没很确定,表现在病名上的屡次更改。

学说上的进展

关于心身症的学理观念,是经过一系列的演变与修订而来的(Sheehan & Hackett, 1978)。从医学史上我们知道:在1775年奥地利医师弗朗茨·安童·梅斯默(Franz Anton Mesmer)曾创用他的特殊方法,经由催眠术来治疗癔症或其他生理性的躯体症状,但当时他解释是依靠化学磁性的交换来发生治疗,并没提起催眠或心理因素对躯体影响的观念。

到了1818年,海因罗斯(J. C. A. Heinroth)在讨论睡眠问题时,才创用"心身"(psychosomatic)此专业名词,说明心理与疾患的影响关系;而1822年,贾克比(K. W. M. Jacobi)使用相对的名词,即"身心"(somatopsychic)此词,用来表达躯体疾病会受心理因素影响的想法。

精神分析创始人,西谷蒙德·弗洛伊德(Sigmund Freud)于

1885 年到法国巴黎进修，观察到法国神经医学家琼-马丁·沙考(Jean-Martin Charcot)使用催眠方法可以把癔症的躯体症状取消或重现，体会到心与身的连接性关系。基于此，弗洛伊德开始热心研究癔症，后来提出"转化作用"(conversion)的学术观念，说明与心理冲突或矛盾有关而无法发泄的情感，可以转变经由躯体而呈现障碍。他以神经医学家的背景，认为这种转化作用是经由神经系统的反射途径而发生的。

到了 1920 年美国著名的生物学家沃尔特·B·坎农(Walter B. Cannon)经由动物生理实验说明肾上腺素会刺激交感神经系统，应付应激的发生，提出神经系统与内分泌系统对心理上的刺激反应的相互关系。坎农也指出丘脑是主宰情绪反应的系统，具体地说明心理与躯体的连带关系。

配合精神分析的学理观念，费利克斯·多伊奇(Felix Deutsch)在 1939 年提出假设，经由外伤、炎症等而来的早期的躯体性创伤，可能奠定日后会在何种器官里发生躯体性心身疾患。后来，美国的精神科医师弗兰德斯·邓巴(Flanders Dunbar)于 1947 年提出各种特别的性格与某种心身疾患有连带关系的想法，如：拼命想工作、追求效率的性格，容易发生心脏病或胃溃疡等身体疾患。可是日后的研究并没有证实此假说。美国的精神科医师弗郎茨·亚历山大(Franz Alexander)与邓巴认为心身症的躯体症状并没有象征性的意义，跟癔症的转化性症状全然不同。

亚历山大于 1939 年还特别提出"器官特殊性假设"(organ specificity hypothesis)，说明由于某种潜意识、神经症性的情结，导致某种特殊应激，而容易产生某种躯体性疾患。到了 1950 年，他还指出，长期性的压抑某种情感，经由某种自主神经系统，而产生慢性的紧张性传导，导致躯体某组织或器官里发生器质性变化，以至于发生某种躯体性疾患。他认为心身症的发生跟个人的遗传背景及体质性的弱点有关。亚历山大还澄清转化症与心身症的差异，即：转化症所表现的是随意肌或感觉系统的障碍，可以经由意识而控制与操纵；而心身症的症状经由自主神经系统体现，不能由意识层次来左右。可是到了 1968 年，美国的学者（Leo DiCara 及 Meal Miller）发表了他们的实验结果，说明虽然是自主神经系统所管辖的生理功能，如：心跳、肠胃的蠕动、血压、血管的伸缩、小便的排泄等，经由条件反射的途径可加以有限度的影响，而排除了过去自主神经的操作完全是无意识，而无法有意识地去左右的想法。

亚历山大跟他的同事们，在 1961 年，根据当时对心身疾患的观念而特别提出 7 种躯体性疾患，受心理因素影响显著。即：哮喘、胃溃疡、溃疡性结肠炎、高血压、甲状腺功能亢进症、神经性皮炎、风湿性关节炎。他提倡患这些躯体疾病的患者除了接受内科性医治以外，最好还同时接受心理治疗。可是近代医学已经不赞成这样的看法，认为虽然心理因素会影响这些躯体疾病，但主要还是要考虑生物性的病因，而不能归咎于心理因素为其病因。目前的“心身医学”（psychosomatic medicine）认为，所有的躯体疾病多少都会牵涉心理上的问题，因此，要以“全人”的观念、心身并重的途径来治疗所有的患躯体性疾患患者，而不单是注意被亚历山大所提出来的 7 种心身疾病。

“躯体化”（somatization）此名词是威廉·斯特克尔（Wilhelm Stekel）在 1908 年提出的，用来指由于某深层神经症性原因而引来的某种躯体疾病。可是后来被精神分析学家用来指几种意思，即：人格上的问题被转换，经由身体的症状而表现；无法发泄的生命力或攻击欲望，转移到内脏系统而表现；或者，无意识层次的精神活动经由躯体而发泄。这些观念有点空虚，难以把握。可是后来的学者就用此名词来广泛、描述性、简单地表达经由躯体表现的心理症状。

从学理上来说，对心身症的看法有几个。即：以亚历山大为主，强调“特殊性学说”，认为：特殊的心理挫折会导致特殊的心身症。以马尔(G. F. Mahl)为主的，主张“非特殊性学说”，说明：多种的心理因素配合起来，可以发生心身症，并没有特殊性。马尔莫(R. B. Malmo)等学者们却保持“个人特殊学说”，认为各种广泛的刺激，可以引发心身症，但其所引发的心身症的症状种类，却随个人而固定且人人不同。

近年来被注意的事情是个人对自己的“躯体形象”(body image)的感知与心身症的关系。席尔德(Schilder)在1950年就提出一个人对自己的躯体形象是受生物、心理及社会综合因素而形成与建立的；而其形象的感知可以预测其所患的心身症的种类。最显著的是，对于自己躯体形象的感知跟神经性厌食症及肥胖症有关。费希尔(Fisher)与克利夫兰(Cleveland)在1958年还发表有趣的心理学测验的结果，即：对自己躯体形象有比较明确边界观念的人，患躯体外在性心身症的为多，如皮肤、肌肉、关节上的毛病；而比较没有明确边界观念的人，患内在性心身症为多，如胃溃疡等。

文化上的考虑

躯体化的倾向

根据临床上的经验，文化精神医学家很早就指出，东方社会里的患者以躯体化的倾向表现其心理问题为多，跟西方的患者有显著的不同。譬如：即使是抑郁时，不申述情绪低落、悲伤、抑郁，而诉苦疲倦、无力等，被西方学者称是“抑郁等位症”(depressive equivalent)。从诊断上来说，东方社会里的患者被诊断患疑病症或体化症的患者也比较多，被有些学者解释是心理发展比较原始性的关系。

心与身的划分

有些学者指出，把心与身区别，并且把心理(或精神)看成是比躯体还重要的见解是由于西方学者的偏见。西方的哲学思维里，标榜两元论，把心与身分开。可是在东方的哲学思维里，标榜心身合一，不作具体的区分，也没有上下的看法。

躯体主诉与求医行为

根据流行病学的研究，不管是东方或西方的患者，经由仔细的调查，都呈现心理与躯体性的症状，跟临床上的印象有所不同。对此，文化精神医学家乃从“求救行为”(help-seeking behavior)的立场来加以解释与说明。求救行为的观念指出，当一个患者发生不适时，随其患者自己对疾患的观念，以及对医疗系统的了解，而会寻找并采取求医的途径，表现不同形式的求救行为。在东方社会里的患者，受传统医学观念的影响，认为看病是申述(躯体)症状，而开药来医治；而且申述躯体的问题不但配合这样的传统医学观念，还配合文化上的习惯与价值观念，即：述说躯体的问题，比较可以被人接受，容易得到他人与家属的关照与关心，而假如诉说心情不好，着急，感到没有希望等，会被人说这些是自己的性格与心理问题，不太会获得他人的同情。因此，即使自己内心里明了自己有许多心情上的困苦，心理上的问题等，来看精神科医师时，其所提的主诉往往还是躯体性质的症状(Tseng, 1975)。因此，要了解心身症或体化症等问题，还得透过这样文化上有所影响的求医行为来把握为宜。

诊断上的划分

在以描述性的方式、以症状为准绳而划分精神疾病的原则下，最近数十年来美国精神医学采取了彻底的改变，把过去的癔症名称抛弃，把其中原有的转化症与解离症分开，并且建立“躯体形式障碍”(somatoform disorders)的新名词，包括了“躯体化障碍”(somatization disorder)、“转化症”(conversion disorder)、“疼痛障碍”(pain disorder)、“身体变形障碍”(body dysmorphic disorder)。这些疾患虽然都是以躯体为主而申诉其症状，但其性质却不见得类似，因此需要分别加以解释与讨论其病理。

第二节　躯体化障碍：包括神经衰弱

躯体化障碍

躯体化障碍（somatization disorder）也被简称是“体化症”。根据美国的精神疾病分类里的定义，躯体化障碍的特点是申述许多种类的躯体性症状，从年轻（30 岁前时）就开始发病，经历数年，形成慢性的状态，经常求医治疗或严重影响社会生活，包括工作。其所申诉的症状可归属于：躯体到处疼痛（背部疼、手脚疼、关节疼等），肠胃系统的毛病（恶心、呕吐、腹泻、对食物不适等），心性方面的毛病（月经不适、缺少性欲、不享受性交、阳痿等），还有假性神经症状（头晕、昏倒、记忆欠佳等）。因此，可以说是以慢性而多样的躯体症状为其特征。其所申诉的躯体症状不能以躯体疾病的立场来解释，或者只为了小的躯体毛病而过分地申诉躯体的不适；而且没有心理或情绪方面的申诉为其另外特点。

美国精神疾病的分类系统里，采用描述性的分类，不考虑病因的因素。因此，也就没有附带的病理学说。根据过去学者的推测，患体化症的患者，虽然遭遇了生活上的应激或挫折，但不经由情绪或心理层次来表达其反应，而透过躯体来表现其症状。跟癔症的转化症有所不同的是，所表现的症状并不属于随意肌或感觉系统，而是跟自主神经系统或内脏有关；而最重要的是并没有象征性的意义。关于症状的选择，犹如在第一节里所说明过的，有各种学说，即：特殊性、非特殊性，或者个人特殊性的学说，至今还没有很清楚的定论。一般来说，除了心理因素以外，也得考虑生物性的因素。

神经衰弱

神经衰弱(neurasthenia)是由美国内科医师乔治·比尔德(George Beard)在19世纪末起名的。当时,依其医学知识与背景,他认为这种疾病是神经系统过分疲劳或中毒而引起的衰弱现象。所表现的症状可包括:疲乏、无力、缺乏精神、记忆力不好、注意力欠佳等。可说是从器质性的观念而解释这些征候群。这个诊断名词被引用到各国,包括中国。由于这个征候群跟中医里所指的"肾亏"的症候很相似,也就很容易被老百姓所接受,一直使用到现在。由于这个诊断病名的定义含糊,已经从国际分类系统与美国分类系统消失。可是由于此诊断名在日本、韩国、中国等地使用很久,一般人已经很习惯,学者们认为不必把它消除,至少在社会中开业的医生们还继续使用着。虽然有些西方的学者认为中国人所患的神经衰弱,其实是抑郁症,但这样的见解并不被中国的学者所采纳(Young, 1989)。根据最近的研究,发现被诊断为神经衰弱的患者,其中虽然有部分可能可归属为抑郁症及焦虑症等,但仍有部分不能改属于抑郁症或焦虑症,仍需要保留神经衰弱的诊断。

从广义的立场来说,神经衰弱可归属于躯体化障碍,只是其所表现的躯体症状是以疲乏为主要特征,而且跟中枢性神经系统比较有关,被解释是过分使用精神或长期紧张而来的结果。过去中国在主张"大跃进"的时期,有不少知识分子或劳动工人,因为过分的工作或劳动而呈现"神经衰弱"的毛病,而针对这样的情况可施与"综合快速疗法"。其疗法的特点是向患者施与认知上的辅导,并且供给躯体的活动,来代替脑力的活动,并且综合性地使用药物等,帮助患者恢复(李,1996)。

值得提出的是,有些华人把"脑神经衰弱"跟中医里所指的"肾亏"认为是同样的情况。由于中医里有过分手淫可引起肾亏的解释，因此，患神经衰弱的患者也就这么解释，并要求给补脑、补肾的药来治疗。

个案解析（原载：曾与徐，2003，p347 病例：增修）

临床病情

有一个十八九岁的男孩子，来医院找“脑科”医师。他认为自己“神经衰弱”，希望医师替他检查，并且开点“补脑药”，好滋补他的神经。他诉说最近总是感到头昏、眼花、精神不集中、记忆力欠佳，虽然非常用功，整天勉强自己看书，但看了没几分钟就看不下去了，觉得头脑空空，什么也记不住，而且晚上常常失眠，白天心情也不好。他怀疑自己脑子有了毛病，要求做详细的检查，如脑电波等等。

与患者交谈结果，发现他出生农家，父母因为本身没有受过教育，把希望都寄托在他身上，要他用功读书，将来能进大学，为家里争光。他在初中、高中时，功课都还好。可是高中毕业后，参加大学的考试不幸失败，觉得很惭愧。但父母仍不死心，筹款送他上补习班，准备下一次的考试。他在这种沉重的精神压力下，每天早上六点就起床，睡眼惺忪地开始看书，一直看到中午，吃过午饭后，一点也不休息，又接着看书，直到夜晚，日日如此。开始时还可以，可是随着时间的流逝，越来越觉得精神不能集中，虽然整天还是拼命看书，却是看过就忘，怎么也没法吸收，不仅头脑不清楚，就是全身也觉得疲乏无力、到处酸痛。他终于觉得非找医师看看不可了。

病理分析

这个病例很清楚地指出此患者所患的神经衰弱，就是长期念书而且过分用功，毫无休息而来的精神疲乏现象。由于感到这次非考上大学不可的心理压力，不但这样勉强的念书，还增加了其焦虑的心情，把病情弄得更坏。

除了患者所描述的被父母所期待的情况以外,是否还牵涉更进一步的心理情结问题,就不得而知了。有时患者如此拼命用功,是跟父母的三角情结有关系(参照第三节中个案解析)。

有些患者是依靠躯体毛病来作为借口,应付自己无法面对考试的应激,作为撤退的理由,可说是疑病症常见的情况。可是此患者并没有其现象,是单纯的体化症。

辅导要领

最主要的是向患者解释所有的症状都是长期面对紧张与疲乏而来的现象,并非脑部或神经系统有什么变化或“衰弱”。要治疗这样因疲劳而来的现象,最要紧而合适的办法就是要适当的休息,包括娱乐或运动,来解除长期紧张与疲乏的结果。假如患者肯接受这样的解释,而且愿意去尝试医师的建议,就还有改善的希望。

在另外一个层次里,要帮助患者去了解的是对自己的期望的问题。虽然家里人很辛苦,提供条件,帮助他去念书,但是对自己要求到什么程度,要有个适当的期待,要跟现实条件配合。并且要考虑,万一考不上大学时,还要选择别的路途,做个准备。换句话说,采用支持性的辅导,引导患者,就适合此患者的治疗需要。

第三节 疑病症

临床定义

疑病症(hypochondriasis)也称是虑病症。其病名在西方医学史上很早就有,其病名原文字意是:“软骨下疼症”,指的是肋骨下疼的毛病,是一些患者常诉胸前疼而起的病名。按定义,虑病症的特点是心里认为自己可能患了躯体毛病而过分的忧虑,甚至怀疑已经得了严重的疾病而很担心,往往到处求医检查,并且影响其生活与工作。虽然经过临床上的检查而查不出什么结果,或者变化极微，但患者却很忧虑。其所申诉的躯体症状可以常变化，但病的情况常是长期性的。

严格说来，患此病的患者虽然申诉与忧虑躯体性的毛病，但主要的问题是：不容易接受医学上的解释，而过分地担忧或怀疑，是认知上的问题，并且表现虑病的态度，因此不属于狭义的躯体形式障碍。患这样疾患的人，基本上可能是患了抑郁、焦虑的问题，附带地表现虑病的倾向；或者真的患了躯体的毛病，而继发性地表现虑病的现象。

病理解释

从疾病的病理方面来说，患疑病症的患者可能有几个理由。最简单的是：担心自己的身体状况，由于不安而过分虑病。再来的可能性是：患着抑郁症，对一切都没有信心，容易怀疑，包括担心自己的身体情况，而表现疑病的态度。最后一个可能性是：考虑病的情况，来免于应付无法面对的应激或困难，是逃避责任的方法，同时是想借此获取他人的关心与照顾，是一种求救行为。

个案解析（原载：曾与徐，2003，p343～345 病例：增修）

临床病情

有一个十七八岁的青年，生长于中等家庭，上有兄姐数人，父亲身居要职，公私皆忙，极少在家。患者因为是幼子，长大时，父亲年岁已大，很少与之接触，只间或训斥之，所以患者对父亲畏惧异常。母亲为一位未受教育的旧式女子，因与丈夫教育水准相差甚远，彼此关系极为冷淡，故母亲将全部精神放在子女身上，对子女极为喜爱，但多偏重于饮食、起居及身体健康方面。患者为最小的孩子，又自幼身体虚弱多病，更得母亲加倍照顾，整日嘘寒问暖，略有不适，即强迫其卧在床上，连大小便也在床上便盆中解，惟恐其下床会着凉。

等到患者长大,到了上幼稚园的年龄,因为过去在家中饮食特别注意,无法适应园中饮食,接连闹肚子,只得停学在家,让母亲喂食。患者自述:“只要母亲喂,就好了!”自此,母亲对患者更加注意,不放心让他出去,长大以后也是如此。母亲平时会不时用手摸患者头,试探有无发烧,也常带患者去看医师,要求西医给打维生素等“补针”,中医开补药“滋补、滋补”。母子二人均深信患者“生来先天不足,体质弱,必须多方小心注意才可以”。

患者居住于家中时,大致还没问题。可是高中时,考入邻县一中学,只得生平第一次离家。这时即开始有种种肠胃不适,如食欲不振、腹泻等等,并且担心自己是否患了胃肠病。患者常常请病假回家,感觉只要吃了母亲煮的饭菜,即可痊愈。但父亲不认为患者有什么胃肠病,立即把他赶回学校去。母亲虽然不满意,但因父亲在家中极为威严,言出即为命令,所以也无可奈何。

处在这种情况,患者心情极为消沉,晚间常以手淫自慰。后来,患者听说梦遗或手淫会引起“肾亏”,就转而开始担心自己是否有肾病,所以整日不是担心肠胃,就是担心肾病,无法专心念书,成绩都不太好。到了高中三年级,父亲把患者叫去,希望他努力用功,考上一所理想的大学。患者知道自己成绩差,根本谈不上考上什么理想大学,连毕业都成问题,但又不敢向父亲说明。因为父亲一向期望很高,绝对无法接受“将门犬子”的事实。患者很怕父亲会失望、发怒,而很担心。结果,身体到处不适,头昏、眼花、胃口不佳、腰酸背疼,四肢无力等等,整日躺在床上。母亲很着急,带他到处求医,几乎遍及所有各系统的专家,做尽各种现代医院所具备的检查,结果正常。但患者不但不相信自己身体健康无病,反而更加担心,认为是生了什么怪病,连医师也看不出来。不仅患者如此,就是母亲也是如此。患者屡次被医师建议看精神科医师,做心理上的治疗,但患者始终不肯接受,认为自己是身体方面的病。最后还是经父亲的坚持,才勉强去找精神科医师。

病理分析

此患者的虑病倾向可说是源之于幼小时的发展情况，即自幼体弱多病，无形中对身体变化敏感且小心的趋向。母亲过分爱护患者，而且完全以“注重身体”的方式来表现对他的关心与照顾。患者遇有现实困难，无法应付时，如离家读书、考试升学上的压力等，马上“退行”，而以身体症状作为借口，以逃避现实问题，并且获得母亲的关照。可以说，患者靠躯体的毛病在表达其“躯体语言”，在向他人(特别是父亲与母亲)说明：“我没有办法应付问题，我需要别人的照顾”。

进一步来说，我们可以看出：母亲因为跟丈夫的感情不和，无法自丈夫处获得温暖，乃转向患者；而患者也就运用躯体不适的理由，可以继续跟母亲接近，不会有儿子跟母亲过分接近的顾虑，间接处理与应付亲子三角关系上的情结问题。因此，呈现躯体的毛病，是个应付潜意识情结的防御机制，可以不用担心跟母亲要好，而感到尴尬的感觉。反过来，从母亲的立场来说，保持一个总是“生病”的儿子，可以使儿子有理由总呆在母亲身边，不用担心儿子随着年岁的增长而离开母亲。因此，“生着病”这件事，无形中满足了母子相互的心理需要。

辅导要领

了解到这个病情的道理，在辅导上不要仓促地去向患者“证实”他没有躯体的毛病，更不要指出患者是透过生病的方式来逃避问题，是“退行”的现象。患者面对这样直截了当的指示，会觉得很尴尬，而会更退行，企图向治疗者证明他是有病的，针对指示而发生阻抗现象，而把虑病的趋势恶化。

因此，辅导的要领是帮助患者去面对与处理他目前所遭遇的困难，即：担心自己无法毕业，根本无法考上理想的大学来满足父亲的期待，而会遭遇父亲生气的事情。针对这个问题，要解决的办法之一，就是帮助患者向父亲解释，自己现实上的情况，希望父亲不要过分期待,更不要因儿子没满足父亲的期待而生气,责怪儿子。必要时,辅导者可以跟父亲直接会面,做家庭辅导,向父亲做解释,并诱导父亲如何认识并对待这样患虑病症的儿子。假如父亲肯了解,并且对患者采取比较支持的态度,就比较有希望。同时对母亲也要给予咨询,帮助母亲放弃过分保护患者的心理与态度,把对儿子的关心的精力转移到自己的夫妻关系上去,练习如何逐渐让儿子长大而离开母亲。换句话说,需要多做父母的辅导。

由于这患者已经形成了性格上的虑病趋向,不容易一时更改,希望经由长期的辅导,才会逐渐改善。

第四节 身体变形障碍

临床定义

身体变形障碍(body dysmorphic disorder)指的是患者总是担心自己身体的某部分的外形不好或丑恶,而严重影响其心理与心情,间接地妨碍了社会与工作的情况。该躯体部分,可能稍有不理想或有小障碍,可是患者的反应却很过分。譬如:男人很在乎自己的鼻子不够高,担心是否长歪了;而女人担心自己的乳房不够好看,眼睛没有双眼皮,或者脸上有斑点等等。为了这些躯体上的外形而很在乎,不愿意跟大家社交来往,或者影响自信,变得自卑等。严重时,有时还会引起怀疑的情况,认为别人在嘲笑其外表的问题。

病理解释

患者对自己的形象那么在乎,主要的是对自己的信心不够,对自己的外形不满意。常牵涉性别上的认同问题,担心被异性看不起,或不性感,没有魅力。

患者所担心的形象部位，有时有象征性的意义。譬如：男人的鼻子，代表男性的威严；女人的乳房代表女性的诱惑与生殖力等。

个案一

临床病情

患者是18岁的年轻男孩。高中毕业后，在某公司做事。由于心情不好，也常紧张，而自动来向精神科医师求治。

仔细交谈，得知患者出生于中等家庭。当他7岁的时候，父亲不幸遭遇事故而死亡，日后靠母子两人辛苦工作而维持家计。患者除了上学以外，一下课，就帮助母亲在杂货店里工作，骑自行车去送东西，或者帮母亲看店，招待顾客。因此，很少有机会跟同学或朋友玩，有点觉得寂寞，也羡慕同学们可以过很好玩的生活。他还记得，小学毕业时，老师带同学们去异地做毕业旅行，可是由于他觉得不该花费家里的钱，也就没告诉母亲而没去参加。虽然他的功课还可以，但也就因平时很少跟朋友来往，无形中变成是个有点内向的年轻人。到了高中以后，同学们开始谈女生的事情，大家对异性感到兴趣。就从这个时候，他开始很注意自己的鼻子。原来，他在小学时，曾经跌倒过，把鼻子弄歪了一点点。平时，别人并不会注意他的鼻子，可是假如他自己去照镜子仔细看的话，可以发觉是有点歪的。他担心自己的鼻子歪了，将来女人会不喜欢他。从他这样想以后，他开始不喜欢把脸朝着他人而讲话，惟恐别人会注意他的鼻子，一定要把脸朝向一个方向，让别人看不出他歪的鼻子。由于他这样的奇异动作，引起同学们的好奇，有时就向他嘲笑。结果，他就更担心别人对他的看法。他内心里想，同学们是否已经注意到他歪着的鼻子，而很紧张，在同学面前不能自在地谈话。

高中毕业后，总算在一家公司里找到一份工作，可是由于公司里有女同事，他就更担心自己的鼻子，时时都很紧张，曾经想辞掉工作而不干。后来,因偶然的机会看到医学杂志,发现有些人为了自己的外表而很忧虑的事情,就决定来看精神科,接受心理上的辅导。

病理分析

这是典型的身体变形障碍的例子。虽然自己的外观有点小毛病,但也就因此而过分很担心,很在意,并且影响其心情,也影响其社交与工作的情况,达到了病态的程度。

男人很在乎鼻子,也是常见的事情。由于鼻子是否高,是否正而没有歪,会很影响外观。但是主要的是,在潜意识里,鼻子常象征男人的性器的关系。换句话说,担心自己的鼻子好不好看,在原本精神思考里,就是等于在考虑自己的阳具是否好,是否可以用的关系。[**注解**:当"缩阳症"(koro)发生大流行,而很年轻(青春期前)的男孩子们受大人们恐慌的心理感染而也发生恐惧时,他们所担心的是自己的"鼻子"会缩小;这跟男性成人担心"阳具"会缩小而死亡,变成是个相对比的现象,证实在认知发展上鼻子是被当成阳具的。]

不用说,从小就失去父亲,缺乏跟同性父母认同与模仿的机会,而只跟母亲生活在一起,又缺乏跟同性的同辈朋友们亲近来往,是让此患者发生自我信心及性别上的认同与信心问题发生的来源。面对青春期、潜伏期以后的生殖期,也就显露了他在这方面的心性问题。他刚好鼻子有点歪,也就把他的心理问题转移并集中到鼻子的问题上来了。

辅导要领

根据我们的病理分析,针对这个患者的心理辅导,其主要重心是培养他对自己的性别上的信心。假如治疗者是男性的话,就利用这个条件,尽量帮助患者跟男性治疗者模仿与学习,如何建立男人的信心。假如治疗者是女性的话,可以透过女性的观点,帮助此患者去了解,对女人来说,不是鼻子正不正的问题,而是是否具有男子气概，肯负责工作，对女人是否体贴亲切等，是性格上的条件，而鼓励患者往这方面去努力，而不要拘泥于自己的外观。

个案二

临床病情

一位20岁的东方女性大学生，3年前，还是高中生的时候，随着家人迁移到美国居住，并且高中毕业后，上了大学。患者头脑聪慧，功课很好，喜欢社交，本来很会谈话、开玩笑，引起同学或朋友的喜欢，感到自己是众人注意的人物而感到高兴；可是自从搬来美国以后，她觉得并不像过去那么得到他人的注意与喜欢，自我解释是自己英文还不好的关系。可是过了一两年后，虽然英文也很有进步，可以随意开口谈笑，而且进了有名气的大学，但发觉情况并没有改善。她也发觉没有男人对她有兴趣，像别的女同学，周末被男朋友邀请出去玩。她认为是自己的个子小，并且没有很丰满的躯体曲线的关系，也注意到自己有的是东方脸，鼻子不高，眼睛又没有双眼皮而不好看。她觉得很伤心，一天到晚都想这个问题，无法好好用功。最后她决定想办法去改善她的外观。于是就瞒着家人，开始夜晚或周末到外面打工，赚点钱，存够一定数额后，去接受隆鼻的整形手术。接着，她又继续做夜工、存钱，去接受双眼皮的整形手术。可是手术后，觉得并不是很满意，隔了数月不到，又去做第二次的手术。虽然医师事先说明过，开刀后要两个礼拜才能消肿，可是一开完刀后，回到宿舍，她就马上照镜子看脸，因发觉眼睛周围很肿，两眼又不对齐，很是难堪，而几乎哭起来，情绪变得很着急，觉得越是开刀，越是糟糕，心里很慌，感到没有希望，也就干脆吞药企图自杀。还好，被同室的同学及早发觉，送到急诊处，获救后，被安排看大学里学生健康中心的精神科医师，接受辅导。

病理分析

这位学生,向来有点自爱的倾向,靠他人的喜欢而维持自己的信心。本来在自己本国的地方,还可以靠她的口才与交往的能力,获得他人的喜欢而满足,可是换到美国的环境,情况改变,就没有那么吃香。而她就把原因归罪到自己的外形,想办法去依靠外形的整形来弥补。过了青春期后,进入异性期的大学生,就很在乎是否有异性朋友,而在男女朋友交往很时兴的美国社会里,患者就特别感到自己的"落后",而感到着急与伤心。很不幸的是,患者想依靠外形的更改,来获得所要的期望,而也因此特别的失望。

辅导要领

对刚遭遇挫折的此患者,要尽量给予支持性的辅导,必要时给药物治疗,稳定其心情。特别要提醒患者医师所嘱咐的事情,即:开刀后两个星期里,眼睛周围还是肿的,不会好看。一定要等这两星期过后,消肿后,才能判断开刀结果如何,千万不要着急。

等到情绪稳定后,就宜把辅导重心转移到她的心理姿态,指点单为了外形来弥补问题是不可靠的办法,鼓励她去发展与运用她自己的长处,如聪慧、肯干、善与人交谈的长处,去培养自己的信心。至于交异性朋友的事,要帮助患者去了解,并不要靠有多少男朋友来评判自己的价值,而要注重在如何选择对自己适当的异性对象。

由于患者才刚进入成人期,仍很需要得到成熟的成人认同与学习的机会,而治疗者可以提供此角色。至于患者有点自爱的倾向的事,不需要提起,只要鼓励患者要靠自己的长处来建立自我信心即可。

第五节　辅导上的考虑与要领

适当的施行躯体检查

由于患者申诉躯体的毛病，而找不到临床检查上的结果，却不能也就这样决定是患了躯体形式障碍，而只施与心理辅导的治疗方式。因为，从医学知识与经验所知，有不少躯体性的疾病，在开始时，并没有什么显著的病症，可以经由临床检查而被检查出来；后来病情进展，才能发现所患的是严重的躯体疾病。譬如：额叶脑瘤、甲状腺功能亢进症、糖尿病等。有时严重的精神病在其病发前期，也会申诉许多躯体上的不适，后来才显出精神病的真相。因此，如何仔细观察并给予适当的躯体检查是很必要的。对于患有虑病症的患者，虽然要给予定期的检查，但不要患者一要求就做检查，以免发生检查过多的情况。

考虑躯体主诉的动态意义

其次要注意与考虑的是：患者诉述躯体毛病的含义在哪里，有何意义与作用：是真的受躯体症状的苦而担心且申述；还是为了看"医师"而主诉这样的问题，是配合文化上的求医行为而表现；还是是为了求得家人或他人的关心与照顾，并免除工作与负担而申述；或者由于表露心理问题会觉得尴尬、害羞，而采用躯体的不适来求医；或者受年龄或认知程度的影响，只会申述具体的躯体毛病而不会描述抽象性质的心情问题等(Tseng，1975)。根据其主诉的动机与意义而进行辅导上的工作。

心与身层次的转换问题

为了辅导患躯体形式疾患的患者，往往需要考虑如何帮助患者在"心"与"身"的两个层次里做必要的转换。有些患者很容易接受指点与解释而从"身"的层次而转换到"心"的层次,专心探讨自己所面对的心情上的问题,毫无阻抗现象;而有的,会发生强烈的反对与阻抗,不愿意去正视所遭遇的心情问题,而拘泥于躯体的症状。因此,不需要勉强去转换,或者如何逐渐地诱导而帮助转换,是辅导上的判断与要领。

可是治疗者要了解,心情上的问题,并不需要完全在"心理"的层次去处理,而可以转弯且间接地谈论与处理心理上的困难。换句话说,以"身体"的观点与出发点来讨论如何改善环境,更改自己的观点与想法,改进人际关系,而可减除躯体上的不适。特别是讲究心身合一的人,更不必要费心去转移心与身的层次,而可以就心身合一的立场而进行辅导的工作。

针对问题的核心

不管是采取何种途径,在治疗者的脑子里要很清楚,患者所患的、所面对的主要问题是什么,而就其核心问题而进行辅导的工作。不要过分拘泥于表面的躯体症状,而要透过其防线去处理基本的问题,是治疗患躯体形式障碍患者的根本方向。细心地了解病情,体会发病的经过,以及生活上所遭遇的困难,都可以帮助我们去发觉问题的核心,进而可进行辅导的工作。

提供支持与辅导

很显著的,所有的患者都是面对困难而发生心身方面的障碍,很需要治疗者的充分支持与协助,来渡过危机,处理长年来所面对的困难。改善对问题的看法、改变心情、提供希望,是心理辅导的基本课题,对患躯体形式障碍的患者也不例外。由于患躯体形式障碍的患者,其病情往往已经变成是慢性的,跟其他的疾患患者,如癔症等不同,不能期待急速而且戏剧性的改善,需要有长期作战的心态，缓慢辅导，耐心指导患者，才可以有好的效果。

参考文献

1. 李从培. 快速综合疗法的创用与回顾：社会文化和时代背景及临床经验的探讨. 见：曾文星. 华人的心理与治疗. 北京：北京医科大学中国协和医科大学联合出版社，1997. 380－387
2. 曾文星，徐静. 新编精神医学. 台北：水牛出版社，2003
3. Sheehan DV, Hackett TP. Psychosomatic disorders. In：Nicholi Am Jr, eds. The Harvard guide to modern psychiatry. Cambridge, MA：The Belknap Press of Harvard University Press, 1978. 319－353
4. Tseng WS. The nature of somatic complaints among psychiatric patients：The Chinese case. Comprehensive psychiatry, 1975,16(3)：237－245
5. Young D. Neurasthenia and related problems. In：Lin TY, eds. Neurasthenia in Asia cultures. Culture, Medicine, and Psychiatry, 1989, 13(2))：131－138

第十一章　妄想症的学理

妄想症(delusional disorder)又称偏执病。此病的临床特点是持有与现实不符合的念头或想法,且坚信不移,虽然被人指出是不真实的,是“错误”的想法,但仍不改变也不放弃其病态的妄想,很偏执,而且在情感上深受此妄想影响,也表现在其连带性的行为上。由于其所相信的妄想,跟现实脱节,因此被归类为“精神病”(psychosis),但是除了妄想以外,患者的一般感觉、思考与判断能力并没有显著的障碍,还保持相当的统一性,没有精神全部崩溃的情况。因此,也被称是“部分性”的精神病,以别于精神状态完全崩溃而失去统一性的其他精神病,如精神分裂症等。

妄想症在精神医学史上很早就被认识,原被称为“脑失常”(paranoid)。[**注解**:para-是失常或障碍之意,-noid 是脑或精神。因此,意即:脑失常或精神障碍。]后来就其妄想为其主要症状而改称是妄想症。由于患者对自己病态的妄想很偏执,不肯轻易放弃,因此,也被称是偏执病。妄想症的妄想,依其内容而可分别为:迫害妄想、夸大妄想、悲观妄想、迷恋妄想等等,而以迫害妄想为比较常见。

第一节　精神分析的早期推测

在早期的精神分析中,临床上其注重的精神疾患为病情比较轻微的各种“神经症”(neuroses),而对病情比较严重的“精神病”(psychoses)比较没有探讨。精神分析的创始人,弗洛伊德却破例地分析过妄想症的一个病例。事实上,并不是针对实际的患者而施行分析，而是就患者所著写的自传书而间接地去分析并探讨患者形成妄想状态的病理机制。历史上这个被分析的患者是位医师，姓施列伯(Schreber)。这位施列伯医师(Doctor Schreber)被分析的个案报告，跟两个患强迫症的神经症患者，即："狼人"(the wolf man)和"老鼠人"(the rat man)同时在弗洛伊德所著的《三个个案病史》(Three Case Histories)里出现(Freud, 1963)。施列伯医师在他所患的妄想症恢复后，著写他自传性的回忆录，而弗洛伊德就其自传的内容来分析此患者患妄想的病理原因与机制。现在让我们就弗洛伊德在书上所报告的内容简要性地在此说明，包括：个案的病情、弗洛伊德的病理解释，以及对妄想机制的说明。

施列伯医师(Doctor Schreber)的个案(Freud, 1963)

个案病情

"我曾经患了精神崩溃两次……"施列伯医师在他的自传里这么说，"而每次都是遭受工作上的精神压力而发生的"。施列伯医师头一次的崩溃是发生在1884年秋天(注：当年患者是42岁)，根据他的描述，所患的是严重的疑病症。我们对施列伯医师的个人背景知道得不多。只知道他头一次患病之前，很早就结过婚。"从我头一次患病而愈复后，我跟妻子过了8年的时间，过得很愉快，只是时而失望我们一直没有孩子。"

到了1893年的夏天(注：当年患者是51岁)，施列伯医师被聘任在某个医院从事工作。就在这个阶段，他开始重复做梦，梦到他自己又将患病。有一天，当他快醒来的时候，脑子里忽然有个念头，即："在性交时，扮演女人一定很好"。没多久，他开始失眠，病情随着恶化，只好又回去看他原来的精神科医师弗莱克斯教授(Prof. Flechsig)。

根据病历记录，施列伯呈现严重的疑病症状，怀疑自己的脑开始软化，而且人即将死亡。随着感觉的过敏化，害怕光线与噪音，开始有被迫害的妄想。他相信自己已经死亡,而且躯体已经在腐化。他表现僵呆,有时数小时都不动。他的妄想逐渐开始带着玄妙且宗教的色彩,相信他直接在跟神交谈。

住院数年后,施列伯的病情逐渐稳定,除了继续还保持他偏执的妄想以外,并没有其他发病当初的各种精神病的症状。他可以好好地与人交谈,过每天的生活,而且开始书写他的自我记录,准备将来出版。他要求出院好几次,但都没被答应。等到 1902 年,发病后 9 年,才恢复自由。

1899 年,还在住院时,疗养院的院长韦伯(Weber)医师曾记载说,患者(施列伯)相信他将能赎回这个世界,重获丧失的极大快乐;可是惟一的条件是自己需要从男的变成为女的。从男的变成女的,要经历很久,缓慢而进行。患者认为他在刚发病时,他的身体受了破坏,许久没有胃、小肠、肺、膀胱,而只有损毁的肋骨;而且有时吃饭时还把自己的喉头吞食进去了。可是经由神的妙力,被破坏的器官都很神奇地恢复了。他相信他的身体里已经长进女性的神经,而经由神的受精而将产出新的人种。

患者在他的自我记录里说明:"大约在 1894 年的三、四月,我的脑子里忽然体会到有个阴谋,即:当我的精神错乱状态无法医治时,以特殊的方法我将被交给某人。我的灵魂将被交送给那人,而我的身体将被变形成为女性。"……"我认为(我原早的精神科医师)弗莱克斯教授是我的真正敌人,后来是病院的(W)主任医师;而我需要跟全能的神联盟起来,应付我的敌人。"……"可是后来,我的脑子里才领悟到:原来连神也是共谋者,或煽动者,阴谋着将我的灵魂谋杀,而利用我的身体犹如娼妓。"

弗洛伊德提醒我们,患者想变成女性是主要的妄想重心,早在发病前已经有过这样的念头;而患者对神(权威者)抱有矛盾的意念,想依靠联盟,但又认为被神谋害。弗洛伊德也提示,在患者的思维里,神将供给极乐境地,而其极乐被患者形容是跟肉欲连带在一起;即天国的极大快乐完全性欲化。弗洛伊德描述患者后来以女性的态度来对待神;妄想里认为他是神的妻子。总之,弗洛伊德指出:施列伯此患者在他的妄想系统里,有两个主要成分,即:"将变性成为女性",以及"他跟神有亲近要好的关系";而这两个成分可由他"以女性的姿态来对待神"而连贯起来。

病理解释

此患者最早所呈现的是迫害妄想,妄想(最初的精神科医师)弗莱克斯教授是迫害者,将谋杀并破坏他的灵魂。后来是医院的(W)主任医师,最后是院长韦伯医师。这些迫害者,最初都是患者所敬佩且所爱的男性(权威)医师;原先是可爱的人,而现在变成是相反的,是可恨的迫害者。可是假如我们注意到患者从开始内心里就存在着想自己变成为女性的欲望(跟男人发生性的关系而更享受),那么我们不难推测,患者期望变成女性的态度是针对这些男性的医师而来的;可是又害怕被他们施与性的虐待,而转变为害怕并恨这些迫害者。患者在自己的记录里著写:"当我的精神错乱状态无法医治时,以特殊的方法我将被交给某人。我的灵魂将被交送给那个人,而我的身体将被变形成为女性"。这些患者的话可证实我们这种推测。换句话说,从"爱"而转反,成为"恨",是可以这样解释的。

患者施列伯在其患病期间,常以太阳来比喻神,而我们知道太阳又可象征权威者,也可代表父亲;而整个病情里,患者总是跟自己的权威医师们、太阳、神有矛盾的又爱又恨的感情,不难让我们猜想患者跟自己的父亲原有矛盾的情感关系。[**注解**:由于自小害怕权威性的父亲,无法向同性的父亲模仿认同,也就无形中跟异性的母亲认同,想把自己变性,成为跟母亲一样的女性。]

至于为何在 1893 年患此妄想症,我们不得而知。我们只能说,当时患者施列伯已经是 51 岁,进入初老阶段,可能生理上开始性的减退。再加上自己妻子一直没怀孕生子,是否会想自己变成女性,或许还可生个孩子,就不得而知。[**注解**:在他的妄想里,相信神会让他怀孕,生出新的人种。]

妄想的机制

妄想的本质不在于其复杂的内容,而在其形成的机制。扼要来说:妄想是由于为了驱走潜伏性同性恋的欲望,而以迫害妄想而反映其内在的欲望;可说是对于同性恋的防御性反应。

从心理发展的立场来说,一个人通常从早期的“自我性满足”(auto-erotism)、“自恋”(narcissistic)阶段,进入“同性”(homosexual)阶段,终于达到“异性”(heterosexual)阶段的最后境界。可是假如遭遇挫折或其他问题,可以从异性阶段“退行”(regression)而回到同性阶段。只是,在我们的社会里,对同性恋的情况不被接受,自己也就觉得难堪而需要掩饰。

为了掩饰这样的自己无法接受的欲望,就依靠“外射作用”(projection)来处理。即:把“我爱他”的心理往外投射到别人身上,反过来认为是“他爱我”。可是还要再加一个层次来加强其否定,就是“我恨他”,表示根本不接受他人对他的爱情。结果,他人变成是迫害者,更有理由去恨他,跟他人保持距离,免得“被他人爱上”(或者,实际上来说是:“我爱上他”)。这就是迫害妄想形成的基本机制。

[**注解**:从上面的讨论,我们可以体会弗洛伊德以潜在同性恋的问题,来解释妄想症的形成。可是我们可以注意到,弗洛伊德只是依靠一个妄想症的个案来推测妄想症的一般性病理,而该个案刚好有同性恋的问题。因此,单靠同性恋的问题来解释妄想症的形成是过早的推测,是错误的假设。实际上许多人有同性恋的趋向,但并不形成为妄想症。因此,我们应该以比较广泛的角度来说,假如一个人内心里有无法接受的、会令人尴尬的欲望,其处理的方法之一,就是把自己无法接受的愿望外射到别人身上,形成妄想的状态。至于令人难堪或尴尬而无法自己接受的欲望,可有很

多，无法接受自己同性恋的欲望，只不过是其中之一而已。总之，我们从精神分析所获得的知识是："外射作用"是妄想形成的基本病态机制。至于被外射的内容可以千变万化，有不同的心理可被投射到别人身上。]

第二节　日后的广泛解释

弗洛伊德认为患妄想状态的患者是因为同性恋的关系而内心里无法接受，故投射到外界，产生怀疑的态度。可是认知治疗的早期学者，利昂·萨尔兹曼（Leon Salzman），从认知治疗的立场，却很单纯地认为：妄想症患者所患的是自我信心的极端缺乏，对任何事情都不信任，而以怀疑的态度去看待四周人而发生的结果，是由对外认知上的障碍而来的。有些妄想症患者可能有潜在的有关性的问题，但并不是所有的妄想症病人都是来源于同性恋有关的性问题。

事实上有许多事情可让患者产生迫害妄想的状态。比如：对政府或领导者不满而批评，就怀疑是否会被上面的人迫害；跟别人闹翻了，打击对方，就担心是否会被对方陷害；自己做了什么坏事情，就害怕被抓到，又害怕、又怀疑，产生怀疑的毛病。特别是把攻击欲望朝向他人发泄时，就会反过来怀疑对方是否会向他报复，而害怕起来，跟攻击欲望很有关系。

夸大妄想很少单独而发生，往往是迫害妄想的后果，即：他相信别人要迫害自己，就是因为自己有很了不起的能力、财产，或者特别身分的关系，产生继发性的夸大妄想。有时是因躁狂症而发生夸大妄想，是情绪高昂的结果。有时是遭遇失落，抑郁得很，靠夸大的妄想来弥补自卑、孤单或凄惨，是抑郁的反作用。

色情妄想倒是可以独自存在，而没有别的附带的精神障碍。相信别人对他迷恋，有情感，而且坚信不移，就是色情妄想的特点。

从“我喜欢他”的心态里,经由外射作用而变成“他喜欢我”是色情妄想的病理机制。由于自己爱上他人有理由不许可,不被自己或他人接受,就把其爱的情感外射,变成“别人爱着我”,而变得可以接受。

总之,经由“外射作用”的观念,可以解释各种妄想的形成。

第三节 个案分析

病例一(原载:曾与徐,1991,p373～389 病例:增修)

临床病情

有位30多岁的先生,自动来精神科门诊,要求找医师检查他的精神,看看有没有什么毛病。因为近几个月来,他一直疑心太太对他不贞,总是纠缠、跟踪他的太太,惟恐太太在背后交男朋友。害得太太受不了,说他精神可能有异常,劝他来看医师检查、治疗。

经医师首次会谈,得知:他在事业上还算成功的商人;结婚已有10年,也有孩子;在表面上看来还算是很顺利的中年男人。根据他所说,3个月前,岳父生病,太太想回娘家去看他老人家。患者不太愿意,但太太就不高兴,并且坚持意见而回去住了几天,陪伴老人家。这时,患者忽然脑子里产生了一个疑心,太太是否不喜欢他,假造借口离开他。太太回去只一个礼拜,回来后,患者还是很不放心,天天问她是不是另有喜欢的男人,被太太骂他在开玩笑,说她在担心父亲的病,而患者反而在操心她是否另有男朋友,骂他糊涂了。可是患者还是不放心,白天到店铺里去做生意,就忽然跑回来看太太在家干什么;她上市场去买菜,患者就偷偷跟着去,看看她有没有找谁谈话。

在第二次会谈里,患者告诉医师说,从头次跟医师会谈,得知是自己患了妄想的毛病，太太并没有越轨的行为，是自己妄想而来的，心里就放心了。可是过了几天，又担心起来，就逼迫太太去庙里发誓，向神发誓她并没有不贞的行为。为了帮助患者放心，太太就答应了。但哪知，到了庙里，太太正要烧香发誓时，把一根香掉到地上了，患者就怀疑太太是否做贼心虚，不敢发誓。结果太太很生气，气他没办法相信她，从结婚一开始就有毛病。原来，根据患者所说，他这样怀疑的倾向，从10年前结婚时就已经发生。结婚初夜，就疑虑妻子是否是处女，是不是早就跟别的男人发生过性关系；太太生下孩子时，就怀疑孩子是否是他的，脑子里总是不相信太太。

在后来的几次会谈里，患者描述他的家庭背景及小时候成长过程。患者原来长在一个富有的家庭，父亲是华侨，在外地经商很成功，除了大太太以外，又娶了姨太太，而患者的妈妈就是姨太太。患者自小就跟母亲及一个女佣人住在一起。父亲只是偶尔来找他们，平常大半时间都不在。因为邻居没有男孩子，他从小就跟母亲、女佣人或邻居女孩子玩。母亲很喜欢患者，因为他是母亲的惟一骨肉，什么好吃的，好的东西都给他。晚上也跟母亲一起睡，一直到初中的时候。可是有时候，父亲会偶尔来找他们母子，而父亲一来，母亲就很高兴，叫女佣人赶快烧一顿好吃的晚饭，加菜，弄酒。可是患者却很不高兴。原来，父亲一来，母亲就叫他到别的房间里去睡，说她要陪父亲睡觉。这样的情形就让他觉得，连母亲都不可靠，会变心不喜欢他，去喜欢父亲，让他觉得被母亲遗弃了，而无形中就认为女人都是不可靠的，会找别的男人。

病理分析

由于这个患者的妄想情况并不很严重，而且很合作，经由会谈而就让我们了解他发生妄想，总是怀疑妻子会找男朋友而对他不贞的道理。由于他的特殊家庭背景，跟父亲、母亲的三角关系里，从小让他觉得女人会随时放弃他而去找别的男人，因此对自己毫无信心。这次患者的妻子要离开他,去照顾她的父亲(也是三角关系的问题),就让患者感到幼小时母亲离开他去找父亲的同样情况,而引发了他的怀疑的心理毛病。因此,我们可以说,此患者的基本问题是:由于亲子三角关系情结上的打击,让他缺乏自我的信心,而产生女人会背叛他的怀疑心。

此个案在会谈里,回想到,他在幼小时,家里的女佣人替他洗澡时,他曾经(以小孩的心理)问过女佣人是否肯跟他结婚,而被女佣人指着他的小阳具说,他还小,没有资格跟她结婚,让患者产生自己(阳具)太小,在女人心目中不够资格的心理。患者还对治疗者透露他过去常做的"怪梦",梦见一匹大马用很大的阳具跟女孩性交。患者回想到该小女孩是他幼小时住在邻居的女孩子,年纪稍为大些,患者曾经很喜欢她,但害怕自己个子太小,那女孩子根本就不会理自己。经由治疗者的帮助,患者体会到,他一直对自己的男性感到没信心,在梦里希望自己跟一条大的马一样的,有个巨大的阳具来跟喜欢的女孩子性交。

辅导要领与经过

经由辅导的过程,让患者体会到自己的心理问题,建立病识,了解改善问题的方向。但最重要的,还是要帮助患者去建立自己的信心。治疗者可以尝试"情感矫正经验"(corrective emotional experience)的方法,让患者去回想过去所遭遇的挫折或创伤,而以目前成人的情况而重新去应付,纠正过去的痛苦情感。

譬如:患者幼小时,夜晚被父亲从母亲那里赶出,而非得自己去睡觉,觉得被母亲遗弃而难过的事件,可以让患者重新去发觉,自己早就该离开母亲而自己睡觉,不用依赖母亲,就不会发生这样的问题。可以帮助患者去想像,离开母亲后,自己去找自己喜欢的同辈年龄的女孩子,而感到满意,可以消除被遗弃而难受的感觉。

对于被女佣人帮忙而洗澡时,问女佣人是否跟他结婚的事件,也让他回忆当时的情景,让他自己洗澡,不用靠女佣人帮他洗澡的情况，而且，或许跟自己同样年龄的女孩子一起洗澡，就不会有自己不够资格的自卑感，反而会感到性的兴奋及满足也说不定。

治疗上很重要的，是要帮助患者而提供支持，让他觉得自己是可靠的，不用怀疑。从跟治疗者接触的机会里，让他无形中跟治疗者认同，受到鼓励，建立自我的信心。有了男人的信心，就不用担心女人会遗弃他，而总是去怀疑妻子了。[**注解**:实际上，经由心理辅导的过程，此患者逐渐建立了自己的信心，间接地消除了怀疑太太的妄想，数年后的追踪会谈，证实了患者继续改善的情况。一般来说，妄想症患者并不那么容易辅导，不会单靠心理治疗而愈复。可是由于此患者的妄想程度本来就并不那么严重，病态动机很清楚，而且患者从开头就有病识，愿意接受辅导，因此获得支持与分析，病情就开始有好转，可说是妄想症里比较例外的个案。]

病例二

临床病情

患者是50岁的妇女，哭哭啼啼地来看精神科医师，说她闹情感问题，日夜心里很烦，夜里睡不着，不知怎么办，想要点镇静药，稳定她的情绪，帮助她睡觉。患者看来长得还很清秀，在某个单位担任主管，底下还有许多部下，由她指挥工作，工作上还可以。

根据她所说，最近跟一位年轻的男医师"恋爱"，可是男的医师对她并不很好，让她很伤心。她说，她的先生在前年因病去世。先生去世后，她自己身体感到有点不适，曾经去看医师。她发现医师年纪还轻，大致是30多岁，但很有经验，而且对患者很"亲切"。从医师对她的眼神，她马上感觉到这位男医师对她有意思，让她心里又慌又高兴。她说，她年轻的时候，是经由父母托人做媒，跟先生结婚的。婚后数十年，还算可以，可是她从没有跟男人恋爱的经验。这次，跟这位和蔼而英俊的男医师一接触，她的心情就很兴奋，虽然自己年纪也不小了，可是犹如变得很年轻，而体验到恋爱的滋味。她一天到晚,心里总是想到这个男医师,不管在做什么工作,心里总浮起这位医师的笑脸,耳朵里也听到医师的柔和声音,让她心蹦蹦跳的。

可是日子一久,就觉得不太对。因为医师从没有打电话来找她,也没有约她出去玩,或一起吃饭。由于等不了,她就找借口去看医师。医师对她还是很亲切,给她检查身体时,还是仔细摸着,到处检查,也对她笑着,安慰她没有什么毛病,只是并没有进一步向她开口约会。患者自我解释,大概这位医师比较内向,对女人比较害羞,不敢开口,她就用心等待,等着他的邀请。可是过了数月后,还没有消息,她忍不住,就给医师打电话,打了好几次,可是没有什么结果。最后,她就鼓起勇气,干脆就写信给医师,告诉他,希望他能鼓起勇气来跟她来往。她这样想念着医师,半年多,终于又去找医师。但听到护士说,医师最近结婚,去度蜜月了,患者忽然感到眼前一片黑,感到被心爱的医师遗弃,又生气,又伤心。等到医师休假回来,马上又去看医师,可是医师告诉她说,她的身体很健康,不用常常来看,让患者感到更伤心。她向自己解释说,医师最近跟太太刚结了婚,为了新太太的关系,不敢承认对患者有感情,只好忍耐等待。她相信这位医师还是很爱她的,而且不久就会跟太太离婚,来娶她。可是又经过几个月,她还没得到任何好消息,就又写信给这位医师。这次,她就很大胆地说,她也很想念他,希望他赶快离婚,然后跟他结婚。哪知医师接到她的信后,回信告诉她,她一定有什么误解,他并没有离婚的念头。结果,患者感到很难过,伤心的不得了,日日很烦恼,夜里也睡不着,终于找精神科医师,请开药,帮助她可以睡觉。

经由精神科医师的会谈,医师告诉她一般的医师对患者亲切是很平常而且是应该的,并没有什么特别,暗示患者所患的是单恋。可是患者却不相信,还向精神科医师指出许多证据,包括那位医师对她的态度与眼神是如何如何,相信他是爱着她的。

这位女患者虽然患着迷恋妄想，情绪有点不好，可是在她的单位里，她一直继续工作，督导下属的工作人员，几乎没有什么问题，而且别人也未曾注意到她患着单恋妄想的问题。

病理分析

很清楚的，患者丧失了自己的丈夫以后，心里寂寞，也就对年轻而亲切的男医师产生兴趣。自己过去未曾恋爱过，而头次尝到恋爱的滋味，也就一直偏执地相信此男医师是喜欢着她，而不愿意去正视现实，也不考虑事实是如何，一直相信是被这位年轻、英俊、亲切的男医师喜欢上了。很显然的，是把自己的情感“外射”到医师对方，相信是医师在喜欢着她，而自己就不用去觉得：自己年纪大了，是个寡妇，还喜欢上年轻男医师而发生不该有的感情的尴尬问题。从另外一个角度来说，抱着这样被医师喜欢上的想法与感觉，无形中也就弥补了丧失丈夫的空虚，有其心理上的作用与好处。对于一生未曾恋爱过的女性来说，迷恋心目中的男性对象，也就不肯、不愿意放弃，而宁可一直相信，保持恋爱的滋味。

辅导要领与经过

虽然此患者所患的，只是迷恋妄想，情绪上有点痛苦，但是其社会一般适应及工作情况还保持良好，没受影响，可说是轻微的妄想症，可是从治疗上来说，却不容易治疗。患者根本就不肯服用抗精神病药物，而且即使服用，其效果也不见得好。至于心理治疗也很困难。因为要患者建立病识，放弃其妄想，也就等于令她放弃她目前惟一有的希望，即：被男人喜爱，经验恋爱的滋味。虽然是“失恋”，心里痛苦，但是总比没有恋爱要好。［**注解**：实际上，此患者持续其迷恋妄想几乎是好几年，一直没有改善的趋势。虽然那位医师已经结婚了好多年，也有了孩子，但此患者还继续抱着希望，哪一天医师会离婚，来找她。］

第四节　治疗上的考虑与要领

诚实对待患者,建立可信任的关系

由于患妄想症的患者,虽然对局部的现实有认知上歪曲的现象,失掉客观的判断,而形成妄想,可是本质上却持有很敏感的感觉、明锐的观察力与直觉,有办法透视他人的心思(以便配合他怀疑的心理状态),因此,对待这样的患者,最要紧的是:治疗者对患者要能很诚实地对待,避免虚假地看待他,引起患者的怀疑与不信任。对于容易怀疑的患者,如何跟他建立可信任的关系是治疗上的第一个课题。有了彼此可信赖的关系,就可以进一步地进行所需的辅导工作(MacKinnon & Michels, 1971)。

不要正面揭穿妄想是错误的想法

除非患者对自己的妄想还持有疑问(如本章第三节病例一)时,可以直接向患者指出他的想法是错的以外,一般来说,对患妄想症的患者,千万不要正面地指出他的妄想是病态、是错误的,引起患者的反感。其理由很简单,即:患者深信他的妄想(因此才被称是患了妄想),因此你对他指出他的想法是错误的,患者不但不相信,还会认为你是跟他作对,失掉了建立信赖关系的可能性。不去揭穿患者的妄想是错误的,并不见得就是要去附和他的妄想。不要为了获得患者的信赖,就去同意患者歪曲事实的想法或见解,帮患者引证错误的意念,并加强患者的妄想趋势。

不可轻易地去指点妄想的机制

虽然经由我们的职业知识,依靠分析的理论,我们可以很快地推测患者建立妄想的背后理由及其防御性的机制,可是却不能过早且轻易地向患者指点与解释，企图建立其病识。我们要了解，患者所以采用外射作用，把自己无法接受的欲望或感情投射到别人身上去，就是要避免自己面对而感到尴尬；而假如治疗者在辅导上想指出其妄想的机制，那也就等于向患者去要求承认那些外射的欲望或感情是他本人的，而引发患者的尴尬、阻抗，无法接受，从而向医师加强否定（也就是强化其妄想），引起病情恶化。因此，除非机会成熟，患者的自我能力可以应付与接受指点，千万不要去尝试轻率的分析与指点，而把病情恶化。

使用假设的方式逐渐帮助自我的客观性思考

假如要帮助患者增加其客观性的看法，逐渐化解其妄想的系统，最适当的办法就是，以逐渐式的方法，依靠“假设”的方式，试探患者的思考。譬如（本章第三节病例二）：治疗者可以试探性地问：“有些医师可能对患者很亲切，容易被有些患者认为医师对她特别好；你想你的情况是否是这样的？”；也可以假设性地问：“你想，假如医师对你有感情，为什么还跟别的女人结婚？你想你的想法是否需要重新检讨看看？”等，可以在不威胁患者的情况下，诱导患者能从比较客观的角度去检讨自己的想法与信念。假如患者肯随你这样的去分析检讨，也可说有希望去被继续辅导了。

处理根本的心理问题

我们了解妄想只不过是被患者用来处理内在心里的困难，治疗的要点就是要针对其基本的问题去处理，帮助患者能去应付，而不用以妄想的病态方式来处理。譬如，针对病例一：怀疑妻子不贞的患者来说，其基本课题是如何去帮助他建立对自己的男性信心。对病例二：迷恋医师的妇女，其根本的问题是，如何应付丧失丈夫后，去弥补其空虚的心情，让患者觉得生活还有个依靠的问题。因此，不要拘泥于妄想的问题，而能辅导患者去面对与处理这些根本性的问题是很重要的辅导课题。

参考文献

1. 曾文星,徐静. 心理治疗:原则与方法. 修订版. 台北:水牛出版社,1991
2. Freud S. Three case history: The "wolf man", the "rat man", and the psychotic doctor Schreber. New York: Collier Books, 1911/1963
3. MacKinnon RA, Michels R. The psychiatric interview in clinical practice. Philadelphia: W. B. Saunders Company, 1971

第十二章　精神分裂症的学理

第一节　序言：生物病因与心理辅导

精神分裂症的生物性病因

数十年来，遗传医学的进步，发现精神分裂症有明显的遗传倾向；再者，精神科药物的发展，使精神分裂症的药物治疗具有显著的效果。这些都有力地支持精神分裂症与生物性病因有显著关系。可是这样完全从生物学的角度来把握精神分裂症，有其不全面性。我们从同卵双胞胎的精神分裂症的共同发病率研究资料来看，可以发觉其共患率只是15％到42％(平均30％)而已；而且90％的精神分裂症患者的父母并没有患精神分裂症的病史，因此，从生物学的遗传资料来说，精神分裂症的病因并不能完全用遗传因素来说明，还得考虑心理与环境因素对其的直接与间接性影响。

从临床上，我们了解精神分裂症的病状可以大致分为三大类，即：阳性症状、阴性症状，及人际关系障碍。所谓阳性症状，指的是：思考内容的障碍(如妄想)、知觉上的障碍(如幻听)，及奇异的行为(如僵直)。这些是比较明显的精神病症状，都在急性阶段出现，被解释可能受心理或环境因素的刺激而反映出来，通常需要依靠药物来治疗与控制，而普通或典型的抗精神病药物有其疗效。至于阴性症状是比较不突出的、长期性的症状，通常在发病前就存在，包括：病前的适应障碍，如：社会化行为问题、学习表现欠佳、工作不持续；再加上病后的懒散状态、对生活缺乏动机与目标等，而这些阴性症状被推测跟脑部的结构性变化有关,非典型抗精神病药物对其有效。从遗传学对双胞胎的研究发现共患病的双胞胎患者,与不共患病的双胞胎患者比较起来,其发病年龄比较早,而阴性症状比较多,提示阴性症状可能跟生物性-遗传性因素比较有相关关系。与此相对的,富于阳性症状的精神分裂症患者,跟早期所遭遇的破碎或障碍性的家庭背景比较有相关的关系,间接地提示,后天性的心理因素有其影响作用。精神分裂症患者所表现的人际关系障碍,多半表现为萎缩、对攻击性行为及性行为的不妥当表现、表现同理心的缺陷(无法理解与体会他人的需要)、过分要求他人、无法跟他人建立有意义的人际关系等。这种人际关系上的障碍在整个病程里都可以观察到,跟阴性或阳性症状混合而存在。

对精神分裂症的症状如此划分,有其临床上的意义。不但可以帮助我们了解与生物-遗传因素的相关程度,还可以让我们体会哪些症状在病程的哪个阶段比较显著,而需要如何调节治疗的模式,包括药物治疗与心理辅导的施与时期与辅导课题的调节。

精神分裂症患者的心理辅导需要性

不管如何,有一点是无可否认的,即:所有的精神分裂症患者,都是患病的“人”;而除了躯体性治疗以外,还得依靠心理的途径来护理与辅导患者,包括如何去应付所患的精神疾病,而其家属也需要辅导如何去对待与支持家里患这种精神病的患者。可是针对精神分裂症患者的心理治疗,要跟治疗轻微的神经症患者有基本上的不同,不能分析,而要依靠支持与教育性的辅导工作。为了阐明这个基本道理,首先让我们回顾并了解过去各种学者对精神分裂症所推出的各种假说。

第二节　早期的各种心理学说

早期精神分析家的探讨与见解

据我们所知，精神分析的开创人西谷蒙德·弗洛伊德（Sigmund Freud）其一生的临床工作都注重于外来门诊的神经官能症患者，很少关注住院的严重精神病患者，包括精神分裂症患者。因此，对精神分裂症很少有学理上的见解。弗洛伊德只提到，患精神分裂症的患者，其主要病理是由于无法应对与他人之间所发生的激烈的困难与挫折，而产生严重的"退行"（regression），跟四周的外人不接触，呈现自闭状态，把其生命力（即"利比多"）不朝外发泄，从四周环境里退缩。弗洛伊德这样的推测，徘徊于冲突性学说与缺陷性学说之间，一方面说是面对了严重的冲突，但另一方面又说是有缺陷，无法把生命力向外发泄而隐缩（Gabbard, 1994）。

日后的精神分析家，如：哈利·斯塔克·沙利文（Harry Stack Sullivan）及弗丽达·弗罗姆-赖克曼（Frieda Fromm-Reichmann）在20世纪20年代才开始尝试治疗住院的精神病患者，开始探讨精神病的病情。最主要的发现是：精神病的患者，其自我功能崩溃，无法做适当的区分内心里的原本欲望与思维跟外界现实的界限，产生自我幻想或妄想，与现实发生混乱。基于此，精神病患者不适合接受经典精神分析的治疗，而只适合施行着重于现实的支持性心理治疗。注重人际关系的沙利文推测精神分裂症的患者曾遭遇早期的人际关系上的困难与障碍，特别是跟自己的养育者（即父母等），因此需要长期的心理治疗来纠正并补偿此早期遗留下来的人际关系上的问题与创伤痕迹。弗罗姆-赖克曼是很富于同理心的女性精神分析家，很能体会并理解病情很重的精神分裂症患者的错乱心理。在20世纪30年代，经由她的临床经验，她主张要细心地了解患者,并且客观与耐心地对待患者,要重视患者的尊严来治疗患者。沙利文的继承者,保罗·费德恩(Paul Federn)经由他的临床经验而提醒治疗精神分裂症患者时,要容许患者把不能接受的情感或欲望"潜抑"(repression)(不要像神经症患者似的去企图分析挖掘,并要求其意识化),要鼓励患者不要"退行"(regression),要注意跟患者建立可信赖的关系,尽量供给支持,并且要诚恳对待患者,才能帮助患者好转(Will, 1967)。这些是强调要以支持性治疗的原则来治疗患精神分裂症的患者,跟运用分析性治疗来辅导神经症的患者其原则全然相反。

虽然精神分析不适合于精神病患者,却可运用精神分析的学理来了解精神病所呈现的幻觉与妄想等症状的病理机制。譬如:听幻觉是患者把内心里的原本思考与欲望投射,经由外射作用以幻觉的形式而表现。只要是以(外来的)听幻觉而出现的,患者就不用去当作是自己的欲望或思考,心理上不用负责,可推卸为是外来的声音,不用自答。至于僵硬状态是患者面对心理的极端矛盾状态,不知如何决定与采取行动,就干脆不动,靠僵直状态来避免行动的选择,免除矛盾的困扰。总之,看来是奇异的症状或行为,却有其内心里的意义与道理,是属于防御机制性质的表现。

精神分裂症家属的研究与假设

在第五章里,我们已经提过:当精神分析者以个人心理治疗的模式,专心治疗与探讨神经症患者之际,有些学者,特别是临床心理学家,对住院的精神分裂症患者与他们的家属间的反应做观察与研究,从家庭治疗的角度来报告他们所发现的精神分裂症家庭成员相互反应的方式,并建立一些假设,企图说明跟精神分裂症的发生有关系。让我们提出若干这类的假设做讨论。

"双重束缚"(Double Bind)的沟通方式

心理学家格雷戈里·贝特森(Gregory Bateson)跟他一起从

事研究的同事发表论文(Bateson et al., 1956),报告经由他们对精神分裂症患者跟家人语言沟通与信息的传递做仔细观察与分析的结果,说明精神分裂症患者的家人之间,特别是父母跟子女,有特殊的交谈沟通方式,即:一个人向另一关系紧密的人讲话时,同时说出两种不同意思、相反而矛盾的话与要求,迫使你左右为难(即:被束缚),不知如何反应才好。这种病态性的沟通方式被贝特森和同事们称作“双重束缚”的沟通(参考第五章第二节)。

假性相互性(Pseudomutuality)

精神医学家莱曼·温(Layman Wynne)经由跟精神分裂症患者家属的研究,指出一个家庭在沟通、行为,包括对事情的看法与决定等时,会表现不真实的相互性团结,表面上好似很和谐,但实际上是分散、不协调的。他们无法接受家庭成员间深层的相互的真实感情,也无法接受各个成员独立自主的需要。为了避免家庭的分散,反过来而过分强调彼此的团结与合一,不让各个成员有空间可表达自己个人的想法与意见(Wynne et al., 1958)。

父母角色扮演的固执性,及认同模式的缺陷

缘用精神分析的观点,西奥多·利兹(Theodore Lidz)和他的同事们对精神分裂症患者的家属做研究,并发表他们的主要发现,即:家庭里父母扮演固执性角色,并且父母给子女认同的模式有所缺陷(Lidz et al., 1957)。他们描述精神分裂症患者的父母有几种病态的关系。即:父亲通常过分表现统治倾向、固执性的表现权威、经常与母亲保持矛盾与争斗性关系;对母亲跟子女过分关心与亲近感到不满,犹如嫉妒的孩子似的,因而对子女保持仇敌性态度;父亲跟家人(特别是子女)表现疏远,并保持(情感上的)距离,甚至表现妄想性夸大倾向;或者父亲表现很被动与顺从性,无法对抗并平衡统治性很强的母亲,缺乏提供被子女认同的角色。

当时,这些各种针对精神分裂症家属的假设被提出时,几乎被当作是说明精神分裂症发生的病因论。可是后来才被学者认识到,这些被描述的非功能性、病态性的家属间反应模式,只不过是临床上的表现,而并非其病因。至于有这些沟通、角色扮演或相互反应上的问题,可能是患有精神分裂症的子女所诱发出来的家庭里(父母的)反应;或者是患精神分裂症的父母有潜伏性的病理,产生这样对待子女的病态反应模式。

第三节 近来的研究与学理演变

精神分裂症患者心理治疗研究结果

从20世纪60年代后期开始,有几个比较突出的临床研究,特别去探讨精神分裂症患者接受心理治疗以后的疗效结果如何。这些研究结果,虽然其方法与研究结果受各种学者的批判,但值得在此分别提出来,并作说明,可帮助我们了解如何对精神分裂症患者进行心理治疗的有关事项。

哈佛大学麻州心理卫生中心的研究

在国家心理卫生研究所赞助之下,属于哈佛大学医学院的麻州心理卫生中心,曾经在1965年进行有关精神分裂症患者的心理治疗研究计划,由被选出来的18名资深而有精神分析背景的教授,每人分别治疗被选出的精神分裂症的患者各3名左右。这些精神分析的资深专家,针对被指定分配的精神分裂症的住院患者进行分析模式的心理会谈,每周数次,总共两小时,为期两年,企图以精神分析的方式给予长期性心理治疗,看其疗效如何。结果这些被治疗的患者,有些不到数个月,临床症状就恶化了,只好停止心理治疗,被转送到收容慢性患者的州立精神病院里去,接受拘禁式的管理与医护。经由研究两年后,就41名患者的资料比较起来,发现单单施与这样分析性心理治疗的患者,其结果比普通的药物治疗再加上心理辅导的患者的结果较差(Grinspoon et al.,

1972)。这个研究结果向我们指出,患严重精神病的患者(因其自我能力崩溃),无法接受精神分析模式的治疗,因此不宜向他们施行分析式的辅导,这是对精神分裂症患者不该施与的治疗模式。

卡玛利罗州立精神病医院的研究

这是1968年进行的研究,主要探讨与比较精神分裂症患者接受药物治疗与心理治疗有何疗效上的差别。其结果显示接受药物治疗的患者比单接受心理治疗者有改善,而其差别是很显著的。可是此研究结果却被学者批评。主要的理由是,施与心理治疗的治疗者,都是比较没有经验的,而且没有规定以何种统一方式来治疗精神分裂症的患者。再者,所比较的结果,没牵涉心理治疗可提供的心理上的效果,包括人际关系的改善或心理功能方面的进步,而只比较症状的改变程度。

多数机构合作进行精神分裂症患者的治疗研究

这是20世纪80年代所进行的研究,在研究方法上比较讲究,有合适的策划。即:选择非慢性精神分裂症患者为对象,分别施与不同模式的心理治疗:一种是注重现实适应的支持性心理治疗,而另一种是注重病识的分析性心理治疗。

为了控制治疗者的素质,同时要增加被研究对象的数目,乃采取几个大学系统的医疗机构的合作,以统一性的研究方法而进行共同研究,综合其研究资料。被研究的患者都接受至少6个月以上时间的心理治疗,而且是在2年后做调查,探讨长期性的疗效。结果,发现接受支持性心理治疗的患者,比较少再发,而且日常生活适应改善较好;而接受分析性心理治疗的患者,对自己病情的认识改善较好,自我功能也较有进步。研究者的结论是,就整体而说,两种模式的心理治疗,对精神分裂症患者的疗效并没有很大的差异(Gunderson et al.,1984)。

对于这个研究结果,有些学者提出批评。为了进行2年后的长期疗效,在等待过程,与不少患者失去联系,因此,2年后被调查的总人数显著减少,统计上缺少力量。再者,有些对精神分裂症患者施与心理治疗的专家认为,只给予 6 个月到 2 年的治疗是不够的,至少要持续好几年才能看到显著的效果。研究者承认精神分裂症的患者大半都不容易接受长期性的治疗,容易脱队,不继续接受治疗。可是对于继续接受治疗的个案,经由再度的分析治疗的录像内容,发现接受分析性心理治疗的患者,对整体的心理状态有比较良好的改善。

世界卫生组织的预后追踪调查

虽然不是心理治疗的疗效研究,可是世界卫生组织对精神分裂症患者的预后追踪调查结果,却支持心理治疗的需要性。根据追踪调查发现,住在经济条件比较不发达、农村式社会的精神分裂症患者,比住在经济条件比较发达、都市式社会的精神分裂症患者其预后比较好。此结果提示:精神分裂症患者的预后好坏受生活环境的影响,包括家人对待患者的情况;间接说明,除了药物治疗以外,心理上的辅导与家人的支持,对患者的适应有所帮助。

第四节 个案解析

临床病情

患者是 17 岁的高中学生,男性,由于最近数个月来,表现自言自语、无故发笑,以及有奇怪动作的现象,被父母带来精神科诊治。经由医师检查,诊断是患了精神分裂症,按医师的建议,住院做治疗。

患者长在一个还算富裕的商人家庭里。父亲在一个繁荣的大街上,开了一个大店铺卖高档的商品,店里还请了数名店员,生意还蛮不错。全家人就住在店铺上面的二楼,为了方便照顾店业。

父亲为了生意，常外出，由母亲负责店铺的每日管理。父亲对患者比较疏远，全由母亲照顾。根据患者所说，由于住在大街，附近没有小孩，况且他是独生子，母亲不放心他一人到外面去玩，他就常一个人在自己的房间里玩。他养成了自己玩玩具的习惯，过着孤单的生活。上了学校后，开始交了朋友，可是一下课，就按母亲的吩咐，直接回家，温习功课，不跟同学们去外面逛。患者性格有点内向、温顺，向来很听话，但人很聪明，学校的功课特别好，受到老师们的喜爱。

就患者所说，从几个月前，不知怎的，他在自己房间，或者在学校教室里上课时，开始偶尔会听到一些人跟他讲话，可是看不到跟他讲话的人。他起初以为自己有什么特殊的能力，可以跟别人这样的沟通。这种声音越来越多，当他在想什么事情的时候，就插嘴似的，会跟他讲话，而且多半是在批评他，或者在建议他做些什么事；因此，他也就无形中向着"声音"做回答（形成自言自语的现象）。他注意到，最近比较常听到的是母亲的声音。譬如他在回家的路上看到漂亮的女人，心里有点感兴趣时，耳朵就听到母亲的话，责问他看什么女人，督促他赶快回家。

患者向来就喜欢自己一人思索、幻想，而这样自我幻想的情况最近变得比较多。就算是在教室上课的时候，他也忘掉老师在讲课，自己沉入自己的幻想，而且，当自己想到有什么奇异或好笑的事情，他就不顾四周的情况，情不自禁地发笑起来。由于这样，就被同学或老师注意到他无故发笑的奇异表现。有时，他的脑子里浮现了一些思索，譬如，要回避路上擦身而过的女人，他就做一个鬼脸，或者把眼睛闭一下，自以为这样的动作就可以让他不理会刚看到的事情。由于他做这些奇异的动作，也就被别人认为他的行为有点古怪，无法理解。

病理分析

这是精神分裂症患者的典型病情,在青春期,并没有什么特殊的挫折或创伤而逐渐发病。表面上,其所表现的症状是:听幻觉、无故发笑,并且有奇异动作的表现。可是仔细探听,我们可以了解到患者退缩,陷入自我思索的自闭状态,跟“现实”的接触不好、脱离;由于忽略了实际的情况而发生一些奇异的行为。患者采取“魔术性”的想法,靠自己一些特殊的“仪式性”动作,来处理所面对的问题。很显然地,患者对于对异性产生的兴趣与欲望感到无法接受,面对困扰,因此表现其挣扎与矛盾的现象。

患者从小过着孤单的生活,习惯于自己思索、幻想的情况逐渐加剧而发生目前的病情。患者跟自己的父亲向来疏远,没有认同模仿的机会,而受母亲影响比较多的情况让他进入青春期后,就不容易适应生殖期的阶段,来面对与处理对异性的兴趣与欲望,这是病情的特征。

可是这些心理上的因素,都不足以说明为何此患者在此时发生这样严重的精神病疾患,而只是帮助我们了解患者精神状态的性质与真相而已。

辅导要领与经过

对于发生这样精神病的患者,其生物性的因素不能忽略,因此药物治疗需要考虑。可是可以同时施与心理辅导,进行两方面的治疗的工作。至于心理治疗的施与,由于此患者智力高,又有能力做自我内省,检讨自己所思、所想的,因此,对于此患者可采取支持与分析的合并治疗模式。

譬如,就患者对女人感到兴趣的一刹那,却听到母亲责骂他不要脸的幻听的插曲,可以利用此段资料来帮助患者许多事情。首先可以帮助患者了解,年轻人对女人开始感兴趣是很正常的事情,

“支持”他对异性发生兴趣。接着，向他“分析”，帮助他去了解，由于自己心里感到不该对女人感到兴趣，而以母亲的责骂声音来管制自己，是自己心理矛盾的现象；而母亲的声音，只不过是自己投射出来的意念。因此，问题的要点是，让患者知道，自己所发生或持有的欲望是正常的，而且是可以有的，不用发生矛盾；同时让患者了解听幻觉其实是自己想法的反映，练习就自己的想法直接去探讨与分析，加以纠正或处理，而不用经过转弯，靠外射而来的听幻觉的影响与左右来做反应。也就是说，帮助患者学会怎样去对待自己的听幻觉，并且知道如何应付；犹如普通人应付自己做的白日梦似的，透过白日梦而去了解自己的心思。[**注解**：对于听幻觉本质这样的解释，有时会引来精神病患者的不安。因为发觉听幻觉的内容原来是自己的想法，而不是外人的意见，就非得自己承担，而感到尴尬、恐慌，无法接受，所以必须小心且逐步进行尝试，否则有时会因患者无法接受，而引起病情的恶化，表示患者的自我无法接受这样的指点。]

对于支持患者自己的欲望或想法的时候，要很小心且注意患者整个心理的平衡问题。不要让他过速改变、纠正或调节，让他因觉得没听取母亲的建议，且坚持自己的意念，而发生“不应该”的感觉，产生精神上不稳定的现象。操之过急，有时会让患者发生不平衡的现象，无法接受，而又退行，发生精神状态恶化，甚至崩溃的结果。

在整个辅导过程里，治疗者要利用跟患者长期性接触的关系，无形中提供患者过去“父亲”缺少的对他支持与指导成长的功能，以父亲的“替代者”的身分，来弥补、协助患者的心理发展。这是针对青春期的患者共同需要的课题，特别包括此患者。

总之，用比较职业性的分析性术语来说：治疗的要点是要加强患者的“自我”的能力，能应付“原我”的欲望，而帮助“自我”跟外在现实的接触良好，不要退缩到自闭的状态。“自我”的再建与弥补增强是针对此患者的主要治疗工作。

[**注解**:经由药物与心理辅导的合并治疗,此患者实际上表现了良好的反应,病情逐渐改善。经由出院后的继续辅导,在一两年里,患者的性格也变得比较成熟,习惯于外出,跟同学们接触,维持社会化的活动,也保持良好的现实感。患者高中毕业后,就在家里店铺工作,能接待顾客,帮助生意,总算过上了普通人的生活。5年后的追踪研究发现,他还继续其良好的适应,而并没有再发病,可说是预后比较良好的个案。通常来说,患精神分裂症的患者,不容易施与比较有深度的分析性辅导,可是此患者算是个例外,还算能获得其治疗的好处与效果。]

第五节 心理辅导的课题与要领

由于精神分裂症患者的病态比较严重,自我功能有显著的缺陷,跟"现实"的接触有限度,对于这样的患者,其心理治疗的基本要领是提供支持性的辅导,而且心理治疗是辅佐性质的,跟药物治疗配合,随着病情而施与辅导。针对精神分裂症患者的心理治疗,有几样必须考虑的要点与期待的课题(Gabbard, 1994, p192~213)。

建立可信任的治疗"关系"

治疗精神分裂症患者,首先要注意的课题就是如何去跟患者建立关系。由于患精神分裂症的患者基本上患着与人接触来往不良的问题,认为跟人发生人际关系是很危险的事情,不信任他人,也不敢与人接近,更不习惯与人建立亲近的人际关系。对精神分裂症患者的辅导,首要条件就是治疗者要全心注意如何去跟这样脆弱的患者建立起稳定可靠的关系,而且要逐步且缓慢地去建立。

治疗者要站在患者的立场去帮助患者跟现实接触,包括患者跟他人所建立的自我界限,时时提醒患者是否跟事实脱节,跟他人的关系与界限是否维持得妥当。由于患者大部分的精神状态是属于精神病的情况，受幻想与妄想的影响而对现实的接触有歪曲与困难，治疗者要利用患者的精神功能里还算是健康的部分，来保持联系。经由长期的接触，逐渐建立患者对治疗者的信任，让患者感到可以跟治疗者相互合作，共同去处理所面对的困难。

从临床上的研究结果指出，假如治疗者能跟患者建立起良好的治疗关系，患者就比较肯继续接受治疗，而获得因长期性辅导才能获得的效果。因此，如何跟患者建立良好的关系是首要的关键。

保持"伸缩性"的治疗模式与辅导内容

由于精神分裂症患者的自我功能不健全，而且病情也不稳定，常反复变化，治疗者要能随其情况而做伸缩性的调节，适当改变治疗的方式，而不能像治疗自我功能比较高而病情轻微的神经症患者似的，固守治疗原则与辅导方式，不做调整。假如患者觉得跟你谈话会感到紧张，就把谈话的时间缩短；假如患者不喜欢跟你坐在一起谈话，就带他一起做工作治疗，一起编花篮或种花，一起做活动；或者一起做游戏治疗，下棋或打牌，让患者感到跟你在一起而能感到舒适与亲近，也就得到辅导的效果。

跟患者保持适当的人际关系上的"距离"

人际关系的距离是因人的感觉而决定的。患精神分裂症的患者，对于跟他人的关系有特殊的感受，喜欢保持相当的距离而不害怕。由于多半的精神分裂症患者，过去未曾跟别人建立过健康而亲近的人际关系，包括对自己的养护者（即父母），因此，假如治疗者跟患者太接近，就会让患者害怕或不舒服，并且不知所措，而发生退缩或躲离的现象；严重时，还对治疗者产生妄想的反应，怀疑治疗者的动机何在，是否有什么企图，采取警戒性的反应。因此，跟患者接触的时间与次数，譬如，每次谈多久，每周见面几次，最好跟患者商谈，配合患者的感受情况而决定。总之，要经过长期且缓慢的过程，让患者对治疗者逐渐发生亲近的感觉而不会惊怕才可以。

提供“容纳性”的治疗环境与经验

每当患者跟治疗者接触时，要想办法让患者感到舒适与安全，让患者感到处于被治疗者容纳而保护着的情况，获得治疗的效果。由于患精神分裂症的患者过去在人际关系里很少得到舒适的来往，惟恐发生什么不好的、可怕的事情，因而不喜欢社会性的活动。假如治疗者能让患者觉得跟治疗者在一起时，是很安全可靠的，提供一个舒适的环境，那么患者就可逐渐体会到跟人相处并不是那么可怕或不安全，而逐渐改变与人接触的经验，获得辅导上的效果。

治疗者要能“包涵”患者各种负性的感情

患精神分裂症的患者，其自我功能有缺陷，许多原本性的欲望与冲动（包括是负性的），都不受自我机构的管制而透露出来，表现许多仇恨、嫉妒或气愤的感情，或令人难于接受的讨厌行为，包括对治疗者的恶性批评或厌恶的感情，而治疗者要能中立性地去对待，不以私人性的立场去反应且对待患者。治疗者要想办法去把患者负性的感情淡化，至少减少其程度，多少发生抵消的作用。

治疗者要提供“辅佐”的功能

由于患精神分裂症的患者其自我功能欠佳，无法适当地判断自己与现实的界限，缺乏功能去控制原本欲望与冲动的透露，不知如何适当地与人接触与保持关系，治疗者要把自己的自我给患者“借用”，帮助患者能以比较健康的方式去跟现实接触，操纵内心里的欲望与冲动，并且跟别人发生适当的社会性关系。经由这样的辅佐，希望患者能逐渐向治疗者学习，长期尝试以后，经由内射作用，也就逐渐建立自己比较健康而完整的自我的功能。

治疗者对患者要“真实”与坦白

假如治疗者能对患者表现“通常人”的见解，“一般人”的想法与感觉，包括治疗者自己本身的“通常”反应，可以让患者去体会治疗者也只不过是个“普通的”人，就比较放心；不会把治疗者当作是神秘性的，或者是万能性的存在，而能感到可以比较放心地接触并建立关系。再者，患者往往有很敏锐的知觉，可以看透他人的内心，假如治疗者对患者隐瞒或虚假，都可以被患者观察发觉，认为治疗者是在隐瞒或玩弄他，而不能跟治疗者建立起良好的关系。譬如，假如患者说了一些话，让治疗者感到不高兴或害怕，就很真实地告诉患者，他所说的话，让治疗者感到不悦或担心，让患者得知他自己的言行会给他人如何的反应。治疗者不要很情绪化地表现自己的反应，但可以让患者知晓有何感受。换句话说，利用治疗者自己，作为一面“镜子”，反射患者的言行，让患者能知道自己言行给他人的反应与效果是什么，得到认识，而希望接着能去改善自己不适当的言行。假如患者知道治疗者是很坦白且真实地在对待自己，患者就更能比较放心地跟治疗者接触，建立关系，而不用存心猜疑地对待治疗者，有助于辅导工作的进行。

适当的回避或延迟“指点”的工作

由于精神分裂症的患者的自我功能不健全，无法去面对与接受内心里存在的情结，难于面对自己内心里存在的各种可怕的原本性冲动或不能接受的欲望，治疗者要避免直接向患者做“指点”，去挖掘与印证这些原本的欲望或情结的存在，让患者去面对而受不了，甚至把病情弄得更严重，变得更错乱。也就是说，除非患者已经相当好转，自我的功能已经很健全，千万不要尝试去指点，把情况弄坏。对严重的精神分裂症的辅导要领是帮助患者去“压抑”透露出来的原本冲动与欲望，而不是帮他去“发泄”这些无法控制的原本精神材料。这是治疗精神病与神经症的基本差别。

要接受患者时时需要“病着”的需要

从患者的立场来说，由于无法跟现实面对，无法处理内心里的各种原本欲望与情结，患者有时需要退回去，保持“生病”的状态，以便获得内心精神状态的适应。对患者来说，有时“病着”是一个心理上的需要,而跟治疗者的病情"恶化"的医学观念有所不同。换句话说,"变坏"是患者所需的"休假",是有时需要的退缩。因此,作为治疗者的,不要把患者变坏当成是很差的事情,而能平心对待。特别是对患者期待很高的治疗者,有时因患者病情恶化了而难于接受,并且对患者感到很失望。这可说是站在治疗者自己的立场而发生的反应,并没有体会患者精神上的需要。这是辅导严重而慢性的精神分裂症的患者时,需要注意的最后一点。患者不是常人,不会像你所要求的,一路进步而治愈的,有时需要退缩回去生病的。

参考文献

1. Bateson G, Jackson DD, Haley J, et al. Toward a theory of schizophrenia. Behavioral Sciences, 1956,1:251—264
2. Gabbard GO. Psychodynamic psychiatry in clinical practice: The DSM-Ⅳ edition. Washington DC: American Psychiatric Press, 1994
3. Grinspoon L, Ewalt JR, Shader RI. Schizophrenia: Pharmacotherapy and psychotherapy. Baltimore: Williams & Wilkins, 1972
4. Gunderson JG, Frank AF, Katz HM, et al. Effects of psychotherapy on schizophrenic patients, Ⅱ: Comparative outcome of two forms of treatment. Schizophrenia Bulletin, 1984,10:564—598
5. MacKinnon RA, Michels R. The psychiatric interview in clinical practice. Philadelphia: W. B. Saunders Company, 1971
6. Will OA Jr, Schizophreniz. V. Psychological treatment. In: Freedman AM, Kaplan HI, eds. Comprehensive textbook of psychiatry. Baltimore: Williams & Wilkins, Co., 1967.

661 —679

7. Wynne IC, Ryckoff I, Day J, et al. Pseudomutuality in the family relationships of schizophrenia. Psychiatry, 1958, 21: 205—220

第十三章　边缘人格障碍的学理

第一节　观念与诊断的演进

目前精神科的医师对于“边缘人格障碍”(borderline personality disorder) 此诊断名称已经很熟悉，可是这个诊断称呼是数十年前才出现的，是经历数度的修改与调整而确定，并且最终在 1980 年被美国精神医学界所公认采用，加入于当时修订的精神疾病诊断分类第三版(DSM－Ⅲ)里。

早在 20 世纪 30 年代到 40 年代里，精神分析学家已经注意到有些患者其病情并没有像“精神病”那么严重，而可被诊断归属为精神分裂症，但比一般人所认为的比较轻微的“神经症”还更厉害，因此，不适合精神分析的治疗。A·斯特恩(A. Stern) 在 1938 年就指出这种介于“边缘”性质的疾病，而 G·齐尔博格(G. Zilboorg) 1941 年用“变化性精神分裂症”(ambulatory schizophrenia)来称呼这样的患者。翌年，精神分析家海伦妮·多伊奇(Helene Deutsch)指出，有些患者其性格结构与自我认识有问题，犹如好似性人格的存在，在精神分析治疗上不容易被治疗者把握，并施与治疗，她把有这样性格上问题的患者称为患着“好似性格障碍”(as if personality disorder)。

针对这样介于精神病与神经病“边缘”的患者，P·霍克与 P·波拉亭(P. Hock & P. Polatin)于 1949 年指出是属于：“假性神经症精神分裂症”(pseudoneurotic schizophrenia)，其临床症状有泛神经症、泛焦虑、泛性违常的特征，呈现各种各样的广泛病情。

接着罗伯特·奈特(Robert Knight) 于 1954 年提出见解,说明患此病的患者在心理上有自我功能上的障碍,缺少能力去处理现实、无法适当地处理原本性的冲动、思考多半属于原本程序而缺乏逻辑与理性的续发性思考。

后来,Jr·R·R·格林克(Jr. R. R. Crinker)与其同事们于1968 年提出他们的看法,认为这些含糊的临床病理状态实际上包括一个广泛而属于谱带性的病理群,介于比较严重的精神病状态与比较轻微的神经症情况之间,而可区分为四大类,由严重到轻微的可划分为:

"精神病性边缘障碍"(psychotic borderline):表现奇异而非适应性的行为,对现实的接触有问题,自我认识感有明显障碍,赤裸裸地表现气愤与攻击冲动;

"核心边缘障碍"(core borderline):富于负性情感,对人接触反复不稳定,攻击欲望容易行动化而表现,自我认识感不稳定;

"好似性格边缘障碍"(as if borderline):自己没有稳固的自我认同而容易向他人认同,缺乏情感的表露,与人来往关系缺乏真实性与自然性;

"神经症性边缘障碍"(neurotic borderline):表现自恋性倾向,患长期焦虑,有原本性抑郁心态。

他们指出,这些不同程度的疾病,其共同特点是:对人关系上的缺陷、气愤是感情上惟一或主要的表现、缺乏长期与稳定的自我认同、长期性地患着抑郁的心态。

当格林克与其同事们以描述性精神医学的取向来探讨边缘性格障碍之际,奥托·克恩伯格(Otto Kernberg)却以分析性精神医学的角度来探讨与说明此病的特点。他认为边缘性格障碍基本上是人格的障碍,具有 4 个特点,即:非特殊性的自我功能脆弱(缺乏缓和表达原本欲望与冲动的心理功能);思考内容趋向于原本思考方式(缺乏理性与逻辑性的思考能力);采用特殊的自我防御机制,即:常使用“分裂”(splitting)的防御机制,表现反复极端变化的情感与行为,并对待他人;病态性对象关系的形成,把四周人们彼此割裂与区分为“好的”跟“坏的”两个极端种类,以“不是神仙就是魔鬼”的看法来对待他人,而无法把他人的好与坏融合统一,并且很轻易地对他人的分类看法随时更改对调。

第二节 病理上的解释

针对边缘性格障碍此病理的形成,各个学者有不同的见解。譬如,上述的克恩伯格(Kernberg)认为该障碍的形成跟人格发展中,婴孩在一岁半到三岁左右,即“分离-个人化”的阶段中,对自己的养育者(母亲)的分离遭遇困难经验有关,认为母亲短暂的离开就几乎是永久性的丧失,而发生很大的反应,是对象关系(object relations)发生障碍的结果。婴孩在早期对对象关系发生障碍的理由是,主要的养育者(母亲)无法供给足够的情感上的养育与支持,让婴孩特别恐惧被遗弃。根据克恩伯格的说法,患边缘性格障碍的患者,几乎是在重复幼小时的恐惧,惟恐丧失重要的养育者而变得孤单,到了成人还一直在挣扎。

马斯特森与林斯雷(Masterson & Rinsley, 1975)的见解跟克恩伯格(Kernberg)的看法几乎是一样的,仍认为是早期人格发展上对于对象关系的问题而形成日后的边缘性格障碍。但是马斯特森与林斯雷的见解跟克恩伯格所不同的地方是,他们认为早期对象关系的问题,并不是来自于婴孩,而是根源于养育者的母亲。他们认为母亲本身就患着边缘性格障碍,对孩子长大分离有矛盾的情感,结果孩子感受其矛盾的心态,觉得自己成长脱离,就好似会丢掉母亲似的,不敢长大而保持依赖养育者的关系,因此有着想离而又不敢离的矛盾心态。

克恩伯格、马斯特森与林斯雷对边缘性格障碍的见解是基于心理情结的说法，即：早期父母与子女间的情结问题而引起的，是心理矛盾而产生的结果；可是G·阿德勒(G. Adler，1985)却持有不同的看法，认为边缘性格障碍是由缺陷性病因而来的。由于母亲不稳定与不可靠的养育，让孩子无法经由内射作用而建立可依赖且可靠对象的内在影像，结果经常往外寻找可依靠与认同的对象。总之，这些学者都强调早期跟养育者的关系以及养育的方式影响边缘性格障碍的形成。

可是，近年来的临床资料指出：患边缘性格障碍的患者，在幼小时，多半有被父母(或其他养育成人)虐待的病史，包括躯体与心理虐待，或性的虐待，因此创伤性事故的病因被慎重考虑，认为边缘性格障碍是早期受虐待性的创伤而继续表现的创伤后特殊焦虑反应。可是这样的说法被一些学者所批评。因为许多早期被虐待过的小孩，不见得都变成边缘性格障碍者，因此，单就早期创伤的病史无法完全说明边缘性格障碍的病理。可见，学者们只是提出各种学说，并没有很肯定的学理可证实其实在的病因。

第三节 临床上的所见

边缘人格障碍是近年来在欧美精神医学界里最常被诊断的性格上障碍。估计2%～4%的人口被推测患有此问题，而15%～20%的精神疾病患者被诊断有此障碍。临床上患此障碍的，被认为大约四分之三是女性。可是被推测这个倾向跟社会背景与文化因素有关，而且跟医学上的诊断习惯有关系。因为，假如男性患有此障碍，就常被诊断为自恋性格障碍或反社会性格障碍。被诊断患边缘性格障碍的患者，他们对药物治疗的疗效并不佳，而且心理治疗也很困难，需要长期的给予辅导。比较令人欣慰的是，临床上长期性的研究发现，大部分的患者，经过数十年时间，其障碍性问题会随着成长而逐渐自然改善。

虽然欧美社会里,被诊断为边缘性格障碍的患者很多,相对的,东方的社会里,这样被诊断的患者并没有那么很多。可是根据日本的精神医学家西园氏(Nishizono,2005)的看法,随着社会与时代的变迁,日本患者所患的病理也逐渐在变更,而其中最显著的是年轻人被诊断为患边缘性格障碍的,近年来增多。西园氏解释为都市化与工业化的结果,家庭结构的瓦解,大家庭制度的功能消失,年轻人与父母的关系发生问题,不跟父母认同而只跟同辈接近与认同,最终形成"唯我"主义的自私性人格。结果,相对的,年轻人也就容易患边缘性格障碍的毛病。

第四节 心理治疗上的课题与要领

对于边缘性格障碍的患者,药物治疗很有限,心理治疗也很困难。由于边缘性格障碍患者的病理跟精神分裂症患者的病理大致很相似,其心理治疗上的要领与原则也是大同小异(请参阅第十二章)。

细心且耐心地建立稳定关系

最主要的问题是,由于患者患着对象关系上的基本问题,很难与治疗者建立起可信任与依赖的治疗上所需的关系,而多半的患者,迟早都脱离治疗。反过来说,要治疗边缘性格障碍的患者,其首要条件就是要注重跟患者建立稳定的治疗关系。治疗者要能接受与包容患者经常表现的气愤的情感、风暴性的情感表现,在面对被患者反复以"好人"与"坏人"两种极端态度对待的情况时,能无动于衷,始终保持中立的态度(Gabbard, 1994,p472~482)。治疗者特别要跟患者保持一个有距离而不受情感影响的职业性治疗关系,并且能时时注意且适当控制治疗者本身的"反转移关系"现象。最重要的,不要抱有过分的期望,能接受患者随时脱离治疗的情况,而不要有自己治疗"失败"的感觉。

应付被“分裂”的趋势

我们在上面已经说明过，患边缘性格障碍的患者的病情特点之一，就是容易把四周的人分裂为好与坏的两个极端，而且随时忽然更改与调换。在治疗过程里，要懂得如何去应付与处理这样的病态趋势。具体来说，当边缘性格障碍患者把你看成是“最好”的人（或医师），而夸奖你的时候，不要过分高兴，而当患者一转脸，骂你是个“坏蛋”的时候也不要生气，要了解这样的患者就有这样去分裂他人的倾向，随时更换其所认同的好与坏的人。假如是在病房治疗这样的患者时，患者常把医护人员分割离间，变成是很了解他的医护人员与对他很坏的医护人员，医护人员不要受病人的摆布，被这样的患者整来整去，甚至分成两群而为了患者的事争吵。

患轻度的边缘性格障碍的患者跟患癔症的患者很相同，会想办法来拉拢你（治疗者），获得你的同情，甚至给他（她）特别的关心与宠爱，而有些治疗者，就陷入这样的情况，被患者迷惑，给予特别的照顾，包括私人性的关心；而当患者转变对你的看法与认同，对你（治疗者）很不好时，包括骂你、讥笑你时，就很难受。因此，如何从开始就保持中立而职业性的治疗者与患者的关系是很重要的（请参阅第七章）。

治疗模式的适当选择与运用

对于边缘性格障碍患者的心理治疗里，最需注意的问题是，采取分析性或支持性的治疗。一般来说，患边缘性格障碍的患者，由于其自我功能有所缺陷与不稳定，无法接受分析性的心理治疗，这一点跟治疗精神分裂症的患者是同样的道理。特别是在早期的阶段要避免探讨内心里的情结，并给予分析性的指点。可是对于病情比较轻微的边缘性格障碍患者，当跟治疗者的关系已经稳定以后，有时可以尝试指点内心里的情结问题，并指导处理的方向。

注重现在的适应问题

治疗边缘性格障碍患者的基本要领就是要把焦点放在目前的

现实,帮助患者学会如何去适应与处理每日生活里所面对的问题,特别是跟他人的人际关系。治疗的重心乃在于协助患者能逐渐建立对自己的心理认同,能跟他人形成稳定的对象关系,而不用矛盾性地徘徊于“好”与“坏”的两极端,能从中融合稳定下来。同时要帮助患者能把行动与感情连接,减少感情的行动化,能经由沟通表达内心里的感觉。透过跟治疗者所建立的健康关系,而改善病态的转移关系,可说是一个治疗上的关键。长期性的治疗是最理想的;即使是断断续续的接受治疗,包括不时的短期住院治疗,长期累积下来,也就会有客观的治疗效果。

参考文献

1. Adler, G. Borderline psychopathology and its treatment. New York: Jason Aronson, 1985
2. Gabbard GO. Psychodynamic psychiatry in clinical practice: The DSM-Ⅳ edition. Washington DC: American Psychiatric Press, 1994
3. Grinker Jr RR, Werble B, Drye RC. The borderline syndrome: A behavioral study of ego-functions. New York: Basic Books, 1968
3. Hock P, Polatin P. Pseudoneurotic forms of schizophrenia. Psychiatry Quarry, 1949,23:248—276
4. Knight RP. Borderline states, in psychoanalytic psychiatry and psychology: Clinical and theoretical papers. Edited by Knight RP, Friedman CR. New York: International Universities Press, 1953/1954. 97—109
5. Masterson JF, Rinsley DB. The borderline syndrome: The role of the mother in the genesis and psychic structure of the borderline personality. International Journal of Psychoanaly-

sis，1975，56：163－177

6. Nishizono M. Culture，psychopathology，and psychotherapy：Changes observed in Japan. In：Tseng WS，Chang SC，Nishizono M，eds. Asian culture and psychotherapy：Implications for East and West. Honolulu：University of Hawaii Press，2005. 40－54

第十四章 心性疾患的学理

“心性障碍”(psychosexual disorders)是广泛地指跟心理有密切关系的、与性功能有关的障碍。从观念上来说,目前被学者划分为三大类来讨论。“性功能障碍”(sexual dysfunction)很单纯地指男女在执行其性行为时有功能性的障碍,无法执行所谓“通常”的性行为。譬如缺乏性欲、阳痿、无法达到性高潮等问题。所谓“性(对象)异常”(paraphilia),过去又称“性变态”(sexual deviation),指的是表现性欲望的方式或对象不通常,如习惯性地单靠物品来发生性的兴奋与满足,或者只对年幼的孩子感到性的兴趣与兴奋等。至于“性别认同障碍”(sexual identity disorders)是最近才被提出来的名称,指对自己的男女性别的认同有问题,想改变为另外的性别。

这样的分类,只是方便在观念上做区分与讨论,但是实际上,许多心性疾患并没有那么很清楚地划分,而很可能重叠性地发生,或者随时间与环境而改变。譬如,有同性恋倾向的人,跟异性发生性行为时,可能就发生性功能的障碍,无法执行性的行为,而且有时还喜欢穿异性的衣服,表现扮异性症。

有时所表现的性对象异常,只是年轻人在发育过程里的一时性表现,成长后,就逐渐消失;或者只是受环境的限制(如被拘禁于监狱或在没有异性的船上或其他场所长期工作)而表现一过性的性异常,而回到通常的环境,就不再发生。

事实上,精神医学家还没有很清楚地了解各种心性疾患的真正病因。先天性的原因、后天性的缺陷、躯体疾病的影响,或者是药物的副作用等生物性因素都不能忽视。可是在此,我们只是讨论心理方面的因素，特别是从动态精神医学的角度来说明各种障碍的学理。

第一节　性功能障碍

就上面所说，“性功能障碍”(sexual dysfunction)指的是：男女在执行其性行为时，有功能上的障碍，无法执行所谓“通常”或“功能性”的性行为而达到性的满足。被人常提的是：缺乏性欲、(男性的)阳痿、(女性的)性高潮问题等。

患这些问题时，首先要考虑是否有躯体性的因素，譬如，患全身疾患，如糖尿病或高血压等，或者是否使用某些药物而发生副作用，并且要查询是否有药物滥用的问题，包括酒精瘾等，因为这些生物性因素可以妨害性功能的表现。由于性功能会随年龄而逐渐变化，因此也得考虑是否与年岁有关。

接着就要探讨是否受心情因素的影响。许多人患着焦虑与抑郁而心情不佳时，生理上的功能也就减退。再者，要探讨是否有男女感情与关系上的问题，是否有夫妻婚姻方面的矛盾等，这些可引起续发性的性行为方面的障碍。

有一点值得提起的是，目前欧美的社会里，过着过分重视与强调“性”的生活，认为人人都该享受与满足性的欲望。受着这样文化上的影响，许多人就误认为自己并没有达到书上或电影里所描述或标榜的“理想”情况，而感到自己有毛病。譬如，有些妇女因自己没能次次达到性高潮的境界而疑惑自己有毛病，而实际上，一般的妇女，只是偶尔达到性高潮而已。男的也是一样，认为要能发生多次的性行为才好，每次性交要能维持长久才对，否则自己就是缺乏能力。这些都是人们受文化影响的、对心性行为的过分要求而来的困扰，因此无法以自然的态度去接受自己的生理欲望与功能，这是现代人所患的问题。

假如一个人所患的是焦虑或抑郁等心情问题,或是男女间的情感问题,或者是自己对自己的性功能有过分的要求,都可以依靠心理上的辅导来改善。

第二节 性(对象)异常

与上述的、常见的性功能障碍比较起来,“性异常”(paraphilia, sexual deviation)是比较少见的,但的确是病态的心性问题。按定义,所谓性异常,指的是表现性欲望的方式或对象不通常,不与同年龄的成熟异性成人对象,以通常的方式执行性的行为,获得性的满足,而是以违常的方式而表现性行为,透过变态的模式获得性的快感,因此是性对象选择的异常。有一点要说明的,在所谓“通常”或“功能性”的性行为里,往往有局部的类似性异常的行为,特别是在性前游戏里表现,作为刺激性的前奏性步骤。譬如,男女一起看会引起性兴趣的电影或录像,男女相互暴露躯体而诱惑对方,经由相互的抚摩而刺激性的兴奋等。这是性行为的一部分,是达到性行为最后阶段的准备过程,并非是性行为的全体,是属于通常的性行为。可是假如一个人,只停滞于看对方、暴露自己躯体,或看与性有关的录像,就达到满足,而不进行通常的性行为,就可被考虑是患着性异常的问题。特别是,这种状态一直长期维持,是个主要的性癖,就可确定其是性异常。

这种性对象异常,被弗洛伊德(Freud)以精神分析的观点来说明其基本病理,即:其性的“欲望”与性的(通常)“对象”分离或脱节,转移到别的(次要)对象。至于其欲望与对象的脱节,发生在人格发展的过程里,因受到某种创伤或困难,无法照普通的情况而针对通常的异性对象而发生欲望,也就转移到别的(次第)对象。这种被转移而选择的对象,是部分或替代性的,可避免因针对通常的异性对象发生欲望时,可能遭遇的挫折或困难,因此是以代替与转移的方式来表达性的欲望。

弗洛伊德还进一步说明，性异常与神经症是同样问题的不同两面。当一个人对性欲的表达有困难，而采取“阴性”的方式，在内精神境界里挣扎，依靠防御机制来处理其无法被接受的性欲望（如发生焦虑症、转化症、解离症，或者以强迫症的方式来抵御）时，就形成“神经症”；而假如采取“阳性”的方式，直接依靠行动来表达，只是更换其对象，针对替代性的次要对象而表露其性欲望，就变成是“性异常”。这是比较奥妙的道理，但是仔细一想，未尝没有其中的道理。

从行为学的立场，学者们也企图解释一些性异常行为的表现。我们从动物实验知道一些早期经验会如何影响日后行为的观念，如“铭印作用”(imprinting)与“关键期”(critical period)等，而这些早期经验也就被推测跟日后的性异常的表现可能有连带关系（曾与徐，2003，p115～119）。

所谓“铭印作用”乃指动物初生时，会把当时所看到的、一起生活的动物，很快地“铭印”在脑子里，作为“父母动物”，长大后，与之生活在一起，将来进入生殖期后，也只会与这种“父母动物”相同种类的动物做配偶而交媾。早在1903年，W·克雷格(W. Craig)就注意到，要把野鸽做异种交配时，必须在小鸽刚孵化出来时，就交给异种鸽子（当“养父母”）带大。这样小鸽长大后，才肯和“养父母”同类的异种鸽子一起生活，并且与之交配。后来康拉德·洛伦茨(Konrad Lorenz)对鹅也作过同样的实验，并且提出“铭印作用”此观念。至于“关键期”指的是当个体在其发育过程中，要学习某一个特殊机能时，要在特定的发育时间与阶段比较容易学习。假如过早或过迟，错过此学习机会，也就不容易学习，说明时间因素很重要。铭印作用就是受此关键期的支配。这个与早期经验有关的现象，即把关键期与铭印作用结合起来，可以间接地说明各种性对象问题发生的可能性原因。

性异常就其表现方式的不同,临床上被分类说明,但实际上,各种不同的性异常行为往往相互发生,并不只是单独而存在。所有的性异常,有基本的病理因素,即:对通常的性兴趣与表达方式,包括对象的选择与欲望的表现,有困难,改而采取变异的方式来表达与满足。多半被学者解释是人格发展上发生了挫伤或障碍而发生的结果。让我们逐项说明针对各种异常而被学者们提出的学理。

恋物症(Fetishism)

恋物症,又称恋物癖,按其字意,指的是对异性所属的物品很感兴趣,经由其观看或接触而感到性的兴奋。这种性异常主要见于男性,常收集女性的内衣、丝袜、鞋子或其他私人性东西,靠此引发性刺激,并经由手淫而获得快感。当男性年轻人在还没有跟女性交往机会前的青春期里,靠看女性的照片,或接触女性的私人物品而引发性刺激,是常见的现象,是心理发展过程里通常的行为。假如男人处于跟女性没有接触机会的环境,如在军队、在船上、在监狱等场所,靠女性的物品来引发性刺激,也可说是常见的事情,不被考虑是恋物症。所谓恋物症就是有机会可以结交异性,可以跟女人接触,但仍喜欢只靠异性的私人物品来引发性的刺激,而不愿意经由跟女性实际的接触来获得性的满足的情况。

从精神分析的角度,弗洛伊德曾经说明恋物症是男孩遭遇面对"生殖器割除情结"(castration complex)的困难,害怕对通常的异性对象发生性的欲望,改而选择次要的对象而发生的。也就是说,在性蕾阶段,男孩对异性父母(即母亲)感到特殊的喜爱,但害怕遭遇嫉妒的同性父母(即父亲)的气恨而被割除自己的小生殖器,也就不敢对母亲(通常的异性对象)保持喜爱的感情与欲望,转而喜爱局部性代表母亲的物品。

可是后来,虽然基本上赞同"生殖器割除情结"与恋物症的形成有关，但P·格里纳克(P. Greenacre, 1970)却认为恋物症的病态形成发生得比较早，是在性蕾期之前。格里纳克认为早在口欲期，由于母亲与婴儿的关系发生障碍，婴儿得不到母亲充分的爱护与照顾，就产生运用母亲的替代物，即"(过渡性)替代对象"(transitional object)，来保持依赖的关系，如黏着母亲的衣服、枕头、毛巾等，对这些物品发生"附着黏结"(attachment)的现象。到了性蕾期，继续其对替代性物品附着的现象，来满足与性有关的欲望。总之，格里纳克认为恋物症是婴孩因丧失养育者的照顾而发生的"过渡性对象"的延后重复发生的现象。

扮异性症(Transvestism)

扮异性症又称异性装扮癖(症)。这种性异常跟恋物症比较起来，还是附着在异性身上的物品，即异性的衣服，可是其程度不一样，干脆就穿起衣服，装扮成异性，靠自己扮演内心里得不到的异性对象而获得满足感，可说是装扮成全体性的替代对象。异性装扮症多见于男性患者，其所表现的程度有所不一样，有时只是偷偷地穿女性的内衣裤(多半是母亲或姐妹的内裤)；或者里面穿着女性衣服，但外面穿着男性衣服，免得被人发现；但有时就干脆穿起全身女性服装，还化装脸部，打扮成完全是女性的模样。这样的性异常患者只是一时地这样装扮异性而感到满足，并获得性方面的快感，但并没有永久性地想改变自己性别的企图，这跟下面将讨论的换性症(transsexualism)有所不同。

精神分析学家，费尼切尔(Fenichel, 1945)，以精神分析的角度提供比较特殊的见解。他认为患异性装扮症的男性患者，在早期的性蕾期发展阶段里，在认知上对男女性别的(解剖性)差别还很糊涂，不太清楚，以小孩的想法而误认为母亲跟父亲一样的也有阳具，而根据此想法就可以避免与应付因跟母亲过分接近而担心自己的小生殖器被割除的情结。换句话说，像母亲一样的(女性)

打扮与穿着,就仍可以保有男性的小阳具,这是针对性蕾期的焦虑的一种处理办法。费尼切尔还继续指出,患这样性异常的男孩,其母亲常是很雄纠纠的女性,象征性地来说,犹如是带有阳具的女性。相对的,父亲往往却是比较软弱的男性。因此,无形中,男孩就跟这样比较强势的母亲模仿认同,想装扮成为(有气概的)“女性”。因此,发生的是小孩认同上的问题。

患这种异性装扮症的男性患者,基本上仍是对异性感到性的兴趣,是异性恋者(而不是同性恋者),可是其性的欲望与行为却是比较被压制着的,不太强烈。

有些女性,喜欢女扮男装,剪短头发,脸上不化装,穿长裤,犹如男性。其病理跟男性略有所不同,是性别认同上的问题,比较喜欢做男性,是人格发展上的障碍。通常,在青春期阶段,有些女孩很男孩子气,喜欢跟男孩一起爬树、踢足球,犹如男孩子似的。假如这些女孩没有跟自己的母亲模仿认同(反而跟父亲模仿与认同),其男孩倾向没有消失,成人后就继续其女扮男装的倾向,避免做女人。这种女性的异性装扮症的患者并不像男性的异性装扮症患者,因装扮异性而感到性的兴奋,而是性别认同上的问题。可是其中,有些是同性恋者,对男性不感到性的兴趣,甚至厌恶与男性接近与亲密;而有些患者根本是换性症者,很想改变自己的性别而成为男性,因此表现不同的背后的性质。

恋童症(Pedophilia)

恋童症亦称恋童癖,针对年幼尚未成长的异性对象而感到性的兴趣,并且诱惑这些年幼对象而发生性的行为。通常是男的成人对年幼的女孩喜爱,并且经由诱惑而发生性的关系。可是有时,患有这样性异常的男性成人,本身是同性恋的,也就跟年幼的同性男孩发生这样的亲近与性行为。这种情形通常指的是跟没有亲属关系的年幼孩子发生这样违常的性关系,但假如是针对自己的子女，就被认为是近亲乱伦(incest)。假如年幼的孩子不愿意，而经由恐吓或采取暴力，就被称是对未成年人的性虐待(sexual abuse)。换句话说，随性异常成人与年幼孩子所发生的不同关系，而被划分为不同的情况，但其共同点是相似的，都是跟未成年人的对象发生性的关系。狭义的恋童症只喜欢跟外面的、不是家人或有亲戚关系的年幼对象发生关系，而且构成为其主要的性行为并没有跟成人对象发生关系的情况。至于发生近亲乱伦或子女性虐待的性异常成人还常跟自己的配偶或其他成人对象发生关系。这一点是不同性质的地方。

有时是女性成人跟幼小男孩发生亲近的关系，并且经由其诱惑而牵涉性的行为。虽然这样的女性成人与年幼男孩发生亲密关系的情况比男性成人与年幼女孩亲近的情况少，但是实际上比想像的要多。多半是母亲跟自己的男孩发生这样近伦关系。有时是诱惑邻居或认识的男孩，逐渐发生性的关系，而不会以强迫性的方式而发生，跟男性的异常者有所不同。

到底为何不跟自己同辈年龄的对象，或者至少是已经达到成人年龄的对象而发生性的兴趣与性的行为，而特别找未成年的幼小对象，其共同病理原因是：对成人对象感到没有信心与把握，担心自己无法应付，也就迁就式的，找比较幼稚不成熟的对象而发生关系。

找年幼的性对象，还有别的理由。根据精神分析学家，如费尼切尔(Fenichel, 1945)或弗洛伊德(Freud)的见解，患这样性异常的人，心理上有自恋倾向，所选择的幼小的小孩对象，是代表他们自己幼小时的影像，而对自己幼小时的对象还保持着喜恋的情况。换句话说，是一种自恋性的喜恋对象的选择而来的结果。同时，由于对象比较自己幼小，不会威胁到自己的(性)能力，免受“生殖器割除情结”的威胁。

值得一提的是，有这样倾向的人，常从事跟幼儿童接近的职业,如幼稚园的老师,靠跟小孩接近并且照顾幼小儿童的机会而满足自己的潜在"恋童症"欲望。只要不采取真的行动,发生实际的性的诱惑与行为,就可以说:经由"升华作用"(sublimation)而把其潜意识欲望往(社会上)有用的方向去贡献,变成照顾幼小儿童的好保姆。可是,极少数的人,却无法控制自己的潜在欲望,而与被服务与照顾的幼小儿童发生性的问题,是值得提醒与注意的事情。

有些成人特别喜欢跟自己比较起来年岁很大,几乎是自己父母辈的异性对象而恋爱。这是跟恋童症相反的情况。譬如,年轻人却恋上已经是结婚而甚至有孩子的女性,甚至喜欢上犹如自己祖母年岁的女性,被解释是迷恋自己母亲的延期表现。这种行为虽然临床上不构成性异常的定义,但是被社会上的人认为是不妥当的行为,而心理学家也认为是找不适当性对象的非健康行为。反过来,假如有些年轻的女性喜欢上犹如父亲辈的男性,特别是已经结婚、事业成功的男人,虽然本质上可能是迷恋父亲的延后表现,但是社会上一般不把这样的行为看成是不妥当的。有些年轻人,特别喜欢祖父辈的男人,有时是为了经济或其他利益的目的而发生的。

暴露症(Exhibitionism)

在公众地方,乘没有他人注意的场所里,男人把自己的性器官忽然暴露给不认识的女性看,引诱女性发生惊怕的反应而获得性快感的行为,称是暴露症。因是暴露阴部,也称是露阴癖。这种性异常者采取这样向女性暴露自己的性器官,被精神分析家解释是潜意识地对自己保证仍有生殖器,没被割除(castration)的举动,是"生殖器割除情结"的反恐惧作用(counter phobic reaction)。

可是根据临床经验,R·J·斯托勒(R. J. Stoller, 1985)指出,暴露症患者采取暴露性器官的行为,常发生在自己遭受女性的歧视或侮辱后，找机会去向别的女人暴露，发泄对女人的气愤，是一种报复女人的行为。斯托勒认为单靠“生殖器割除情结”的措施反应不能完全说明暴露症的病理，要从自我认同的角度来了解，暴露性器官是一种保证自己（性）认同的行为。

性摩擦症（Frotteurism）

跟暴露症有点相似而又有所不同的是性摩擦症。患性摩擦症的患者，利用许多男女陌生人挤在一起的场合，如电车或公共汽车里，找机会站在女性身旁，用自己勃起的阳具去摩擦女性的身体而获得快感。患这种性异常的人，特别去找比较年轻的女性，利用机会接近，利用对方年轻害羞而不知如何是好的情况而采取这样的异常性行动。有时对方惊叫，而赶快躲避，但有时就被对方打，甚至被捉拿。可是有经验的，经常找合适的对象而行动，达到其目的。

患这样毛病的男性患者，多半是缺乏自我信心，特别是不敢与通常女性来往接触，更不会跟一般女性对象亲近，只选择这样次等而替代性的方式，获得其幼稚性的性满足。可是仔细研究，还可以推测采取这样的举动，附带的还获得偷窃的心理快感，并且享受冒险的感觉，提高其满足的程度。

窥视症（Voyeurism）

窥视症也称是窥淫癖，通常发生在男性患者，指的是喜欢去偷看别人的性行为，包括去看女性的裸体。有些男人跑到公共厕所，去看女人小便；或者半夜到别人的家，从窗口偷看睡觉的女性；或者偷看或偷听别的男女在性交，而获得性的快感。窥淫癖可说是跟暴露症相反的表现其性异常，可是病理是同样的，即：不敢自己接近女性，并与之发生性行为，而以秘密的方式，单靠偷看来满足性的欲望。

精神分析家费尼切尔(Fenichel, 1945)推测,这样的性异常可能与早期目睹"原始情景"(primary scene)有关。即:患这样喜欢窥视他人的性行为的人,可能在幼小时,偷看过自己父母的性交的情景,过早受到性的刺激,而发生重复想再偷看的欲望。也就是说,到了成人后,想弥补幼小时因只是被动观看而得来的心理挫折。可是实际上却仍继续其只观看而获得性兴奋的被动方式,无法主动性地参与而获得实际的满足。

由于现代社会里,经由媒体提供许多有关性的图片、黄色杂志、成人录像,供给一般人观看。假如有些人很迷恋与观看这些性刺激的东西,并且拼命收集,可说是患了类似窥淫癖的毛病。特别是不顾配偶的反对,总是要自己看成人录像,强迫配偶一起看,并且购买累积很多,配偶受不了,闹离婚的情形,可说很显然的,是到了性异常的程度。

恋兽症(Zoophilia)

恋兽症,也称恋兽癖,指跟动物发生性交的异常行为。住在乡下的年轻人,有时好奇地跟自己家里养的雌性动物(如狗或猪)施行性交。过去欧洲的贵族女性,因不能随便与男人交往,也就养雄的狗,训练狗能跟自己发生性交。这些都是一时的好奇,或者因为没有适当的异性对象而采用的方便行为。可是,假如有适当的异性对象,而仍喜欢跟动物发生性交,就是显著地患了恋兽症。其病理仍是一样的,即:跟异性人物对象发生性的行为没有自信或胆怯,也就迁就找比较单纯的动物来做对象,好让自己可以控制与应付。

恋尸症(Necrophilia)

假如一个男人对异性的女尸体感到兴趣,并且施与交媾时,就被称是患了恋尸症。这种现象偶尔发现于在管理尸体的停尸场。有时一些(男性)性异常者,杀害女性后,跟尸体行与交媾,是司法精神医学里偶尔可遭遇的病例。被学者解释是对活的异性对象不敢接近与亲近，就找已经死的异性对象来发生单方向的性行为。

性虐待症与性被虐待症(Sexual Sadism and Masochism)

“性虐待症”(也称是性施虐癖)指依靠虐待性对象的幻想或实际行动来达到性兴奋与满足的异常情况。“性被虐待症”(亦称性受虐癖)常跟“性虐待症”一起被讨论，指的是依靠被性对象对方虐待的幻想或实际行为而获得性的刺激与满足的情形。两者常并行而发生。性虐待症(sadism)与性被虐待症(masochism)的英文名字是从19世纪澳大利亚的一位诗人作家的姓名Sacher-Masoch，而创造的名词。该男作家本人有性被虐待的倾向。上面所讨论过的各种性异常，几乎都是男性患者所表现的异常行为，可是性虐待症与性被虐待症却可以发生在男女两方的性别。

根据精神分析的看法，性虐待症与性被虐待症的问题是把性的欲望与攻击的欲望混合，没有适当分开而形成的问题。我们平常人在普通的性行为里，多少带有点虐待与被虐待的色彩。譬如，男的想攻击(并虐待)女性对象而获得性的满足，而反过来说，女性喜欢被男性攻击、占有、欺负(甚至于虐待)而感到性的满足。可是，究竟只是带着这样一点色彩而已。假如其程度变得很极端，没虐待对方或被对方虐待就不发生性的刺激，就趋向于性异常的境界。

有些学者推测，患这样异常的人，可能在早期所获得的父母或其他养育者的关心是透过躯体性的虐待而来的，经由被虐待而感到被爱的感觉。长大以后，也就只懂得靠这样被虐待来获得性的满足。

同性恋(Homosexuality)

同性恋指的是针对跟自己性别相同的对象发生性的兴趣，即：

男的对男的,或者女的对女的,感到性的刺激,并且发生性的关系。这与通常的异性恋,即:男跟女的,有所不同,是性对象的颠倒问题。由于同性恋不但不被社会所接受,生理上也无法达到传宗接代的功能,因此向来被社会认为是违常的现象。有些比较保守的社会还认为跟同性对象亲近是违反社会的伦理,是犯罪的行为,加以处罚。因此,即使有这样倾向的人也都不敢公开自己的喜好。可是,近年来,在欧美的社会里,发觉有这样倾向的同性恋者相当多,医学上不能以患有"疾病"而看待,在美国的精神医学界里,已经把同性恋从精神疾病分类的名单里删除,认为这只不过是行为的"变异"而已。有些极端的欧美社会里,还要求让同性恋者能像男女一样的结婚,获得法律上的承认,引起社会、医学、法律与伦理上的争论。

值得提醒的是,一个人在成长的过程里,经过性蕾期以后,都要经历同性期,而在此阶段里,要把在性蕾期刚对异性感到的性的兴趣抛开,改变只跟同性的同伴们接近,甚至与异性的同伴们排斥,相互保持距离,被学者称是"同性期";要到了青春发育以后,才转入"异性期"或者是"生殖期",恢复对异性的兴趣。也就是说,每个人都要经历此对同性同伴们很亲近要好的阶段,也跟自己同性父母认同(即:男孩跟父亲学习,而女孩跟母亲模仿),养成自己配合性别的性格与心理上的性认同。可是有些人就继续维持此同性期的阶段,到了异性期仍不对异性感到兴趣,无法进入生殖期。

过去,当精神医学还是把同性恋当成是一种性异常时,精神分析学家对男性同性恋有推测性的病理解释。欧文·比伯(Irving Bieber)根据他所研究的个案而做统计并说明:男性同性恋者,常被母亲亲近养育,过分亲昵而又保护,不让儿子做些男孩子气的冒险性活动;而父亲常对患者保持距离,冷淡、仇视,或者不在身旁,让个案没有机会跟父亲亲近、认同与模仿,性格上养成不够男孩子气的特点,而长大后,又迷恋过去未曾获得的父亲,也就迷恋同性的对象,把其当成是没得到的父亲的替代性人物。有的是小时候被男人施与性的虐待,而也就养成只跟同性者会发生性的兴趣的现象。女性的同性恋者,跟男的同性恋者病理机制相同,但表现刚好相反,即:幼小时,跟父亲很接近,向父亲模仿,但跟母亲疏远,得不到向母亲认同的情况。换句话说,不管是男或女,同性恋的形成有两个因素在共同发生作用,即:对自己性别上的认同问题,及对同性父母丧失的弥补性追求作用。

有一点要提的是,同性恋的倾向有不同的程度。有的只是发展过程里一过性的同性恋趋势;有的是环境上的条件,因为没有异性,暂时以同性对象为取代,但环境一改变,也就恢复异性趋向。有时基本上是双性趋向,对异性与同性都有兴趣;有时是对异性发生兴趣,但对异性之恋失败了,就趋向同性恋,徘徊于两性之间。有的,对异性完全没有兴趣,只对同性的对象才感到兴趣,可说是真正的、狭义的同性恋者。

总之,同性恋并不是很单纯的现象,而我们对同性恋趋势的发生,尚没有彻底地了解与把握,只是有点假设性的推测而已。事实上,生物性的因素,包括先天的遗传与后天性的生物因素都需要考虑,不能全以心理因素来了解。

第三节 性别认同障碍

换性症(Transsexualism)

换性症也叫易性别癖,指的是一个人一直想改变为跟自己躯体解剖上相反的异性。患这样问题的个案,仔细研究他们的个人史,往往可以发现他们早在幼童阶段就开始喜欢装扮为异性的对象,学习并模仿异性对象,只跟异性对象在一起玩,希望被异性接受。可说他们的易性趋向是很早就出现了。到了青春期以后,更变本加厉，想办法更改自己的性别，男的想变成为女的，而女的想变成为男的。由于心理所向往的性别与自己解剖上的性别不符合，也就依靠各种医学上的方法来企图改变。如服用性激素，想办法改变躯体的形象与声调，并且依靠整形手术来改变乳房等部分，而最后还依靠外科来切除或改变生殖器官。

对于这样的性别认同障碍，心理上并没有很合适的学理解释，多半要考虑是否是受生物因素的影响而来的。有一点值得提醒的是，扮异性症（或异性装扮癖）只是想依靠异性的装扮来获得一时的性的刺激，而并没有真的想更换性别的企图，而这一点跟换性症有基本上的不同。

过去，我们认为华人患这样问题的人不多，可是自从靠外科手术可以改变解剖上的性器以后，出面要求接受外科手术的人增多，可见有这样问题的并不少。

第四节 个案分析

临床病情

患者是女性，21 岁，某大学的学生。上身穿着长袖白衬衫，袖子卷着，下身穿着咔叽裤，穿着长筒皮鞋，剪短头发，脸上没打扮，来门诊看精神科医师，说是被老师建议来接受心理辅导。班主任认为她平时的穿着与打扮，总是不像女孩而像男孩，认为她有性别认同上的问题，劝她看医师，想办法治疗。

患者描述她长在一个小家庭，父母跟她三个人。父亲是渔夫，常出海抓鱼，是个粗暴的男人，但从小很喜欢该患者。父亲原来希望有个男孩，可以带他一起去打球，甚至跟他一起去抓鱼，可是，自从该患者生下来以后，母亲没有再怀孕，也就把该患者当成男孩看待。实际上，当该患者七八岁时，父亲就常带她去一起看男人喜欢的球赛，到了十岁时，周末就带她一起出海，跟船上别的渔夫们一起练习抓鱼。该患者能跟父亲在一起，觉得很好，也就学得像男孩子一样穿着，到了十几岁，还从没学习如何打扮成为女孩子的样子。

该患者到了青春期，身体开始发育以后，母亲开始给她提醒，外面的男人都是野蛮不可靠的，会占女人的便宜，时时提醒她注意，不要在外面被男人强暴了。患者不在乎，总是随便外出，自己一个人去看电影、逛街。原来，到了夜晚外出时，她就穿着骑马用的长皮鞋，皮鞋后面还带着铁的轮齿，原来是踢马用的，但患者认为可以用来踢要侵犯她的男人。除了特意穿得像男人，看不出像女人以外，她身上还随时带着一把打猎用的，可以折起来的小刀，以防万一。

不用说，她从来没跟男同学接近交往，深信母亲所说的，连男的大学生也会占女学生的便宜。当然，她不像别的女学生那样打扮，还是照旧穿衬衫、咔叽裤、留短头发，还很得意。只是这次被班主任注意，担心患者是否患异性装扮癖，被建议来看医师。

病理分析

从患者的描述，很清楚的，患者的确有扮异性症的情况，但经由仔细的会谈检查，发现她对性别上的认同并没有障碍。在内心里，她还是对男人有兴趣，私自里希望将来能找到跟父亲一样对她好的男人。惟一的问题就是听信母亲的话，不敢随便跟男人交往。仔细来说，她的扮异性症趋向是：一方面为了讨好父亲而来的结果，是外来因素，是处境上的理由而形成的，并没有内在的欲望而希望打扮成为异性；而另一方面是被母亲吓坏，不敢表露女性的味道，惟恐被男人侵犯的关系。两个因素加起来就促成这样的结果。换句话说，问题不在患者本身，而是父母两方的问题，左右了患者对性别表现上的错误。

从潜意识的层次来说,我们可以推测:父亲把自己的女儿当作是“男孩”,无形中就有足够的理由继续跟她亲近,而不用担心女儿已经亭亭玉立而长大,需要开始保持父亲与女儿的适当距离的必要。至于母亲,看到父亲跟自己女儿那么亲近,恐怕内心里也就不放心,假借男人都是野蛮的理由来间接而时时的提醒,可说是防备父女近亲乱伦关系的发生,只是把其对象扩大,说成是外面的男人不可靠罢了。

辅导要领与经过

针对此患者,可以从认知的层次来辅导她,帮助她了解,有些女孩子在长大过程里,有时会呈现喜欢表现犹如男孩子的气概,可是,年龄一大,也就随着发育而放弃,改学习如何变成女性的样子。让患者了解她一直停止在那种阶段,而继续穿扮男人样子的话,就没有交异性朋友的机会,将来就找不到自己喜欢的异性对象,需要现在就开始练习打扮成为女性。

同时向患者解释,虽然有些男人的确是像母亲所说的,是野蛮而会侵犯女性的,需要戒备,可是在社会里,那样的男人毕竟很少,而不能为了那些人就把所有的男人都看成是危险人物而防备,变成过分的小心,而失掉跟好的男人接触与交往的机会。

对此患者不用去分析与说明父母亲的潜意识问题,只要提出父母的看法有时会过分,而做子女的需要适当地判断与调节。可以鼓励患者现在还不太迟,可以开始请母亲或女同学帮忙,讨论如何穿着才像是个女孩的样子。建议患者可以逐步地练习与改变。譬如,来看医师时,可以不用穿带有铁轮的长皮鞋,放心看医师。建议利用每次来看医师的机会,练习改换她的穿着,然后逐渐扩充到学校的情况。

[**注解**:此患者果然开始听从医生的提议,开始改变她的穿着。来看医师时,首先不再穿咯咯作响的长皮鞋,改穿女人的普通鞋;

也不再穿特大号的白色衬衫，改穿上女人式的上衣。经由医师的每次夸奖与鼓励，后来也开始脸上的打扮，包括搽起口红，只是搽得太红，有点过分。经过这样的逐渐尝试与修改，不到半年工夫，就有点像普通的女大学生了。父亲看了女儿的改变，有点惊讶，但也就逐渐体会并接受自己的孩子是女儿的事实，再也不带她到风浪很大的外海，跟那些粗鲁的渔夫们去抓鱼；母亲还是很担心女儿太过分打扮，有危险，可是患者总是安慰母亲，告诉她自己会很小心的。

一年以后，患者回来看医师，很高兴地告诉医师，有个男同学邀她出去，周末要一起去参观美术馆。根据患者所说，此男同学是学神学的，将来想做神甫（不结婚的人），因此很可靠。可是母亲听了，还是不放心，特别嘱咐父亲暗地里跟踪，以防万一。虽然这样的“约会”跟一般的男女约会有所不同，可是对于从来没被男人邀请外出的此患者来说，已经是跨出一大步的进步了。因此，医师也就特别为她高兴，祝贺她的进步。]

第五节　治疗上的考虑

对于性功能障碍，最重要的是要首先去考虑是否患有躯体方面的疾病，是否受药物治疗的影响，或者酒精或其他物质的滥用问题。然后考虑是否有心理上的问题，而给予支持性的辅导。假如是根源于婚姻的问题，就要尝试夫妻的辅导。

对各种性异常，虽然以精神分析为背景的学者们提供了可了解性的学理上的说明，可是一谈到治疗，却是两回事，难以依靠精神分析的模式来治疗患性异常的患者。显出学理是学理，跟治疗并没有直接性的连带关系。依一般经验来说，患性异常的患者所患的是早期经验里遗留下来的经验与习惯上的问题，要依靠行为治疗的模式来尝试更改其经验性质的行为。单靠病识性的认识是不够的。许多患者不愿意放弃已经习惯的性的反应,而不愿意接受心理治疗(Gabbard, 1994,p337~346)。

对性别认同障碍的患者,也很难依靠心理治疗来辅导其想更改性别的问题。从病史上来看,患换性症的患者,从小时候就表现不喜爱自己躯体解剖上所决定的性别,而心理上已经向往另外的性别,不仅表现在其心态上,也表现在其举止与穿着,包括其社会化的行为,一心想做另外一个性别的人。换句话说,是很早就表现出来的性格问题,而且有不少的人已经经由长年的尝试,经由打针、开刀等方法来改变自己的外形。因此,很难靠心理辅导来改变他们既有的心理与人格。可是我们需要知道,有这样问题的人,虽然可以接受最后的外科变性手术,改变其解剖上的性器,可是开刀后的心理与社会适应并没有想像得良好,常不被社会人士所接受,继续过其介于两性的边缘人的生活。

参考文献

1. 曾文星,徐静. 新编精神医学. 台北:水牛出版社,2003
2. Fenichel O. The psychoanalytic theory of neurosis. New York: WW Norton, 1945
3. Gabbard GO. Psychodynamic psychiatry in clinical practice: The DSM-Ⅳ edition. Washington DC: American Psychiatric Press, 1994
4. Greenacre P. The transitional object and the fetish: with special reference to the role of illusion. International Journal of Psychoanalysis, 1970, 51: 447—456
5. Stoller RJ. Observing the erotic imagination. New Haven, CT: Yale University Press, 1985

第三部

文化与心理治疗的学理

在第一部中就各种心理治疗模式而所讨论的学说，与在第二部中就各种精神疾患而所论述的学理，实际上都是过去由西方的学者所提出的看法与理论，是根据欧美社会的情况，多少受着西方文化的影响而所提出的学理。可是从文化精神医学的眼光来说，这样源于西方的学理，不一定能全盘性地运用在东方的社会里，需要适当的调节、修正才能适用。为了配合东方文化的背景，可能需要提出不同的学说，方能适当地施行符合东方的心理治疗。因此，在本部里就特别从文化的角度来评论与心理治疗有关的各种学说，提出适合我们亚洲文化的心理治疗上的学理。

我们首先一般性地谈论文化与心理治疗，包括心理治疗要如何就技术、学理、哲学这三个层次而做文化上所需的调节。接着，针对亚洲的情况，论述与说明在学理的层次上需要做何种调整。这包括：自我的观念、人格发展的程序、基本性格的形成、人际关系的特点、常遭遇的心理困难、所表现的病理、通用的心理防御，及治疗的要点，很广泛而有系统地分析与论述。这样从文化的角度，针对学理而做适当的检讨，可以帮助我们学习如何配合我们自己的文化背景而去施行适当的辅导方式，而不会盲目地接受西方的学理而感到不合适。这是针对我们社会当前的情况里，想迎头赶上，力求心理治疗发展的时刻，是很重要的事情。

第十五章　文化与心理治疗：一般考虑

第一节　绪论：什么是“文化”

“心理治疗”指的是以心理的原则与方法来辅导与治疗患者的心理问题，经由咨询的途径来协助求询者解除所面对的心理困难。因所关心的，是“心理”，除了要采用心理学的观念与技巧、精神医学的知识与经验以外，还得考虑文化的因素。因为一个人的心理与行为，无形中处处受到文化因素的影响，包括所面对的心理困难，处理与解决问题的要领与方式。因此，谈到心理治疗或心理咨询，不能不考虑文化的层次。

要讨论文化与心理治疗，首先就要澄清我们所指的“文化”是什么意思。我们在这里谈论的“文化”是人类学家所使用的学术观念，指的是：社会里一群人们共同遵循的特殊行为、看法、生活方式，表现在其传统性的思维、信仰、生活习俗、价值观念等，经由世代相传而保留，也是群体人们所遵照的行为准绳（Tseng，2001，p23～37）。因此，在此所谈的“文化”并不是一般人所说的教育水平、艺术性的文化，或指文明高低的文化，而是众人所共同持有而遵循的习俗、思考与价值观念。换句话说，每个人都直接或间接地受到文化的影响而表现自己的思考与行为，遵循自己的信仰与价值观念，而跟教育水准或社会阶层无关。

不同层次谈“文化”

当我们谈到文化时,要注意我们是从何种性质与层次来谈论与比较文化的特质(曾,2005)。特别是谈到跟心理与行为有关的事情时,假如没有区别清楚,有时就招来混乱。以下便是可能常被讨论的层次,需要去区别:

理想性质的文化

这指所谈的是社会人士在心理上所希望的、被理想化的生活模式、状态与价值观念。譬如,我们说,中国的文化是崇尚和平、尊重礼节、看重人情的文化系统;日本的是讲究忠节、重视勤劳与次序的文化系统;或者美国是强调个人独立与尊重民主的文化系统等等。这些都是在理想的层次来描述某个社会里的文化特性。这样的描述,只是说明大多数的人都以这样的特性为其目标与理想,但并不考虑实际情况是否大家都是如此。

版印性质的文化

这常是外人对某社会所持有的印象性看法。譬如,外国人认为中国人不守公德,比较不注重社会的公益,而只注意自己及家人的利益;只重面子,但不守信用等等。相对的,我们可能认为日本人很喜欢干净,讲究整齐,但很凶又好斗,胸怀不宽敞,事情办不好就要自杀;日本女人对男人很温顺而又懂得服侍等等。而美国人只注意个人的利益,喜欢浪费,迷于性与色等等。这是根据局部的资料而建立的印象,是过去遗留下来的版印性(stereotype)描述。有时多少带有负性的味道,是主观性的见解或偏见,容易患过分一般化的问题。

实际性质的文化

这是比较实在的情况,是客观性地描述某个社会里大多数人的心理与行为情况,是一般人的想法与观念,并没有夸张或贬乏的意味。譬如说:中国人大部分多喜欢和平,认为只要不被欺负,就不用去攻击他人；虽然比较不很注重公众的次序，但很在乎人情，尽量想与人保持良好的关系；可是一旦关系破坏，就很不得了等等。日本人在外很讲究礼貌与客套，但在私自场合却会毫不拘束；妻子在外对丈夫要低头，尊敬为一家之主，但在家里却可以掌权，先生还得听太太的意见，有里外的显著差异，而且他们很习惯于这样内外两层性的生活方式。美国人注重男女感情，离婚率虽然高，但大部分的人也很注重维持婚姻的关系，不随便做对不起配偶的事情等等。这种性质的描述与把握，是比较注重实际性的层次。

偏异性质的文化

一个社会里，尽管总是标榜某种状态，大部分的人也能去遵守，但有部分的情况却跟其全体的情况很脱节，是以偏异的情况而存在的。有的是极端地标榜并信奉他们的观念或信仰，有的则是跟他们的核心价值观保持敌对或背道而驰的情况。譬如：中国的社会里，有一部分人过分地讲究谦虚、讲礼貌，被人欺负了也不敢反抗；或者相反的，有些人认为事情要靠拳头来解决，对人很凶狠、不讲理，喜欢欺负他人。日本的社会里至今还很盲目地信仰他们的皇帝拥有神格，是不可侵犯的存在；或者女人认为不用遵从丈夫，可以对男人很凶，被称是骑在男人身上的女性。美国人里，有的还拥护过去存在于南方的3K党的活动，极力排斥白人以外的美国人，特别是把黑人看成是很下等的人；或者有些人根本就不相信公德，很搞权势，占他人的便宜，也不尊重民主的精神等等。这种偏异的情况，不是把核心性的文化观念与信仰过度的夸张，便是相背而存在，有的可说是病态的性质或反社会的现象。

总之，当我们谈论社会的文化系统时，一定要考虑是在哪个层次而描述或讨论。譬如，有个人说："我们的习惯是要子女孝顺父母，所以不能跟父母亲提出任何不同的意见"；或者："我们的习俗里，丈夫跟妻子双方都可以存有自己的私房钱，而不用告诉对方"等等时，我们要考虑，这是：他们个人自己的习惯、家庭的规矩，或者是社会的习俗。假如是社会的习俗,又得考虑是理想的期望、实在的情形,或者是跟常态脱离的偏异情况等等。特别是跟别的社会的文化系统作相互比较时,不能在不同的层次里比较。否则就失掉其客观比较的性质了。

文化与个人的相互关系

从个人的立场来说,每个人生下来以后,不管是出生在何种社会阶层或文化背景,各个孩童都在无形中从他们的父母那里学习并吸收生活的方式、习惯及对人对事的看法,称是"涵化作用"(enculturation);其性质是被动而涵盖性的吸收。等到少年期,特别是青春期以后,每个人仍继续受周围人,包括自己的父母、老师、同学或朋友们的影响而建立自己的个人文化系统,可是多少依靠自己的认知、经验与个人的主观意见而加以选择性地模仿与吸收,继续涵化的过程。

假如长大以后,为了接受新的文化系统,特别是跟别的文化系统接触以后,而去学习或模仿,吸收新异的习惯或观念,就称此过程与现象为"积化作用"(aculturation),是根据原有的文化系统为基础而去加补、转变为新的文化系统的意思。这是比较选择性的、积极性的学习与模仿。事实上,每个人的一生都在继续学习并吸收新的观念,积累各种文化因素,也可以说继续发生"积化作用"。假如一个人跟新的或外来的文化系统接触以后,抛弃自己原有的文化系统而完全模仿新的、外来的文化系统,就称是"同化作用"(assimilation),譬如可发生在居住于外国的移民身上,极力想跟外国文化同化。

反过来,从文化的立场来说,文化系统只不过是社会群体人们的认知与经验的综合结果,是群体对适应生活的经验与启示的产物,用来引导社会人员宜如何思考,如何维持某种价值观念,如何利用过去得来的生活经验而去应付现在与将来。换句话说,文化是人为的产品,影响我们的生活方式,但也受我们生活经验的左右与塑像,是双方向相互影响的。

按定义来说,文化是比较固定性的,是经由世代的流传,累积而保存的;但也会受社会内在的因素或外来文化的影响而时时刻刻发生缓慢的变化,或者发生快速的转变。假如是一时的风行或流行,就不会被看成是文化,而是社会里一时的习俗现象。文化是比较沉着不轻易变化的生活态度与观念。可是随着社会与时代环境的变化,原先有某种作用的生活方式、习俗或想法就变得不合适,无形中会被淘汰或取消。譬如,我们素来有产妇要守月的习俗,即:产妇在产后1个月内不可外出,不能摄取太凉的东西(包括水果等),其本来的理由是要避免产后感染的可能性,保护产妇的健康。可是在现代的生活里,医药卫生很发达,产后感染的可能性减低,因此就不必要这样守月,而且根据新的医学观念,产妇能早一点起来活动,包括摄取含有维生素C的水果,对产妇的健康有益,因此,假如还墨守从前守月的老习俗就显得不必要,也不合适。反过来,过去的农人生活里,只要日出而作、日落而息的生活方式,及随季节而耕种的观念,对工业化的、都市化的社会就不合适。现代社会中事事要求快速,并随时应急改变,需要不断更改生活的规律。因此,文化是动态性的,要随之不断调节。

第二节 从各种途径探讨"文化与心理"

要研究文化与心理,范围广泛,不容易探讨,但是有几个途径被中外学者们所尝试。各有各的好处,但也有其局限性,让我们分析说明。

人类学上针对不同取向的比较

由于价值系统是文化的核心,为了跨文化的比较,人类学家克莱德·克拉克洪(Clyde Kluckhohn)(1951)曾经提议从五个项目去针对价值取向分析,作文化上有系统的比较,即:行动、人际关系、时间、人与自然、人的本性。在各项目里,就不同的价值取向,去指出何种是比较显著的。根据这个架构与方法,我们可以就这几个项目去尝试了解我们亚洲文化系统跟欧美文化系统的异同。

行动:保持存在、为适应变化而存在、采取行动去适应变化

这个项目所关注的是采取何种态度与行动来适应四周的变化。西方人,特别是目前处在竞争激烈的工业社会里,事事都讲究即刻的反应,要求采取行动来处理。譬如,有人写信来问问题,就得马上回信反应,沟通表示是否赞成或反对;即使没有答案,或有困难,也得随时说明反应,让对方知道你的回答。这是根据"采取行动去适应外来变化"的价值取向的表现。假如有困难,难以回答,就不理会,也不做解释,不做任何反应,是属于"为适应变化而存在"的价值取向,常见于农业社会里的反应方式。极端时,竟采取"无为为贵"的方式,是"保持存在"的行动取向。我们东方社会过去有这种价值取向的表现。

时间的取向:过去、现在、将来

这也是一种比较文化系统的方法。即依照对过去、现在与将来的时间上的取向是什么而作相互的比较。根据这样的方法而作分析与比较,我们可以说,有些西欧的社会,如英国或法国,由于他们的历史悠久,仍很注重过去与传统,但是历史比较短的美国,就比较注重现在与将来。其实,注重工业化、现代化的社会,都要把焦点放在将来,尽量预测未来可能发生的情况。相对的,东方的中国、日本、朝鲜都是历史比较长久的社会,仍很注重传统的过去。可是日本是注重过去,同时也很注重将来的社会,能把过去与将来同时并重。

照理来说,中国是很注重过去,对传统感到骄傲的社会。在一般生活里,我们常主张"因循守旧",在念书或求学方面,也强调"温故知新”。可是同时对现实也很注重，也会考虑将来。譬如，农夫很注重保留祖先遗留下来的田地，好像是注重过去，可是其实是为了将来。认为只要有田可耕，下代子孙的生活都没问题。或者注重养育子女，是为了防老，是对将来着想的。因此，我们可以说，是对过去、现在与将来都并重的社会。

人的本性：恶、善或混合

到底人的本性如何，基本上对人有怎样的看法，也可以用来比较不同的价值取向。我们传统上不同的学者曾持有不同的看法，如曾子强调人性本善，而庄子却认为人性本恶，就不同的层次与观点来强调人性的善与恶。西方基督教本身认为人曾经犯了“原罪”，因而需要去赎罪。可说，对人性的基本看法有所不同。

人与自然的关系：顺从、协调或克服

到底人对大自然采取什么态度，可用来比较文化系统的不同。在西方的文化系统里，观念上常采取人可以征服并且控制大自然的想法与态度。因此，喜欢去探险并改造自然。这也可说是工业化、现代化的基本精神之一。可是相对的，东方的文化系统里，显出农业社会的特点，就采取不同的态度，是要顺从自然，跟自然协调，要配合自然的运转而过人的生活。人生的目的，就是要去了解大自然变化的规律、运作的原则，而去顺从。

人与人的关系：个人单独、两方关系、群体关系

在人际关系里，是注重单独自己或关心与他人的来往关系，也是个比较的项目。与他人的关系里，又可分别是注重一人跟另一人的双方关系，或者是跟群体的集体关系。关于这种人与人的关系上的不同，是最常被提出来讨论的一种东西方差异。即，西方的文化里注重“个人”，主张个人的存在，而强调个人的权利与独立的精神；可是，在某种层次里，又很注重社会里的公共秩序，讲究维持社会上的集体关系。也就是说，注重个人，并不一定就是等于自私；而只是说，在一般生活里，强调个人的独立自主，尊重个人的意见与权利,不会被他人或众人所埋没。可是一提到团体,又很注重团体的团结与合作。东方的文化里,比较注重“家庭”,考虑与家人的关系,受家庭的影响,不能太讲究自己的自由或权利;而相对地比较不在乎公共的秩序与社会关系。

在这样的不同取向里,注重个人的,就要靠自己来做决定,要求别人尊重自己个人的意思。可是注重家庭取向的,或者群体取向的,就要考虑集体的关系,而随着人际的关系与处境而伸缩性地决定行为的表现。这包括如何在家庭里或群体里扮演适当的角色。

儿童养育与人格发展的比较

探讨文化与心理的另一个途径,是去研究不同社会里对儿童的养育方法,进而了解人格发展的过程与结果。这是受精神分析学说的影响,认为我们早期经验会很显著地影响日后的人格发展,进而左右民族性格的关系。为了探讨不同文化背景里的儿童养育方式,过去曾有几种比较突出的学术性探讨,分述如下:

六个文化样本的探讨与比较

这是比较正规的跨文化研究,在20世纪60年代,由一批行为科学家在选定的不同文化的六个社会里进行实际的观察,并且把所获资料作统计比较,来探讨到底不同的社会是否有不同的儿童养育,并表现不同的人格。美国哈佛大学的比阿特丽斯·B·怀廷(Beatrice B. Whiting)及约翰·W·M·怀廷(John W. M. Whiting)为主要策划者,训练一批文化人类学家,分别到日本琉球(Taira)、菲律宾(Taron)、印度(Khalapur)、非洲肯尼亚(Nyansongo)、墨西哥(Juxtlahuuaca)等乡村地方,及美国东北部新英格兰地区的一个小镇(Orchard town),使用同样的方法,在每隔一定时间去观察并记录被观察到的孩子们的行为。被观察到的孩童行为按统计结果区别为:A 行为谱带:喂养保护-负责(nuturant-responsible)及依赖-势力支配(dependent-dominant)，以及B行为谱带：权威性-攻击性(authoritative-aggressive)及社会性-内向(sociable-intimate)。这些儿童的行为模式与家户结构：核子家庭与非核子家庭，以及社会经济情况：单纯与复杂的因素作相互比较与分析(Whiting, 1963)。结果证实不同的社会环境里，随着不同的文化背景，儿童呈现略有不同的行为模式，而且其儿童的行为跟成人的性格相关，间接提示早期经验跟日后的性格形成有关(Whiting & Whiting, 1975)。

日美婴儿养育的比较研究

为了具体证实不同文化环境里，会有不同的养育态度与方式，美国文化人类学家威廉·考迪尔(William Caudill)(1969)，曾在美国与日本两地做研究工作，访问家庭，实际观察测验婴儿的养育方法。他们在两地选择同样是经济中等程度以上的普通家庭，婴儿是母亲的头一胎男孩，刚好是三四个月大的时候，经父母同意，访问这样的家庭连续两个半天，每半天两小时半，总共5小时的实地观察。在这5小时的观察期间，每隔1分钟则记录母亲当时的养育行为。如：母亲离婴儿多远，在干什么；假如婴儿哭了以后，过多久，母亲才反应；如何反应等等。

把这样实地观察记录的资料，累计起来分析之后，发现美国与日本的母亲在婴儿的养育方面，有明显的差异。即美国的母亲与婴儿离得远些，做自己的事情时，通常容许婴儿自由翻身，动来动去，可动手脚抓东西，鼓励自由活动。假如婴儿哭泣后，美国的母亲让婴儿哭泣一段时间，等较久时间，才来看婴儿。看时，哄婴儿的方法乃主要跟婴儿讲话，把婴儿看作懂话似的，用成人语言哄乖婴儿。

与此相对的，日本的母亲，与自己的婴儿保持较近的距离，并且常举目注意。通常把婴儿裹起来，不让婴儿随便动手脚，或翻身。喜欢婴儿安静地睡。假如婴儿哭泣的话，舍不得让婴儿哭泣，马上来看,并哄婴儿。哄婴儿的方式,乃把婴儿抱到身上,摇动,并以单调声音哄乖婴儿,认为婴儿尚不懂话,很少跟婴儿讲话。

根据此观察结果,他们解释婴儿养育态度与方法,反映出美日对婴儿的基本看法,也影响了婴儿的行为特点,即美国婴儿从小就好动,且早学讲话;日本婴儿较静,较慢学讲话;从早期就被训练养成两个不同的民族性格。即:美国人喜欢独立生活,也善于使用言语沟通交流;而日本人容许相互依赖,注意躯体的接触,少用言语来往沟通。

南京儿童的追踪调查

在南京进行的儿童行为追踪调查工作虽然不是跨文化上的比较,而主要是探讨独生儿与非独生儿的性格发展,可是值得在此一提。因为随着计划生育的政策,决定"一对夫妻只生一个孩子"的既定政策来预防人口的过多,很显然地改变国人对养育子女的态度与观念,也改变养育孩童的行为,可说是与文化变迁有关的事情。

最早,于1984年,当孩子仍是5岁左右时,开始做初步调查,日后做屡次追踪调查。10年后,于1994年,当孩童已经是15岁左右时,所做的追踪调查显示:独生与非独生的行为问题差别只有少许,而且随着发展到青少年期,这些差异有大致消失的趋势。可是这样的行为改善只见于男孩而没见于女孩。被推测男女孩的性格发展有性别上的差异,与男孩比较起来,女孩到了"前青春期"仍继续多受父母的保护,在外与同辈孩子们参与社会活动比较少,到了青少年期仍没充分发展外向性行为,影响她们发展上的心理成熟(陶等,1999)。

从这些对儿童养育与人格形成的各种研究中,让我们体会到早期经验的确对日后性格的形成有密切的关系,也间接提示,早期创伤与日后的心理困难有连贯性的作用。这样的科研,间接地肯定,在心理治疗过程里,要适当地去分析与探讨早期经验,可帮助我们了解当前的行为与所面对的心理困难。

民族或国民性格的探讨

20 世纪 50 年代，当文化人类学家对儿童养育的跨文化研究发生兴趣之际，也有部分学者对民族性格做探讨的工作。所谓“民族性格”(ethnic character)或者“国民性格”(national personality)是指一个民族或一个国家的国民所共同具有的性格，以别于其他民族或国民的性格。

从生物学的角度来说，民族性格可推测与民族共同持有的基因有关，经由遗传而来。可是经由近年来的遗传学的研究，发觉不同民族，甚至种族之间，并没有显著的基因上的差别。从心理学的立场来说，可能是民族共有的儿童养育方法导致共同的民族性格，因此，可说是与早期经验有关。从社会与文化的层次来说，社会的成员时时受社会的规范与要求以及文化上的习俗与价值观念而表现其日常行为，因此在同一个文化系统的社会里，成员们自然也就表现大致上相同的行为模式。无论如何，都是心理治疗里所关心的话题。可是无可否认的，在同一个种族或者民族里，个人间的差别相当大，表示有显著的个体差异，所以只能从整体而描述其共同性。

我们在日常谈话里，常提到说：独立开放的美国人，夸张而有丰富表情的意大利人，讲礼貌而过分守规矩的日本人，或过分拘谨且严肃的苏格兰人等等，都是刻板性地在描述某些民族的性格。这些所谓的民族或国民的性格，都是凭自己的观察与经验而很主观性的描述。

近年来，对民族性格的探讨已经不再那么热心。主要理由是，学者们认识到一个民族或一个国家的国民的性格相当复杂，有许多相异与变化，并不是属于同类性的性格，而难以以共同的气质或平均模式的方式而描述。可是从历史上来说，在 20 世纪 50 年代到 70 年代，曾有一些比较突出的探讨与学说，值得在此一提，供我们参考,间接让我们讨论文化与心理有关的研究。

美国人的性格

美国有名的女性文化人类学家玛格丽特·米德(Margaret Mead)在20世纪40年代,当第二次世界大战将发生前,曾就文化人类学的角度而著书描述美国人的性格(Mead, 1942)。跟英国人比较起来,她认为美国人移民到新世界,经由开拓的经验而所发展出来的性格特性是:以成功与行动为取向,注重现在与将来而不太在乎过去与传统,认为成功是美德,而失败是不够好的事情。对相异的文化系统就保持犹豫的态度,不轻易地去学习与了解。近年来,亚历克斯·英克尔斯(Alex Inkeles)经由其观察与研究结果,证实半个世纪后美国人的性格大致上仍没有改变。在他的书里(Inkeles,1997),他说美国人在性格上依旧强调:自我依赖,独立,热心与自愿参与社区地方事业与活动,喜欢新的尝试与创造,注重平等与反对权威。可是他却注明近年来的美国人比较能适应且接受多元化的社会与文化,而对道德观比较降低,也不那么强调热心工作。

俄国人的性格

根据俄国人农夫传统的婴儿养育方式,即:用襁褓包裹婴儿,让婴儿手脚都被捆住,好让母亲能在旁从事农田工作,有人曾经提出这种襁褓包裹的养育方式,促成俄国农夫的坚强耐性,潜意识害怕孤单的心理,以及缺乏个人性格的民族性(Gore & Rickman, 1949)。在20世纪60年代,经由实际的心理测验与调查,英克尔斯跟他的同事们(Inkeles et al., 1958)指出俄国人的性格特性是:需要跟邻近者接近,保持中心化的人际关系,接受自己冲动性的气质与倾向,保持信任与不信任他人的矛盾状态,对权威者保持惧怕的态度等。

日本人的性格

太平洋战争爆发后,美国人发觉他们对他们的敌人,即:日本人毫无了解,乃请(女性)文化人类学家露丝·贝内迪可特(Ruth Benedict)针对日本人的性格做研究。由于当时已经跟日本是在敌对的战争状态,无法到日本去做实地调查与研究,贝内迪可特(Benedict)就利用被美军俘虏的日本军人,以及住在美国境内的日裔会谈,研究他们的行为与性格,而就其所得的印象而著有《菊与剑》(The Chrysanthemum and The Sword)一书。书里举例说明日本人的性格充满着两个极端的性格成分,即:一方面很有礼貌、讲究规则、注重文雅,但另一方面又富于攻击心。因此,贝内迪可特(Benedict)就以其书名来反映其双重的特点。该书被学者与一般人欣赏,认为是以远距离去从事民族性格研究的好例子。

中国人的性格

在文化人类学家(李亦园)及心理学家(杨国枢)带头之下,一群行为科学家、哲学家、精神科医师等共同去讨论与分析中国人的性格(李与杨,1974)。基于他们的主观性看法与研究结果,从科际综合性的性质,他们指出中国人的若干性格上特性。譬如:尊敬权威、保持传统、依赖与服从、相让、勤苦、忍耐等性格。

从性格测量的立场,张妙清与宋维真等心理学家曾创立适合测量中国人的"中国人个性测量表"(Chinese Personality Assessment Inventory, CPAI)(张等,1997;宋等,1997)。在这个性格量表里,含有一些项目,如:人情、面子、亲情等,是跟中国文化有关的人际关系方面的项目,也含有"阿Q精神的"(被动-合理化)防御性项目,充分表现中国人的个性特点。

由于心理治疗的施行,在各种因素里,还得时时考虑患者的基本性格。假如患者有不同的文化背景,那也得考虑患者的民族性格。因此,探讨文化与民族性格是很适当的课题,对施予配合文化的心理治疗的工作有密切关系(参考第十六章)。

文化产品的分析

根据人类学家的看法,任何一个社会的文化产品,包括艺术品、习俗、规范、忌讳等等,都是可用来分析的文化的材料,因为这些文化上的产品,都反射社会人士的思维、想法与价值观念,可被看成是经由外射作用而反映出来的文化材料。假如想研究文化与心理,有些文化产品特别值得探讨。让我们分别说明如下:

传统思维的分析

假如一个社会有长久的历史,又有文字的记载,把传统的思维记录下来,这种传统性的思维便是很适合研究的文化产品。传统思维,可包括宗教性的看法与信仰,也可以包含学者所著述的语录或哲学家所表达的思想。就我们华人的社会里来说,数千年累积而曾被尊奉的儒家思想、道学观念,或者从印度传来而在我们的社会曾经发扬过的佛教道理,都是学者们用来研究这些历史性的思维如何影响我们的思想与行为的文化产品(注:细节讨论请参阅第十六章第二节)。

俗语的比较

传统性的思维假如被当时的社会推崇,常变成为属于"理想性文化"的思想,而跟一般众人所想、所信或实行的"实际性文化"有所不同,甚至是相对的。因此,探讨通俗性的寓言或俗语,可以帮助我们多了解社会里通常人实际的思维与价值观念是什么。假如一个社会里一般人都知晓而运用的寓言或俗语,特别是世代相传的,常表示是经由社会与时代的筛选而存留下来的文化产品,反射着文化的价值观念。因此,值得研究与分析(注:细节讨论请参阅第十六章第二节)。

儿童故事与神话的分析

从动态心理学的眼光来说,我们不仅要探讨意识层次的心理材料,还希望能分析潜意识层次的原本心理材料,这样才能综合性地了解我们整体的精神活动。为了探讨比较属于潜意识层次的心理材料，可以分析儿童故事。因为儿童故事是针对比较幼稚的孩童而讲的故事，充满原本程序（primary process）的欲望、情感与思考，少被续发程序（secondary process）的理智做意识性的掩饰、摆弄与理智化。况且，经由时代而长年流传下来的，特别受过文化的筛选，反映文化上的价值系统。神话也是如此。至于戏剧故事虽然是以大人为对象，可是往往也很精巧地透露且表达潜意识层次的原本欲望、感情与思维，也可以用来了解比较属于深层心理的文化材料。儿童的童话也好，成人的戏剧故事也好，或者社会里存在的神话或通俗故事也好，要做跨文化上的比较时，方法上要慎重考虑选择材料作客观性的比较，尽量减少主观判断与选择的因素。同时要能了解这些原本性的精神材料，是经由象征、代表、投射的方式而描述各种情节，能以象征或投射的层次去了解（Tseng & Hsu, 1972）。儿童故事或戏剧故事不但反射文化上对人的看法，还表露常见的人际关系问题，以及其处理困难的模式与方向，对文化与心理治疗上的探讨有帮助。

第三节 “文化与心理治疗”的探讨方向

探讨心理治疗如何受文化因素的影响，是学者们感到有趣的研究题目，也是现代社会里，治疗者们必须注意的临床课题。特别是多民族的社会，或者经历文化快速变化的社会里，如何施行配合文化的心理治疗，是必然的要求（Tseng & Streltzer, 2001）。为了探讨“文化与心理治疗”这个课题，可以从几个不同的方向来研究。

民俗性土著疗法的研究

从 20 世纪初以来，文化精神医学家与文化人类学家常从事民俗性心理疗法的探讨，认为民俗性的心理疗法，如占童（萨满，shaman）、抽签、算命等是原始性、土著性的心理辅导。一方面可以了解人类在早期是如何透过超自然的取向而施予辅导，另一方面透过这样与信仰有密切关系的疗法来分析文化因素的影响作用。关于这样原始性的疗法，学者们认为，其辅导功效在于利用信仰超自然的力量与对魔术性功效的期待来解决问题，也运用治疗者权威性的威信来引导求辅导的人（参阅第四章第三节）。

到了20世纪60年代，美国精神科医师杰尔姆·D·弗兰克（Jerome D. Frank）(1961)著书说明这些原始性的辅导，其共同医疗作用是给求医者提供“希望”，好帮助他们启发动机与欲望去解除他们所面对的困难。同样的，E·富尔·托里（E. F. Torrey）(1986)也在他的书里强调所谓民俗性辅导者与现代心理治疗者，实际上是施予基本上很相似的辅导工作，只是民俗性土著辅导者比较配合文化与信仰而施与辅导而已。这些间接提示，从事现代心理治疗的工作者，要多考虑社会与求医者的文化背景与观念。

文化因素浓厚的特殊治疗的探讨

占童或巫医等民俗性土著疗法主要建立于“超自然”取向，抽签与算命主要依靠“自然”取向，而现代心理治疗是基于“心理”取向，表现心理辅导在历史过程中进展的趋势，而且各种疗法都运用不同的主要医疗机制，也受文化因素不同程度的影响（Tseng, 2001, p515～537）。即：越是民俗性的疗法，越脱离不开当地民俗性的信仰。可是即便是以“心理”取向的现代心理治疗，也仍摆脱不了文化的色彩。因此，研究这些文化因素比较浓厚的特殊性心理治疗，也可以帮助我们了解文化因素对心理治疗的影响。

譬如，在美国创立而且曾经风行一时的“求询者中心疗法”（client-centered therapy），强调被咨询者的自我独立与潜在能力，可说是反映美国尊敬个人的文化精神而所创立并被广泛接受的特殊心理治疗的例子。这种辅导法,在讲究治疗者权威的社会就无法盛行,不受求医者的欢迎。即使在美国,近年来也比较不那么流行了,表现为一过性的风行而已。同样的,在美国开始的"酒精瘾无名会"(alcohol anonymous meeting, AA),让患酒精瘾的患者们自己定期聚会,当众忏悔,并获得大家支持,以避免成瘾的再发,也可说是依靠患者本身而举行的群体治疗。这种治疗模式在美国能盛行,主要依靠美国人习惯于当众表达自己意见的习惯,而且以能分析与审察自己的内心问题而为荣的态度有关。当酒精瘾无名会在加拿大的印第安民族地区施用时,就不很适当,需要彻底的更改。因为住在当地的原住民都彼此认识,根本不能、也不需要隐名,而且常一家人,包括他们的子女来参加,因此,无法像在美国那样的公开当众忏悔。表示在一个社会能被接受的辅导方法,到了另外一个不同的社会,就显得不适合,不符合当地的文化与习俗了。

在日本发展出来的森田疗法、内观疗法,在中国曾经使用的快速综合疗法,广义上来说,也是属于这样文化色彩浓厚的特殊治疗模式。即使在本来的社会里,经历社会本质与文化上的显著变迁后,也可能就不再适用,而传到别的社会,就得看当地的文化背景如何,才能判断是否可以把原有的辅导方法移植而施行,或者需要彻底的更改与调节。经由对这样与文化有密切关系的特殊疗法的研究,可以让我们比较明显地体会文化因素会如何左右心理治疗的施行。

跨文化心理治疗的分析

要探讨文化对心理治疗的影响,其最有力的途径之一,莫过于探讨跨文化心理治疗了。所谓"跨文化心理治疗"(intercultural psychotherapy),所指的是:治疗者与患者之间有明显的文化上的差距,而显著地受跨文化上的影响。虽然治疗者与患者之间难免有个性的差异,包括:性格、教育水准、社会经济阶层、医学知识、人生经历、宗教信仰等等。可是假如治疗者与患者属于不同的民族,或者不同的文化系统,在语言上使用不同的语言,有基本上不同的价值观念与信仰时,治疗的施行与操作会受他们差异的影响更大,而必须特别费力地去克服这些文化上差异的问题(Hsu & Tseng,1972)。

当治疗者要治疗与治疗者本身有显著社会经济阶层、教育水平上的差异,或者有不同的民族背景、属于不同的国家、使用不同语言的患者时,也就是要施行“跨文化心理治疗”时,需要注意几个要点如下:

对辅导操作的了解与熟悉

许多人对心理治疗是什么,是如何进行的,需要遵守哪些规矩,有什么作用等等都不太熟悉,因此,需要特别给予说明。假如患者是来自于某些社会背景,对心理辅导完全不熟悉时,治疗者要特别费心给予事先的说明,并且随时补充解释。这样才能适当地进行辅导的工作。譬如说:为了“头疼”或“睡眠不好”而来看治疗者的患者,往往不了解为什么治疗者不给他开药,而要询问他最近的生活状况,跟配偶的关系,甚至还要探听他幼小时成长的情况等等。有不少人根本就没有观念,认为心理治疗是要按期而且长期地来看治疗者,也不知道“守隐私”的规矩等等,而需要一一给予解释,让患者能了解辅导的操作性质与过程,才能收到最佳的辅导效果。

语言上的沟通问题

假如患者跟治疗者使用不同的语言时,在辅导上就会面对很显著的影响。因为我们的思考与情感,都是透过语言来表达的。虽然可以使用翻译者来帮助翻译与沟通,但是还是会遭遇许多沟通上的基本困难。不同的语言常使用不同的词汇来表达意思,而不见得使用共同的字句就可以简单的翻译。譬如我们在日常话里说："马马虎虎"，假如照字的意义去直接翻译（马跟老虎），就没有传达此词句的真正意思，完全脱节。美国常使用英语说："It is cool!"（表示很棒！）假如按照字意去直接翻译成为"这是很凉快的"就完全失掉其意义了。

就算是字典上可以具体地查出字句的意思，譬如：英文里的"I like you!"（我喜欢你），能把"like"很准确地翻译出是"喜欢"的意思，可是当男女之间使用此句来表达意思时，到底是表达什么样或什么程度的异性间的感情，那还得看该社会里男女间习惯于表达感情的情况是如何的，才能适当地了解与判断。在比较开放的社会里，异性间说"我喜欢你"就是单纯地在表达你这个人还好，因此我"喜欢"你，而并没有别的意思。可是在比较保守的社会里，男女之间不轻易表达感情时，假如向异性对方说出："我喜欢你"就是等于表达"我很爱你"，等于在英文里所说的："I love you!"一样。因此，"like" 与"love"之间的含义谱带里如何去使用，有文化上的差异。因此，如何去推敲这些字所代表的意义，那就得依靠对该文字被使用的情况而做判断。也就是说，要对文化背景有所了解，才能适当地体会与了解语言上的含义。

除了依靠语言表达之外，许多沟通是依靠"非语言"来表达的。往往靠说话时的语调、表情、姿势，来表现语言以外的意思。如何去观察并阅读这些非语言是个技巧，也是个经验，需要了解通常的习惯与意思是什么。因此，跨文化上的沟通，就特别要花工夫去体会，否则容易误解。

关于沟通，在临床上，还得注意患者所说的、所诉的毛病，是什么意思。假如患者虽然来看心理科的医师，但是在初诊时，却主诉："头疼"、"腰酸"、"肠胃不适"等躯体问题时，要体会其意义何在。有时是真的患着这些躯体毛病，是主要的问题。有时是为了看"医师"（就算是看精神科的医师），也就认为该谈自己的躯体毛病，而先诉躯体的毛病，是对求医行为的了解问题。有时是不习惯于开门见山地谈自己的心理问题,因此,首先谈躯体的问题,是个开场白而已,医师要懂得如何诱导患者去谈内心里想谈的心理问题。有时是,不好意思谈自己心理上的毛病,是个“阻抗现象”的表现,要靠治疗者细心地去处理阻抗作用,才能逐渐地诱导患者去谈论自己内心的困难。换句话说,随着不同的情况,许多患者会在开头时,主诉躯体的毛病,而有经验的治疗者,要能审察,并且了解是什么性质,而适当地去处理(Tseng, 1975)。

治疗者与患者的关系

在施行跨文化心理治疗时,要特别去考虑与处理的另外一个要点是:如何跟患者建立何种适当的关系。在每个社会里,随着对权威者的看法与态度不同,而有习惯性地与权威者宜保持的不同关系。在施行心理治疗时,治疗者对患者说来,就是权威者。因此,如何建立并维持治疗者与患者间的关系,自然而然地会受其文化上对权威者的态度的影响。比如:比较尊重权威者的社会里,甚至惧怕权威者的文化系统里,患者对治疗者总会保持距离,不敢亲近,而勉强患者跟治疗者亲近,就会让患者感到不适,也不习惯。假如是比较依赖权威者的社会,患者对治疗者也就无形中有所期待,期望治疗者会供给提示,指导自己如何做决定等。假如比较强调人人都是平等的社会里,患者对治疗者比较亲近,感到平等,并不期待治疗者给予所有的答案,希望自己能寻找并决定自己的去路。假如治疗者给予太多的意见,反而不满意。因此,如何保持治疗者与患者间的关系,除了要考虑患者的性格、病理等因素以外,还要斟酌患者在文化上对权威者的态度,适当性地配合患者对权威者的看法与态度。

谈到治疗者与患者间的关系,还要注意民族性转移关系。一般来说,患者会依照自己过去在早期对自己亲近人物的关系而对治疗者发生转移性的关系,被称是“转移关系”(transference),是治疗上需要注意且去处理的现象。假如治疗者跟患者有民族或种族上的差异,除了私人性的转移关系以外,有时还会发生"民族性转移关系"(ethnic transference)。也就是说,患者会针对治疗者的民族或种族背景,而把自己过去对该民族或种族的偏见与看法,转移到治疗者身上,影响治疗上的进行。譬如:信奉伊斯兰教的人与信奉犹太教的人历史上有不友善的关系,时常敌对,而且彼此有负性的偏见。因此,假如有伊斯兰教背景的患者被犹太教背景的治疗者辅导时,就免不了受他们两个民族间的历史性关系的转移性影响。这种情况也可以发生在一个社会里多数与少数群体或民族的情况。譬如,在美国的社会里,历史上黑人曾被白人当奴隶而受尽欺负。因此,假如黑人被白人背景的治疗者辅导时,从头就容易发生与种族有关的转移关系,不信任治疗者,也觉得治疗者的看法非常不适当。

跟私人性的转移关系相配的,治疗者也会发生"反转移关系"(countertransference)。同样的,在跨民族或种族辅导时,治疗者也可能发生"民族性反转移关系"(ethnic countertransference),对不同民族或种族的患者发生民族性的反转移关系,严重影响治疗工作的进行。这些情况都需要特别费心去处理,尽早彼此公开讨论,尽量避免民族背景而引来的转移关系或反转移关系上的问题。

辅导的目的与期待

施行跨文化心理治疗时,还得注意治疗者与患者彼此对辅导所期待的目标。由于对治疗者的了解程度不同,再加上求医的动机不同,每个患者接受治疗时,会有不同的期待。有的只是希望把目前所患的痛苦与问题解除,而有的却希望改善自己的性格或与人相处的关系等等。在不同文化因素下,对治疗者的了解不同,对治疗的最终目标也会有不同的期待。因此,治疗者要跟患者随时澄清,并且依彼此的了解而订立治疗的目标,免得有所偏差与误会。

显然治疗者与患者有显著的语言、民族背景或文化上的差异时,就要小心地去进行跨文化的心理辅导;可是从不同的角度来说,每个患者跟治疗者都有若干的差异,来自于私人性的因素,如:东西南北地域上的不同、社会经济背景的不同、教育水准的不同、个人经历的不同等等。跨民族的心理治疗,只不过是把这种治疗者与患者间的差异扩大些罢了。在跨文化心理治疗里所提的各种要点与问题,都可运用在通常的心理治疗上来,注意如何针对治疗者与患者间可能存在的差异而进行适当的辅导。

心理治疗在不同社会兴衰的研究

最后一个途径来研讨文化与心理治疗的途径,便是讨论心理治疗在各个不同文化背景的社会里,如何随年代的变化而兴衰的现象。

我们都知道精神分析最早是在奥地利的维也纳所创立的,可是精神分析一直不在其发源地的奥地利生根发展,被学者推测可能与当时注重与强调保守的奥地利社会环境有关。可是当精神分析在20世纪初被介绍到美国来时,却大有发展,被解释跟当时刚在新世界开拓的美国背景有关,大家强调自我的发展,跟精神分析强调脱离束缚而求自我独立的精神相吻合。这可说与社会的文化背景有关。

我们也知道,在德国纳粹时代,强调政治观念,企图以政治上的意识与观念来左右国民的思考与心理,结果心理治疗不但不畅行,还被压制。前苏联在斯大林的时代也是如此,心理治疗不被鼓励。特别是精神分析,被解释是资本主义的产品,只能为经济情况优越的高等社会阶层的人服务,不适合共产主义的社会。至于我们中国,虽然在早期已经有人对心理治疗感兴趣,并且开始倡导其工作,可是由于日后长年对内与对外的战乱,再加上文化大革命的时代,心理治疗都没有发展的机会,只是最近数十年才重新开始获得重视,并且正在大力开展。可见,心理治疗的发展跟社会的政治背景与社会的稳定性有密切关系(Qian, 2004)。

我们邻近的日本，随着社会与文化的变化，心理治疗的工作也有显著的变迁。根据 Nishizono (2005)的说法，在太平洋战争前，日本的社会是注重农业、强调家庭的保守性社会。在这样比较传统性的社会环境里，青年人成长要受家庭的管束与社会的规范，有不少青少年就缺乏社会化经验，产生恐惧社会关系，呈现对人恐惧的心理病症。针对这样的对人恐惧症，就创立森田疗法，来解除对人的循环性、强迫性恐惧。可是战后，社会与经济环境发生巨大变化，变成是工业化、都市化的社会，传统的家庭系统与功能逐渐衰退，被束缚的女性被开放，地位也逐渐提高，但相对的，她们的负担也增加，因此，妇女的抑郁症逐渐增多，需要支持性的心理辅导。可是近年来，随着第二波的工业化浪潮的到来，青年人更是开放，过着自由而又很以自我为中心的生活，相对的，患边缘性格障碍的个例也增多，需要分析性的治疗，来辅导这些唯我中心的年轻人。虽然这是临床医生半世纪多的主观性观察，倒也反映着，即使在同一个社会里，精神病理会随社会、经济与文化的变迁而变化，而心理治疗的模式也得跟随着去做调整。

第四节　从三个层次讨论“配合文化的心理治疗”

要施行配合文化的心理治疗，至少需要从三个层次来探讨。即：技术上的调整、学理上的修正，以及哲学上的考虑（Tseng, 1995）。

技术上的调整

所谓技术上的调整，指的是，在施行心理治疗时，在操作与技术上，除了针对患者的年龄、性别、性格、知识水准等个人因素，以及临床上的病理情况而做所需的调整以外，还得考虑如何配合患者的社会与文化背景而做适当的调整。通常要考虑的是:如何配合患者对权威者的一般期待而建立适当的“治疗者与被治疗者”间的关系,如何配合患者的想法、思维模式、信仰与价值观而沟通、会谈,并做适当的解释与建议,如何选择适合患者的治疗模式而施与治疗,并且配合患者对治疗的了解与期待而树立治疗的目标等等(Tseng, 2003, p291~342)。

学理上的修正

学理上的探讨与修正,就是要去研究并调整治疗上所依据的学理与理论。此可包括对个人心理与人格的基本观念、人际关系的看法、行为的准绳与规范、适应困难的基本看法等等。我们都知道,所谓的现代心理治疗,是20世纪初才从欧洲发源起来的,而所有的学理,都是西方的学者根据他们对西方患者的临床经验而所建立的。换句话说,是受欧美文化的影响。因此,要使用到不同的社会与文化环境,就得经过考验,而且需要适当地调整,并且需要时,还得建立新的学理来使用。这就是这本书从头至尾一直所考虑的基本问题,而在下一章里将尝试讨论如何配合亚洲的文化而建立适合我们文化的心理治疗的学说。

哲学上的考虑

哲学上的考虑,就是针对人生的见解、生活的目的与意义作基本的分析与探讨,接着而考量心理治疗的基本方向与哲学上的最终目标。由于心理治疗的施行,在最高的层次里,总得考虑:人生的意义是什么,健康的人是什么,理想的生活是什么等等,而这些都是超越技术与学理上的层次,而需要哲学上的考虑。譬如:印度的人,由于他们相信人生的因果循环,认为这一生受上一生的影响,也将决定下一生的情形,因此,在这样的哲学色彩里生活,对如何去改造自己目前的情况不甚感兴趣,而对心理治疗也就并不那么热心。可说是哲学思考影响心理治疗操作的显著例子。

因此，我们可以说，要施行配合文化的心理治疗，要从技术、学理、哲学这个三层次来探讨与考虑，这样才能完整。而且不管是辅导跟自己相同或相异的患者，都要以跨文化的角度与态度来进行。因为，毕竟每个人都不尽相同，跟治疗者会有私人性与文化上的差异。而且，最重要的，并不只是去配合患者的文化背景，还要考虑与注意治疗者本身的文化背景。因为，治疗者自己本身对人对事的看法与态度，包括价值观念，都会直接与间接地左右心理辅导的进行。

参考文献

1. 李亦园，杨国枢. 中国人的性格：科际综合性的讨论. 台北：中央研究院民族研究所，1974
2. 张妙清，张建新，宋维真. 从中国心理测验看华人的性格：(一)量表的运用. 见：曾文星. 华人的心理与治疗. 北京：北京医科大学中国协和医科大学联合出版社，1997. 39－67
3. 宋维真，张妙清，张建新. 从中国心理测验看华人的性格：(二)测量结果. 见：曾文星. 华人的心理与治疗. 北京：北京医科大学中国协和医科大学联合出版社，1997. 68－86
4. 陶国泰，邱景华，李宝林等. 独生与非独生儿童心理发展的纵向分析：南京的十年追踪研究. 中国心理卫生杂志，1999，13(4)：210－212
5. 曾文星. 文化精神医学：学理与应用. 台北：水牛出版社，2005
6. Benedict R. The chrysanthemum and the sward. Boston：Houghton Mifflin，1946
7. Frank JD. Persuasion and healing：A comparative study of psychotherapy. New York：Schocken Books，1961
8. Gore G，Rickman J. The people of Great Russia：A psycho-

logical study. London: Cresset Press,1949
9. Hsu J, Tseng WS. Intercultural psychotherapy. Archives of General Psychiatry, 1972,27 : 700—705
10. Inkeles A. National character: A psycho-social perspective. New Brunswick, NJ: Transaction Books,1997
11. Kluckhohn C. Values and value orientation. In: Parson T, eds. Toward a general theory of action. Cambridge, MA: Harvard University Press,1951
12. Mead M. And keep your powder dry: An anthropologist looks at America. New York: W. Morrow,1942
13. Nishizono M. Culture, psychopathology, and psychotherapy: Changes observed in Japan. In: Tseng WS, Chang SC, Nishizono M. eds. Asian culture and psychotherapy: Implication for East and West. Honolulu: University of Hawaii Press,2005
14. Qian MY. The development and features of psychotherapy in China. In: Pritz A, eds. Globalized psychotherapy. Viena: Facultas Verlags-und Buchandels, 2004. 465—479
15. Torrey EF. Witchdoctors and psychiatrists: The common roots of psychotherapy and its future. New York: Harper & Row, 1986
16. Tseng WS. The nature of somatic complaints among psychiatric patients: The Chinese cases. Comprehensive Psychiatry, 1975,16 : 237—245
17. Tseng WS. Psychotherapy for the Chinese: Cultural adjustment. In: Cheng LY-C, Baxter H, Chueng FMC, eds. Psychotherapy for the Chinese-Ⅱ. Hong Kong: Department of Psychiatry, Chinese University of Hong Kong,1995. 1—22

18. Tseng WS. Handbook of cultural psychiatry. San Diego：Academic Press，2001
19. Tseng WS. Clinician's guide of cultural psychiatry. San Diego：Academic Press，2003
20. Tseng WS，Hsu J. The Chinese attitude toward parental authority as express in Chinese children's stories. Archives of General Psychiatry，1972，26：28—34
21. Tseng WS，Streltzer J. Culture and psychotherapy：A guide to clinical practice. Washington DC：American Psychiatric Press，2001
22. Whiting BB. Six cultures：Studies of child rearing. New York：John Wiley，1963
23. Whiting BB，Whiting WM. Children of six cultures：A psycho-cultural analysis. Cambridge：Harvard University Press，1975

第十六章　亚洲文化与心理治疗学理上的探讨与调整

虽然我们中国人向来很了解并且注重“心”的重要性，认为是我们行为与生活的基础与关键，也是处理问题的要点，对于应付困难甚至有“攻心为上”的日常说法，而在实际生活里，也有依靠家长、村老来给予劝解、说服的习惯，并且在我们古老的中医书籍里也偶尔提起，如何以“心”攻(躯体)毛病的例子。可是，从实际来说，正式的“心理治疗”，还是最近的20世纪初，在欧洲刚萌芽、开展且职业化的。由于目前有关心理治疗的学理，甚至于施与的技术与经验，都源于西方，因此，要在我们的东方社会里去开展心理治疗，不得不考虑文化的因素，探讨如何发展适合亚洲文化的心理治疗(曾，1997)。

最近数十年来，随着我们社会的开放，生活水准的提高，对心理卫生的重视，一般人对心理治疗的了解也逐日增加，而心理治疗与咨询的工作也逐年加强。而在这个阶段，我们很需要站在理论的角度、从文化的立场来考虑与探讨，如何推行适合我们自己文化背景的心理治疗工作。

在上章里已经提过：一般来说，文化因素对心理治疗的影响，可以就3个层次来探讨与研究。即：技术上的调整、学理上的修正、哲学上的考虑(Tseng，1995)。从文化精神医学的立场来说，过去对于“跨文化心理治疗”所需的技术上的调整，已经有许多的讨论与建议，也有很多的文献可作参考(曾与徐，1994；Tseng & Streltzer，2001)，可是对于学理上的探讨与哲学上的考虑，还只是刚刚开始，尚没有系统化的研究。特别是针对亚洲的文化而如何调整与修正心理治疗上的学理，可说是很迫切的课题(Tseng, Chang, Nishizhono, 2005)。

第一节　亚洲文化的特性

有系统地去讨论有关文化与心理治疗在学理上所需的调整，要首先分析我们社会里的文化系统有何特性，个人心理与人际关系有何特点，了解我们常面对的心理困难是什么，常被采用的适应方法是什么，然后才能讨论如何配合文化而施与适当的心理治疗。

要讨论文化，最好要比较。为了方便，我们将运用“亚洲”的资料而以“东方”的角度来讨论，间接地跟“欧美”的情况相比，并与“西方”的情况作比较。这样，文化的层次才能显露出来。由于中国文化是亚洲文化的主干之一，我们相信讨论“亚洲”的情况，也就可适用于我们中国的情况。

传统观念的分析比较

根据过去遗留下来的传统性思维来分析与讨论究竟我们的思考、想法与价值观念有何历史性的色彩，进而去了解我们目前所表现的心理与行为，是研究文化的一个途径。对西方文化来说，要研究希腊哲学、基督教的教义、文化复兴的思想，甚至近代哲学等等，多少可以帮助我们了解西方人目前思考的来源如何。至于对东方文化，许多学者曾经对影响亚洲文化的孔儒思想、道学思想、佛教思想作分析，探讨这些传统性的思维，看看有何特色，如何影响我们的心理卫生。

孔儒思想

从心理学的角度去分析孔儒思想的学者很多(Tseng, 1973; King & Bond, 1985; 许, 1997; Yan, 2005)。孔子的思想里，有许多有关心理卫生的提示。如何发挥仁爱的精神来对待他人，以和与协的态度与人相处,在人际关系里如何体会他人,扮演适当的角色,以中庸的立场来处理问题,并且注重自我的培养等等,都是可用来运用于心理治疗的基本哲学思想(Yan, 2005)。

道学思想

虽然老子的思想在中国的历史上未曾被以正统的地位去对待,可是从哲学的角度来说,道学有其特殊的色彩与贡献,有不少中外学者特别感兴趣而去研究它。有人说,当一个人在中年很成功时,就讲究孔儒的思维;进入老年,感到生活不如意时,就依赖老子的想法。也就是说,在不同的人生阶段里,遭遇不同的处境,各种传统思想对心理有不同的作用。老子以“无为”的态度而面对自然、“无欲”的立场看待人生、以“柔克刚”的方式去适应、以“知己”的心得过人生等等,不仅是富于哲学的味道,也可试用于认知式的心理辅导。特别对于终日忙于追求成就及收获,而得不到结果而颓丧的人,可有其认知上的治疗效果(Young et al., 2005)。

佛教思想

虽然佛教发源于印度,在印度并不很普遍,但是传到亚洲其他国家,却很盛行,特别是在泰国等地,而对中国、日本、朝韩都有历史上显著的影响,变成是亚洲文化里的一个重要成分。佛教的基本教义认为人的各种欲望是问题的来源,而能修行摆脱世俗的欲望,就能进入超脱、领悟的境界。这种哲学性的看法,跟道学一样的,也可以发挥特殊的心理辅导作用(Chang & Rhee, 2005)。

通俗寓言或俗语的分析与比较

由于一个社会里通行的寓言或俗语很多,跨文化上的比较在方法上有其困难,即如何排除主观的因素,适当地选择寓言或俗语的材料来作比较。为了减少这种问题,利用已经被他人选择的例子而作分析比较,是一个比较客观的探讨办法。

譬如,利用已经出版的国际性寓言与俗语的大字典,而就某些项目去收集并分析不同社会的寓言与俗语例子，就是这样的尝试（Tseng et al.，2005）。结果，就中国、日本、朝韩的东方社会与英国、德国、法国的西方社会作比较，可以获得一个东西方的异同的概念。

比如：就人生的态度上来说，中、日、朝韩的东方社会就比较认为人生是变化莫测的，时时要提防。如：中国人说："运气不好，连牙齿都会被水冲掉"；日本人说："过石桥，也得先敲一敲"；朝鲜人说："十年修身，一日阿弥陀佛"（意即长年修养的结果可一下子把它报销），可是英、法、德国的西方社会却少有这样的说法。虽然东西两方都强调生活要注重实际，讲求效果与现实，但英、法、德国的西方社会更加强调这一点。特别是法国人，有关这样的俗语特别多。他们说："丰满三餐，单薄的遗嘱"（把钱都吃光了就没遗产给子女）；"聪明狐狸不偷吃邻居养的鸡"（做坏事也懂得免被发觉）。关于人际关系里，东方几国都倾向于注重和谐的人际关系，但也提醒要注意他人背后所说的话及没说出来的意图。中国人对这样的俗语很多，如："千人口水可溺人"，"千尺深崖可到底，一寸肚皮无法钻透（去探人心）"，提示要提防他人的心意。这反映注重群体关系的社会里，常客套而不坦白沟通时，就得提防别人脑子里想的是什么。

有一点要提醒的是，经由这样中、日、朝韩与英、法、德国这样的比较，结果发现情况并非全然很清楚地区别为东方与西方的两者差异（Tseng et al.，2005）。换句话说，东方的诸社会里，存在着有些是相同而有些是相异的东西，并不是全盘相似，而西方的社会里也如此。这表示不能一概地说有东方与西方两极端差异的存在，而得就各个社会而讨论。

童话与戏剧故事的分析与比较

利用童话及戏剧故事，特别可以探讨亲子关系的情结问题。由于儿童在发展阶段，往往面对如何与成人接触与相处的问题，特别跟父母等权威者应付的心理课题。因此,童话故事基本上充满大人与小孩间相处的主题,可用来分析大人与小孩的情结关系。

根据精神分析的人格发展的学说,每个孩子在性蕾时期(即4、5岁左右),都要面对与处理亲子关系上的情结(又称伊底帕斯情结,Oedipus complex)。而这种情结的处理如何,往往会影响日后的性格的成长,甚至影响某些精神病理的发生,因此,精神分析学者们很注意。

精神分析的创始人弗洛伊德(Freud),曾经利用希腊的伊底帕斯(Oedipus)神话故事来说明性蕾期所遭遇的亲子情结。希腊的伊底帕斯神话故事里描述因父王听信将来会被自己孩子弑杀的预言,把刚出生的婴孩(即:伊底帕斯)遗弃于野外。可是伊底帕斯却没死,被人救养,等他成长为青年人时,果然误杀了自己的亲父,也误娶了生母为妻,结果把自己的眼睛挖出来,不敢见天日,表示忏悔。弗洛伊德借用此神话故事来命名孩童期所面对的亲子情结,并且认为其情结的处理是泛人类的反应,见于各种不同的社会。事实上,发源于北欧的许多欧洲童话故事,如:德国的白雪公主(Snow White)、睡美人(Sleeping Beauty),法国的新得乐啦(Cinderella),英国的杰克与豌豆(Jack and Beanstalk)等故事,都充满了亲子关系上的情结主题,而且是三角性的。可是文化精神医学者并不认为是如此,怀疑这种学说的通用性。特别是东方的学者,甚至曾经认为在尊敬长辈的东方社会里,不可能有亲子冲突的情结问题,不会有这样荒唐的亲子三角关系故事的存在。

为了澄清此学理上的争论,可以把各个社会里的童话故事的内容与主题加以跨文化的分析比较,看看到底亲子情结是否是普遍的存在,而且是否都是跟希腊神话故事一样地处理所面对的情结。经由分析亚洲各地的童话故事、神话故事、富有亲子关系问题的戏剧内容,而可发现若干结果(Tseng et al., 2005)。即:亲子间的情结,在各个社会里都可发觉到,只是其冲突性的关系是否很露骨地表现与处理，或者仅为比较含蓄的反射而已。譬如：泰国所流传的民俗故事，纳崆·帕送（Nakorn Pathom），跟希腊的伊底帕斯（Oedipus）神话几乎相同，也是误杀了自己的生父国王。惟一不同的，是几乎误娶了生母为妻，但经由神猫的提示而发现真相，适时停止。结果他在气愤之下，把隐瞒事实的养母杀死了，犯了杀生父与养母两方的过错。最后还得经由菩萨的提示，盖了两个佛塔，才能赎他的两大罪过。日本流传的一寸法师与桃太郎的故事，都是处理亲子关系的主题，只是把代表父亲的形象投射到魔鬼身上去，让一寸法师与桃太郎可以名正言顺的杀害魔鬼。只是讨伐并杀害了魔鬼后的桃太郎并没有像欧洲的童话故事似的，有漂亮的公主在等候他，完成三角的关系。

我国名传的薛仁贵的戏剧故事里，就处理了先后两套的三角亲子关系情节。在前段里，年轻女儿喜欢上贫穷的薛仁贵，被气愤的父亲把他们双双赶走。在后段故事里，长年从军而回家的薛仁贵在路上遇见年轻人射雁，却把这年轻人（自己的儿子）误杀掉。也就是说，在尊重权威者的社会里，在处理亲子间的冲突情结时，不像欧洲的故事，是年幼的打败年老的，而是配合东方的社会，是年幼的，被长辈击败。

印度里盛传的神话故事里，有一个是有关"人身象头"的甘尼夏（Ganesha）王子的故事。甘尼夏原是宇宙父王（Siva）与宇宙母王（Parvati）的儿子。故事里说明：由于父王长年在山上静坐冥思，母王就靠自己的灵术怀孕，生下王子甘尼夏。当甘尼夏还是孩童时，母王每当入浴室洗澡，就照旧吩咐甘尼夏在门口看守，不让任何外人闯入。有一天，刚好父王忽然从山上回来，要进屋里，甘尼夏不知来者却是自己的父王，去挡着，结果，父王一气，一刀把甘尼夏的头砍下来。母王发现自己宠爱的儿子被丈夫杀死，就向丈夫大发雷霆，声称不想办法解救，就要天下大乱。丈夫只好赶快命令部下到处去找寻刚被砍下来的头，结果找到一个小象的头，就把象的头接到甘尼夏的身上,变成人身象头的王子,也总算有了个交代。这个故事,跟中国的薛仁贵的故事一样的,以儿子被父亲杀害而结束亲子情结,跟希腊的情结结尾刚好相反,总算是配合了东方的文化背景而处理亲子间的冲突关系。中国盛传的孙悟空的故事,描述跟天上玉皇大帝胡闹对抗的孙悟空,受到惩罚,还得保护唐僧到西方去取经后,才能赎罪(郑,1997)。有兴趣的是:年幼的,虽然被长辈打败,但还给予机会去赎罪与成长,而并不是全然被灭亡。

在重视长者权威的东方的社会里,亲子间的矛盾关系,并不只发生在儿子年幼时期,等孩子长大成人后,还继续存在。即使当有了异性对象,甚至是结婚成亲后,假如其对象不受长者的许可与接受,还得继续受长辈的压抑、控制或干涉。许多东方的民俗故事,如:我国的白蛇传与牛郎织女、朝鲜类似的樵夫故事或蜗牛女郎,都描述一对青年男女,受代表权威者(和尚、天上皇帝等)的干涉与压抑。可见亲子情结是一辈子要去面对与处理的问题。

值得提醒的是:多半的亲子情结的故事,都牵涉同性父母与子女的冲突,即:儿子跟父亲,或女儿跟母亲发生冲突性的情节,可是在印度源于佛经的故事,有关阿夹舍(Ajase),却是跟异性父母冲突,即儿子跟母亲的情结。故事里描述,王后因年岁增加,恐失掉帝王的宠爱,期望早日生孩子,巩固自己的地位。经人算命,要一个山上修身的老人去世后,才会投胎,让她怀孕。由于王后不知还要等多少年修身的老人才会去世,等不及,就叫人去杀害老人。果然老人被杀死后,王后就马上怀孕而生下王子阿夹舍。可是王后想到自己的儿子却是自己叫人去谋杀的老人投胎而生的,就对自己的儿子厌恶与害怕起来,就想把自己儿子杀死,从佛塔上把婴孩摔下去。可是很巧,婴孩并没死亡,只折断了一个小指头。等阿夹舍长大后,知道自己出身的来历及母亲曾经企图杀害他的事情,就对自己的母亲很怨恨,想谋杀自己的生母王后。可是由于产生了这样的念头，就生了大病，满身长着很难闻的皮肤疮，没人敢接近服侍，只有亲生母亲王后用她的嘴去吸脓，治好了他的大病。因此，阿夹舍感到亲生母亲的恩爱，原谅了自己的母亲。这可说是比较特殊的亲子情结故事，牵涉母子间的冲突情结。

从东西两方的儿童故事及戏剧故事的探讨与比较，可让我们指出：性蕾期经历的亲子关系情结，是各个社会里都可以观察到的，并不是有或没有的问题，只要能懂得以分析的原则去研究原本性的文化产品，就可发觉到这样的亲子情结是泛文化性而存在的。可是受到文化背景的影响，这样的亲子情结，会以各种不同的方式出现，可能比较直接或含蓄，而其处理的结尾，可有所不同。至于所牵涉的亲子关系，也有所不同，随文化环境而有所变异。因此，在心理治疗上，就得考虑这样文化上的变异，而去协助被辅导者学会如何去处理他们的亲子情结问题。

总结来说，文化与心理的跨文化探讨，可由不同的途径而进行，而需要从各种层次所得的结果作综合性的分析，并可作为治疗与辅导的基本依据与学理上的依据。

第二节　亚洲人的心理、人际关系与心理困难

前面我们讨论了针对文化与心理如何就不同的角度与途径去介绍，本节我们把焦点放在跟心理治疗有直接关系的各种心理学说、人格发展、民族性格、人际关系模式、常见心理问题等上，分析亚洲与欧美有哪些相同与差异，可帮助我们在治疗上有个配合文化而去施行的原则与准绳。

亚洲人的"心"：原我、自我、超我

精神分析的学说里，对一个人的心有精神层次学说（topographic theory)与精神结构学说(structural theory)来说明我们的"心"是如何的。精神层次学说认为我们的心理活动分别以意识、潜意识及无意识的层次而进行其精神作用。精神结构学说则认为我们的"心"可分为:原我、自我、超我而执行不同的职责与功用。虽然这种精神层次学说与精神结构学说可在各种社会里适用,但是随着社会环境与文化背景的不同,原我、自我、超我的各种功能可略有不同的功能去发挥。基本上来说,原我执行本能、原本欲望,是属于比较生物性的功能,少受环境的影响。可是自我的形成与功能的执行,就可能比较受社会与文化的左右。至于超我的功能为反映社会的准绳与文化上的道德规则,因此,会大大受文化上的影响而表现不同的功能。

对"原我"本能与欲望的看法与态度

"原我"主要司管本能与欲望。虽然本能与欲望是生物性的,但是对这样生物性的原本欲望会持有何种态度,并且如何去控制或表露,可受社会与文化上的影响,间接地影响原我的功能。我们传统的孔儒思想里,对食与色的原本欲望,认为是很"自然"的现象,并没有负性的态度。与此相比,西方基督教的教义里,认为最早的一对男女,即:亚当(Adam)与夏娃(Eva),没听天主的话,吃了禁果,犯了(性的)原罪,因此,对性的欲望看成是不该有的,至少清教徒曾经很认真地提倡禁欲,可说是个相对的例子。

"自我"的界限与功能

"自我"要司管的功能很多。如何建立自我的界限是其中之一。在重视个人、强调个人独立的西方社会里,"自我"的界限很清楚,也比较窄,跟别人(包括家人与亲友)的界限很清楚。也就是说,随着:"我是我;你是你"的观念,自我的界限在心理上有很明显的划分。在这样的情况里,自己的意思、想法、决定,都由自己来操作与决定;外人,连自己的配偶或父母都要避免干涉。相对的,在主张家庭或集体的社会里,要很顾虑配偶、家长、亲友、邻居的来往与利害关系，处处都要考虑“他人”，不能只想自己。这样的社会里，其“自我”的界限就比较广，而界限比较模糊不明确，要扩张到周围人里去。极端时，配偶可以看你的私人信件，父母可以替你选择配偶，邻居可以拿你的工具去用，不用告诉你等等，没有狭窄的“你与我”之分，是自我界限在不同文化里所表现的差异。

如何去面对外在的现实，处理各种遭遇的问题，是自我的功能与责任。很显然的，随着社会环境的不同，自我对现实的处理办法可以有各种各样的变化。就算是经由潜意识而执行的自我防御机制，也可以间接地受文化因素的影响，在下段里再仔细说明。

“超我”的控制机制：罪恶感与羞耻感

“超我”的主要功能是根据社会与文化的准绳来控制“自我”的心理与行为。因为是建立在社会与文化上的规范，在不同的社会里，就会发展不同性质的超我。

东西方人所不同的，便是超我对自我控制的机制上的不同。注重个人取向的社会，就要靠道德、法律、宗教或公德来管理自己的行为，并且用来维持社会的秩序；而以家庭或群体取向的社会就不同，主要依靠人与人的关系来维持，是依赖人情与面子来维持社会的来往。换句话说，前者的社会里，强调罪恶感，而后者的社会就依赖羞耻感。

所谓罪恶感，是对事情本身好坏的判断，不管别人怎么说，对就是对，错就是错，是比较客观与绝对性的。可是羞耻感是依靠别人的反应而相对性的决定。被别人知道了就不好意思，但别人认为无所谓，也就不太要紧。

由于这些理由，东方与西方的社会里，便发生人情与法治的差异。人情的社会里，靠与人来往的交情而决定事情的性质；法治的社会里，只追问事情对不对，而很少考虑人际关系上的影响。

亚洲人的人格发展

人格发展是精神分析的学说里的另外一个很重要的学说,主要在于说明我们一个人从小要经历各个阶段而逐步发展,包括心身各方面的成熟。人格发展仔细说来,还划分为弗洛伊德(Freud)所提的“心性发展学说”及埃里克松(Erikson)的“心理社会发展学说”。两者的注重点虽然不同,但同样强调阶段性的逐步发展。弗洛伊德对他所提的“心性发展学说”认为是泛人类的,可通用于各个不同的文化,但埃里克松对自己提的“心理社会发展学说”认为会受文化上的影响而可有差异。从我们亚洲人的情况来说,这种人格发展的学说,需要两个方向的修改与调整。

相异的发展阶段的进行

弗洛伊德所提的“心性发展学说”认为一个人从出生后就要随着年岁的增长而经历各个阶段,即:从出生到 1 岁左右的“口欲期”、2 岁到 3 岁左右的“肛门期”、4 岁到 5 岁左右的“性蕾期”、6 岁到 11 岁左右的“潜伏期”、12 岁后经由青春发育而面对的“生殖期”。埃里克松的“心理社会发展学说”大致上也是利用这样的阶段划分,只是在生殖期后,继续加上成人后的各期阶段而已。根据各个阶段的发展上的定义,我们可以说东方的情况可有不同。一般来说,亚洲的父母,常把婴儿当成是很小的小孩而照顾,长久喂奶,抱在怀里照顾,并不鼓励其早期发展,也不急于给予排泄的训练,或者动作上的管制,要经历比较缓慢的口欲期与肛门期。到了潜伏期以后,还是继续无性的生活,尽量把异性关系的发生拖延。许多年轻人,虽然已经到了成人的阶段,还常继续与父母同住,并没有必须搬出去独立生活的压力与规定,缓慢进入成人的阶段。因此,可以说,东方的社会里,与西方的情况比较起来,心理上的发展允许比较迟慢,不必赶着发展与独立自主。

不同的发展阶段的课题

虽然埃里克松的“心理社会发展学说”里提出各个阶段里必须完成的心理课题，即：口欲期的“信赖”、肛门期的“自治自律”、性蕾期的“自动自发”、潜伏期的“勤勉”、生殖期的“自我认识”等等，但如埃里克松自己所说的，这些心理课题可随社会环境而有所变更。亚洲人的人格发展里，可能在肛门期里仍容许“依赖”，而不那么强调“自治自律”。在性蕾期要学习如何跟别人相处，注意“相处相让”，而不只是注重“自动自发”。到了潜伏期，除了“勤勉”外，还得学习如何照顾小弟、小妹，帮助父母工作，养成“负责任”的生活态度。总之，各个阶段里需要强调的心理课题，会跟西方的情形有点不同。

亚洲人的性格

经由不同的人格发展阶段后，到底会建立何种成人性格，是耐人寻味的问题。特别是经由类似的养育方式而养育孩子的社会，是否会养成同样性格的成员，形成所谓的民族性格，是值得研究的课题。欧美的行为科学家，在 20 世纪 40 年代曾经对“民族性格”甚感兴趣，曾经有许多学者探讨儿童的养育方式、人格发展、导致何种成人性格的问题，并且有许多有意义的著作发表。譬如，上章里已经提过：针对日本人的性格，文化人类学家露丝·贝内迪可特(Ruth Benedict)曾经跟日裔会谈，研究他们的行为与性格，而就其所得的印象而著有《菊与剑》(The Chrysanthemum and The Sword)一书。该书说明日本人的性格里充满两个极端的性格成分，即：一方面很有礼貌、讲究规则、注重文雅，但另一方面又可富于攻击心，以其书名来反映其双重的特点。这种依靠主观而评论性地说明民族性格的趋向已经过时，取而代之的是针对不同民族而施与性格测验的研究。

大家都知道，欧美社会里要测量人的性格，最常用的量表是

MMPI(明尼苏达多项人格测验表),而该量表是针对美国明尼苏达州的普通人所测得的数据为常模,就多项目来测量人格的。也就是说,其常模可使用于欧美白人的对象。可是假如用来测量华人时,却发现华人对其中两项目,即:S(精神分裂趋向)及D(忧郁趋向)其得分会比较高(Song, 1985)。其意思是说,不能用根据美国人而订出来的常模来测量华人。另外一个意思是:华人比美国人相对的比较趋于内向、少社会化,同时情绪反应比较忧郁、不欢乐。或者,反过来说,跟华人比较起来,美国人比较喜好社交,趋于外向,而情绪上比较高兴,间接地表示两方民族性格差异的地方。也就是说,在一个文化背景里订立的性格量表,不能直接根据其常模而使用于不同文化背景的对象。同时,我们还得考虑,量表里所包含的项目是否足够,有没有包含不同文化里值得注意的项目等等,有跨文化方法上的问题要去应付与处理才可以。

基于此,最好的办法就是订立适合自己民族性格的性格量表。经由数年的研究,香港与北京的合作,终于创立适合使用于华人的性格量表,即:中国人个性测量表(Chinese Personality Assessment Inventory, CPAI)(张等,1997;宋等,1997)。结果,最有兴趣的是,在这个新制定的本土化人格量表里,含有若干项目,如:人情、面子、亲情等,是跟中国文化有关的人际关系方面的项目,也含有(阿Q精神的)被动-合理化防御性项目,充分表示中国人的个性特点,跟美国人有基本上的不同。

值得澄清的是,从事民族性格研究的学者们已经很明白地指出,一个民族的性格很复杂,各个成员里,或亚民族的群体间又有显著的差异,并不能以一个统一模式而去代表性地描述。而且,往往跟别的民族比较起来,并没有全然不同的性格可言,只能说是有某种共同而特殊倾向而已。可是,在跨文化的立场来说,已经可以提供我们一个大致上的轮廓,可供我们去比较与讨论。从心理治疗的角度来说,我们也就可以知道,我们究竟是跟怎样性格特点的对象而进行治疗工作，作跨文化上的比较与考虑。

亚洲人的人际关系模式

由于亚洲人跟欧美人比较起来，比较有意识地注重人与人的关系。因此，要讨论亚洲人的性格，恐怕谈论经由人际关系而所表现出来的行为模式，特别可以帮助我们去把握与了解得更加彻底。关于人际关系上的特点，可就几个方向来分析说明。

本人、近圈人与外圈人的层次

就如在上章里说明过：根据文化人类学家的架构而讨论文化的价值系统时，关于人际关系，基本上可区分是只注重个体本人（而少关心与人的关系）、注重双人间的关系或者强调群体的关系。我们也提过，欧美人比较注重个体，但也注意跟群体间该维持的公共关系；而我们亚洲人，比较关心小圈子里的人际关系，包括家人、亲友，但比较不在乎公共的群体关系。譬如，在车上碰到亲友，就马上很客气地让位置，但对于生人就不见得如此让位。可见，所注重的人际关系的层次，东西方有所不同。我们在话里常说："自己人"与"外人"，只要是同姓的、本家的、同乡或同村的，就是"自己人"，而没有特别关系，不认得的，就是"外人"，在交往方面，就有显著的区分。

依赖与独立

在人际关系里，特别是跟家里人，要保持何种距离与关系，各个社会都有不同的期待。现代的西方人，特别是美国人，只要出生不到一两个星期，就跟父母分开卧室而睡觉。进入青春期，高中一毕业后，心理上就要求自己跟父母脱离，不再跟父母住在一起。最好经济能独立，不用靠父母，强调"独立"。可是东方的年轻人，从小就对父母很依赖，就算是小学生了，跟父母同室而睡的还不少。就算是大学毕业，还没结婚，还认为理所当然地要跟父母住在一起，继续其依赖的情况。在依赖与独立这两个情况之间，保持何种程度,是东西方差别的一个主要衡量指针。

亚洲的文化系统很注重家庭,并且容许母亲跟子女很亲近,特别是母亲跟儿子,从小就让母亲以犹如自己的"心肝"似的看待儿子,而儿子长大后仍以"孝顺"的名义继续亲近与服侍母亲。在这样的文化上过分强调母子关系当中,容许相互的依赖,但同时也常隐藏这样而来的家庭内的人际关系上的问题(吕,1997;徐,1997),而这是西方的家庭里比较少见的问题。

和谐与对抗

跟人相处,要和谐相处,或者可以斗争对抗,也是一个衡量的准绳。一般来说,东方人比较关心如何尽量和谐相处,除非必要,一般不跟别人公开争论。因为认为一旦关系破裂,就无法重新和好。可是西方人认为要争论就争论,可是争论后,还可以和好如初,没有什么顾忌。

情与法的区别

东方人比较在乎"情",处处考虑"人情",日常语言里就常提要靠人情来过日子。可是西方的语言里并没有"人情"这样的词语,表示并没有这样的观念。平时只考虑是否守"法",尽量回避犯法的事情。可说是人际关系里,东西方有不同的规范与依据的基础。

表与里的差异

日本的文化精神医学家曾指出日本人在他们的日常生活里,区别"表"与"里"的情况。他们从小就学习并懂得如何适应表与里的不同处境(Doi,1973)。在外面公开的场合,跟别人在一起的时候,如何使用客套的词句与文法来讲话,如何表现礼貌,如何行为,有其一套;而在私自的场合,跟自己人在一起的场合,又如何讲话,如何随便地行动,又有所不同。换句话说,在通常生活里,"表与内"或"公与私"有明显的不同,而又懂得有技巧地去变更转换于两者之间。可是西方人,特别是现代的美国人,不喜欢表里不一致,标榜在别人面前也好,在自己亲人面前也好,要说的话都尽量一样，不喜欢随处境而改变，会被批评为虚假不一致。这恐怕也是区别东西方人在人际关系上有所不同的另一指标。

纵与横的人际关系

人际关系又可以区分为纵与横的不同。西方的社会，特别讲究民主，注重个体，权威者与下辈人的距离就比较接近，上下还可以保持几乎是相等的角色，是“横”的关系。在家里，夫妻间（横）的关系最主要，父母跟孩子的（纵）的关系是其次的。东方的社会里，讲究尊重上一辈，重视权威者的地位，下辈要服从与听话，主要是以“纵”的关系维持人际关系。孔儒学说主张：“君君、臣臣，父父、子子”，就是主张在纵的关系里，上下要扮演适当的角色。在家里，亲子关系很重要，注重传宗接代，而夫妻的（横）的关系就沦为其次，并不那么重要。

谈到上下辈的关系，万一他们有冲突时，在西方的社会里，容许下辈的人去赢上辈的；可是在东方的社会里，就不允许下辈的去打败上辈的。当我们分析儿童故事时，已经提过，“亲子间三角情结”的解决方式在东西方的故事里，采取不同的结尾方式。西方的下辈可以打败上辈的。但是东方的下辈就不能冒犯上辈；假如得罪了上辈，就发生问题，常被处罚（Tseng & Hsu，1972）。也就是说，亲子情结的解决方法，受文化因素而有所不同，而随之可以产生不同的心理与人际关系上的问题。

亚洲人常见的心理问题与特殊精神疾患

心理治疗要随着所治疗的病理而更改治疗的方式与策略，因此，为了讨论文化与心理治疗，也可以探讨与文化有关的心理问题与精神病理。心理问题与精神疾患在本质上有所不同。前者是心理上的困难、困扰或挫折，常人也会遭遇的问题，而后者是精神上的疾患，有特殊的症候与病情，特别是严重的精神障碍，只有患者才会罹患。可是轻微的精神疾患，普通人也常患，因此两者有时不容易分开。在此,有时将统合称为心理困难,方便讨论。在精神疾患中,属于比较严重的,如精神分裂症,病因多为生物性的,少受心理与文化因素的影响,而相对的,比较轻微的,多受心理与文化因素的左右,其发生率及病情在不同的社会里有显著差异(Tseng,2001,p177~431)。从精神疾病流行学的研究,我们都知道药物滥用、酒精瘾、自杀率受社会文化因素的影响而在不同的社会里有显著的发生率差异。即使是同一个社会,也会随时代与社会的变迁而有所变化(Tseng et al.,2001)。

上章里已经提过:在日本,随着时代与社会的变化,不但病情变化,心理治疗的模式也随之改变(Nishizono,2005)。第二次世界大战前,在比较保守、注重家庭的农业社会里,年轻人多患对人恐惧症等与文化有关的疾患,而随之也兴起森田疗法来治疗该种疾患。战后,随着急速的都市化与工业化、大家庭系统的消失,以及妇女角色变化以后,对人恐惧症就逐渐减少,而患焦虑症与抑郁症的妇女增多,惧怕上学的儿童也增加,而相对的辅导忧郁与焦虑问题的支持性心理治疗变得比较需要。到了最近,再度工业化后,随着家庭与社区制度的瓦解,自我中心的趋势增加,而相对的,饮食问题、酒精滥用问题,以及比较原始性的性格异常(如边缘性人格障碍)却逐渐增多,开始尝试使用动态性心理治疗。

文化相关特殊征候群

这里指与文化因素有很密切关系的精神征候群,只见于某种文化系统里,而且呈现比较特殊的病情,不能归类于现有的(西方)精神疾病分类系统,因此称是"文化相关特殊征候群"(culture-related specific syndromes)(Tseng,2001,p211~263)。虽然这些征候群的发生很少,并不是常见的病情,可是由于与文化因素有很密切的关系,可用来了解受文化上何种因素与方式的影响而发生这种精神病理,同时也可以进一步体会如何给予心理治疗。因此,文化精神医学家向来对这样的稀有精神病理很感兴趣,也关心如何对这样富于文化色彩的病情作研究。在亚洲，被学者们所认定而讨论的文化相关特殊征候群有：日本的对人恐惧症、朝韩的火病、中国的缩阳症及惧寒症，以及印度的泄精恐惧症。在此略述如下：

日本学者所提的“对人关系恐惧症”在学术界里按日语称为taijinkuofusho。由于所害怕的并不是“人”，而是担心如何与人“交往”，因此，正确一些，该称是：“对人关系恐惧症”(参阅第八章：社交恐惧症)。所患者多半是年轻人，主要关心自己在别人面前的表现，即：跟人交谈时不知把视线摆放在哪里，担忧自己是否因害羞而脸红、是否有体臭而被人厌恶、在他人面前不小心放屁等等。结果严重时，甚至不敢上学校、上班做事，干脆躲在家里，少外出。可是这种对人恐惧症跟西方所说的“社交恐惧症”(social phobia)略有不同，即：并不是害怕在众人面前讲话、表现，跟生人交往，而是对半熟悉的朋友或同事感到不知如何去接近与接触来往，但并不害怕跟不认识的生人来往。这种疾患的发生，主要被推测跟孩童的养育方式有关。孩子在家被父母过分关心与溺爱，少外出，少社交活动，而一旦进入青春期，需要到外面与同学或同事接触时，特别是跟异性来往时，因缺少社交经验，又缺乏自信心而发生的心理与行为困难。因此，这样的疾患，反映着儿童养育的方式，即：家庭里亲子关系过密，缺少少年阶段的社交经验。

朝韩的学者所指的“火病”，按朝鲜语被称是：hwabyung。所患的，主要是妇女。主要申述胸部有一股火气升上来，感到很气愤、焦虑、悲忧，不知如何是好。受中医里五行的学说影响，被解释为火气多而发生的毛病。多半的妇女受到婆婆的欺负，或者丈夫的虐待，而没地方去发泄自己的怨恨就发生这样的特殊征候群。因此，此病又被称是“恨病”，跟女性的社会地位与妇女在家庭里被歧视的角色有明显的关系。

中国人所知的“缩阳症”，在学术界里西方学者运用马来西亚的土语 koro（意指龟头）而称呼。主要病情特点是害怕自己的阳具收缩,表现缺乏阳气而导致死亡,因此而产生焦虑或恐慌。中医对阴阳的观念,间接地影响这种担心缩阳的现象。这种疾患,可以单独性个案发生,也可以流行性的集体发生。流行性缩阳曾经于广州与海南岛地方发生过,也发生在泰国、印度等地,因此并不仅见于华人。单独性的个案,跟心性发展有关,通常缺乏跟同性父母接近与认同,在心性认同有障碍的人,比较容易患。至于惧寒症在学术界按其字义称是 frigophobia,所指的是,当一个人感到心情低落或颓丧(在类似忧郁与焦虑状态)时,过分担心自己会着凉,而加穿衣服,防备受寒。这也跟中医观念里的阴阳及寒热的观念有关,认为过分着凉就会伤害身体,可说是一种特殊性的躯体化症候。

印度学者所称的 Daht syndrome（即:泄精恐惧症)跟缩阳症有异曲同工之处。主要是,年轻男人担心自己过分泄精而会损害身体。精液被看成是很重要的体液,是生命的精华,不能随便排泄,这跟其文化观念有关,也是心性发展有问题的年轻人比较容易患的心理疾病。

从特殊病情看共同问题

从上面各种文化相关特殊征候群里,我们可以看出,亚洲人有共同的若干心理问题。从人际关系的角度来说,亚洲人比较注重家庭关系,特别是强调老幼的上下关系,传统性的家庭里,媳妇要听从婆婆的指示,因此,媳妇要受许多苦,而无法申冤,是朝韩“火病”的主要病因。换过来说,随着文化的变化,婆媳的关系逐渐改变,现代的婆婆不再被媳妇尊重,在日本是老年妇女患忧郁的来源。这都是从上辈与下辈关系上引来的心理问题。

从儿童养育的角度来说,孩子很容易受父母过分的宠爱,容许幼小孩子的依赖,缺少独立与社会化的经验,一到青春期后,进入社会,踏入异性期,就不知如何适应人际关系,是日本对人恐惧症的病因。再加上，孩子的养育多由母亲来担任，父亲比较少管，男孩缺乏让父亲认同的机会，心性发展上，容易患缩阳或泄精恐惧症等与性心理有关的问题。还有，许多心身的不适，都使用传统医学的观念而加以解释，促成惧寒、怕缩阳、担心泄精，或申述火气过多的毛病。

一般说来，当遭遇心理上的困难时，容易以躯体的问题来表现。不仅是对人恐惧症、火病、缩阳症、泄精恐惧症等文化相关特殊征候群是如此，连一般普通的焦虑症、抑郁症都有这样附带躯体化的倾向。即依靠躯体的申述来替代心理问题的申诉。从文化的立场来说，躯体的问题比较容易被人注意与关心，而申述心情上的困扰，比较不习惯。因此，文化因素左右病情的表现、申述，以及求医的行为，影响处理困难的模式。

亚洲人常用的自我防御机制

谈到心理困扰或情绪问题的处理，连带的需要讨论文化与“心理防御机制”的相关关系。所谓“心理防御机制”(defense mechanism) 是精神分析学上的观念，指的是“自我”潜意识地运用一些心理上的技巧，来保护自己的机制。通常依其幼稚或成熟的程度而被学者区别分类为：自爱性(精神病性)机制(如：否定作用、歪曲作用、外射作用)、不成熟机制(如：内射作用、退行作用、幻想作用)、神经症性机制(如：潜抑作用、隔离作用、转移作用、反向作用、合理化作用等)、成熟机制(如：升华作用、利他作用、幽默作用等)。

虽然精神分析学者认为“自我心理防御机制”是泛人类的心理现象，可是从文化精神医学家的立场来说，还有推敲的余地(Tseng, 2001, p790～792)。文化上的影响与变化，可从两个方向来考虑，即：那些防御机制在何种文化环境里，比较容易被使用，而在不同的文化环境里，是否有特异的防御机制被采用。就此，让我们讨论亚洲人的情况。

使用情况的不同

原则上来说,越是原本性的机制(包括自爱性及不成熟机制),越少受社会与文化的左右,是泛文化地被使用。可是比较后发性的机制(如神经性及成熟性的机制)就比较受社会与文化上的选择性影响。

譬如,压抑作用,在讲究个人独立、表达自由的美国社会里,把自己内在的心情压抑而不向外表达,会被考虑是比较非适应的情况,因此,压制作用比较不会被使用。可是,在注重集体关系的东方社会,能把自己的欲望或情感压抑,去遵守群体的意愿,被认为是比较适应的情形,因此,压抑作用比较常被使用。

同样道理,经由合理化作用,想办法去间接地表达个人的欲望,经由多余的说明,来求得自己行为的解释,在讲究采取行动的美国社会里,不太被欣赏而较少被运用。相对的,靠客套的措辞、婉转的说明,经由合理化作用来求得群体的和谐,在东方社会里,是合适的适应机制。

幽默作用可以化解尴尬的情况,放松紧张的场面,是东西方都使用的成熟性防御机制。而在保守的东方社会里,在很正式的公众场合,开玩笑或幽默,常会被认为是不尊敬的行为。而在西方的社会,特别是喜欢开玩笑的美国社会,即使在很正式的场合开个玩笑或幽默一下而化解紧张,也会被认为是很适当而有技巧的社会行为。

按照定义,自我心理防御机制是在潜意识情况下进行的,可是其机制的选择,却可以经由意识层次的间接左右而施与选择,可受社会与文化上的影响,选择使用不同种类的机制。

特异机制的存在

文化因素不仅可间接地左右何种防御机制可受青睐被选择常用,同时文化因素还可以左右特殊防御机制的使用。目前被精神分析学者所公认的各种自我心理防御机制,都是经由西方学者对西方人的心理与行为的所作的临床研究而认定的。可是，假如我们仔细去针对东方人的心理与行为而加以研究，也可能发现东方人特别采用的防御机制，是西方人没使用的特异机制。譬如："阿Q式防御机制"可说是我们中国人过去常用的防御机制。大家都知道，阿Q精神是被文学家所描述的适应行为，说明当一个人被他人欺负而无法或不敢当面反驳应付时，内心里想些念头，自我安慰，好解除被欺负而产生的不满之感。譬如，对方很厉害，被欺负后，不敢当面反抗，内心里就想，今天很不巧，受了自己不孝"儿子"的气，把对方当成是自己的"儿子"而自我嘲笑，就总算把内心被欺负的尴尬消减。这是文学家透过作品来描述过去中国人被洋人欺负时的不得意反应方式。从心理上来说，是属于"被动-攻击性-合理化作用"，是西方学者所认定而描述出的各种机制里都不相似的特异防御机制，可说是东方式的防御方式之一。虽然我们已经把被西方人欺负的局势驱除了，不用再靠阿Q精神来应付欺负我们的洋人，可是，这种倾向还多少可以发现在我们的民族性格成分里，可透过性格调查而显现出来(Cheung et al., 2005)。

亚洲人特殊的适应模式

脱离潜意识性质的自我心理防御机制，让我们讨论一般性的、文化性的对问题的适应模型。

心理或躯体的申述

按理"心"与"身"是一体的两面，可是受西方两源论的影响，被分开，并且无形中，把"心"看得比较发达而高级，"身"是比较原本而低级的。在欧美的社会里，病人被鼓励把自己的心情问题透过言语表达，以"心理"的层次来申诉与沟通。与此相比，东方的亚洲人，还是继续受中医的基本观念，认为"心身"是合一的，并没有上下或高低级的区别，自己有问题，可以透过"躯体"的不适而表达。这种躯体化倾向的后面，还有文化上的理由。即：躯体的毛病比较容易被他人接受,不牵涉、也不表露(人际关系有关的)问题的所在与性质,是注重人际间和谐的社会里比较适当的适应模式。

忍耐、接受与克服、进取

对问题的处理方法与适应的态度,在东西两方有若干差异。西方人,特别是现代的美国人,很强调做事要能积极,不能马虎或被动,对任何问题都要去克服与进取。或许这是从他们离开欧洲原本地方而来新世界开拓的基本精神表现。他们不欢迎不积极的人,讨厌消极或被动的作风,看不起躲避或萎琐的人。

与此相比,我们亚洲人素来主张:"和为贵",事情要"中庸",充分表现孔儒思想的处世态度。再极端些,便是老子的思想,即:主张在人生里要:"知和处下"、"逆来顺受"、"以柔胜刚";基本上强调:"清净无为、顺其自然"。

第三节 亚洲人与心理治疗

亚洲人的民俗性疗法

虽然民俗性的心理疗法常是超自然取向,取自迷信,是非科学的,可是假如历史上在社会里曾经流行过,就可看成为文化产品之一,曾反映着文化上的价值系统,可就此点来进行研究与探讨。假如民俗性医疗还被当代社会所接受,有些人还常依赖使用,那就更值得我们去了解其真相与功能如何,体会为何现代人还依赖过去的民俗疗法。这样,间接地或许可把其道理与原则运用在现代医疗方法上来,增加其效果。

根据这样的学术性立场,文化人类学家(cultural anthropologists)、文化心理学家(cultural psycologists)、文化精神医学家(cultural psychiatrists),曾经针对占童(萨满,shaman)、抽签、算命等各种民俗性医疗做研究(Frank, 1961; Hsu, 1976; Torrey,

1986；Tseng，1976）。这些中外学者的研究中，发现一些结果。即：不管现代科学或传统民俗的疗法，其成功的疗法都在于给求医者提供“希望”，间接地鼓励他们去接受或解决他们所面对的困难，增加对生活的信心。

当然，从实际情形来说，有些民俗疗法，不但是运用迷信招徕普通人的兴趣，有时还施行骗人的治疗行为，做起谋财害命的事情来，这就需要慎重提防、处理与管制。

亚洲人创立的特殊心理治疗

虽然是依据心理学的立场而创立的现代心理治疗，但有时比较特殊，跟社会与文化背景有很密切的关系，被称是与文化有密切关系的心理治疗，也是常被文化精神医学家所关心的、用来研究与探讨的课题。这样与文化比较有密切关系的特殊心理治疗，在各个社会里都可观察到，包括欧美的社会。譬如，强调被咨询者的自我独立与潜在能力，在美国创立的“求询者中心疗法”（client-centered therapy），或者，为了治疗酒精瘾而创立的“酒精瘾无名会”（alcohol anonymous meeting，AA），让患酒精瘾的患者们自己定期聚会，当众忏悔，并获得大家支持，去避免成瘾的再发，可说是依靠患者本身而举行的群体治疗等，都可说是反映美国尊重个人的文化精神而所创立并被广泛接受的特殊心理治疗的例子。

探讨这些与文化密切相关的特殊心理治疗，可以让我们看出文化因素如何左右心理治疗的施行，间接地体会其学理上所依据的理由。因此，让我们也讨论创立于亚洲的各种特殊心理治疗，而就文化的观点来分析其学理上的特点。

森田疗法（Morita therapy）

这是在20世纪初，由日本的精神医学家森田氏，根据他自己的临床经验而创立的，特别用来医疗当时比较多的对人恐惧症与神经质患者的特殊疗法。在方法上，让患者经历卧床休息两周后，逐渐开始日常生活,让患者重新体验生活的珍贵,而放弃对自己过分顾虑的病态。因此,也被称是:生活经验疗法。治疗者还让患者每天写日记,写下当天发生的事情及有关的心思,然后由治疗者注写评语,主要是鼓励患者改变基本态度,以“接受既有的事实”、“接受自然”的人生态度,摆脱对自己过分的期待与要求(Kitanishi,2005)。换句话说,治疗上供给不同的人生看法,摆脱自我纠缠的心理困扰,放弃内向性的神经质。由于其治疗上的哲学观与中国佛教禅道的思维很类似,也容易被华人接受(崔,1997)。

内观疗法(Naikan therapy)

这是日本的一个普通人河原(Kawahara)氏,根据佛教的“内省”的做法而开始的心理疗法。最初施用于有行为问题的年轻人。因为这些有行为问题的年轻人只会为自己着想,只顾自己的利益,对家人有过分的要求,不管他人的立场,因此让他们经由自我内省而去体会如何曾受他人的照顾而自己却没有感谢与报恩,矫正以自我为中心的态度(Kawahara, 2005)。可以说,利用东方人注重相互往来的人际关系,注重报恩的观念,来补救人格上的缺陷。

快速综合疗法

这是中国过去在提倡大跃进运动的时候应对当时的所需而创立的疗法(李, 1997)。因为当时社会要求每个人都要尽力去生产、表现,争取大跃进的成果,有些人无法长期性的努力,特别是过分用脑而产生神经衰弱的现象,治疗上让脑力暂时的休息,代而给予躯体性的活动,改善心身的平衡。由于把各种有帮助的活动都同时综合进行,求得快速的效果,因此,也就称呼为快速综合疗法。这是针对当时的社会情况与需要,供给与日常生活所不同的活动与生活方式的疗法。从某种角度来说,是提供一时性的“文化假期”的治疗。

气功疗法

定期的练气功,求得心身的平衡,是气功疗法的特点。不用语言沟通，不倾诉不适的毛病，只注重心身的平衡，因此，跟普通的心理治疗有基本上的不同（吴，1997）。由于不考虑参与治疗的人患何种困难，也不特别针对所面对的心理问题而施与治疗，因此，可说是缺乏对各种问题的特殊性辅导。可是，反过来说，不要求接受治疗的人去探讨与申述内心的困扰，只要练习动作性的气功，因此，适合不习惯于口述心情问题的人。

从这些与文化相关的疗法来说，他们的共同点是没有显著的学理基础，对各种病理没有特殊的解释，只是凭实验性的经验与效果而施与的治疗。再者，这些疗法都跟民俗、文化有紧密的关系，因此，一脱离文化环境，就不见得能实行，是受文化上时代与地区限制的疗法。譬如，内观疗法，在不讲究还恩的社会里，就不发生作用。快速综合疗法，时代一过，也就失掉其特别的效果。森田疗法也是如此。在日本，事过境迁，年轻人的基本性格已经逐渐改变，不再像过去，患内向性的神经质，改而患外向性的行为问题时，森田疗法就不再发挥其原有的医疗效果，而逐渐衰退被冷落。

亚洲人对现代心理治疗的经验

当现代心理治疗以精神分析为主要骨干而在20世纪初萌芽时，其知识与经验就随着被引进日本。许多有关精神分析的书籍都随时被翻译，动态性心理治疗的观念都被学者广泛讨论，也建立了精神分析的学会，有许多会员参加，可是在实际上，精神分析在日本并没有普遍化。就是普通的支持性的心理治疗也没被广大民众所接受。最主要的理由是，日本人不习惯于向他人（治疗者）去申诉与描述自己私人性的心事。要表露自己内心里潜意识的想法或欲望，更是不容易。因此，学术界里很注重心理治疗，常做学问上的讨论，但是在实际的社会里，心理治疗并没有很流行（Nishizono，2005）。

朝韩的情况也很相似。精神分析式的心理治疗，从来没办法通行,只有普通性质的心理辅导还勉强存在。跟民俗性医疗相似的,凭直觉性的心理辅导还被人欣赏。虽然医学界正面反对民俗性的辅导,但是实际上许多人还求医于民俗医疗者(Kim, 2005)。

有关精神分析的知识在早年就曾被学者介绍到中国,可是由于我们的社会经历长年的战争,社会动荡不稳定,老百姓无暇顾及心理卫生,心理治疗也就跟一般精神医学有关的医疗工作一样的,没有兴起,不被重视。文化大革命的时期,受当时的观念,心理治疗还被认为是西方资本主义的产物,特别是精神分析,因此,心理治疗的工作无形中受到压制。可是,文革过后,对外开放,经济发展起来,生活水平也提高了,一般人对心理生活也开始比较注重,对心理治疗开始很重视。可见心理治疗的工作与活动,会受社会与文化背景的左右而发生兴衰变化。

第四节　适合亚洲文化的心理治疗

从上面一系列的讨论与分析,我们大致上能获得一个轮廓,了解亚洲与欧美在文化与心理方面有何种相同,又有何种差异,可进而讨论如何配合我们的文化背景,去做必要的修整,施行配合文化的心理治疗工作。让我们在此就技术、学理、哲学上的不同层次,做个摘要性的总结说明(曾,2002)。

三个层次的顾虑与修改

技术上的调试

首先要考虑患者对心理治疗的了解情形。因为亚洲的一般人,比起欧美人来说,对心理治疗并不见得熟悉,要从头给予适当的解释,包括治疗的程序与须遵从的规则,澄清对治疗的期待。治疗者跟求辅导者所建立的关系,要有点伸缩性,可有人情味道,不能太职业化,但要配合亚洲人对治疗者的期待,多少要保持权威者的角色，增加治疗效果。在会谈沟通时，力求适合被辅导者的教育水平与文化上的观点，让被辅导者容易了解（Tseng et al., 2005）。对患者的问题，宜做适当的解释，能就病人的立场与着眼点而说明，包括他们对传统医学的想法与顾虑。不必太过分强调认知上的了解，对病情的领悟，而要关心心情、行为与经验上的效果。

学理上的调整

有关人的"心"的学理也要就亚洲文化的背景而各个重新考虑。这要包括：对自我精神的结构与功能、心与身的相互关系、自我的界限、基本人格，以及人际关系等等。对于已经被西方所创立而使用的各种学说，包括人格发展学说、亲子情结问题、心理自卫防御机制，都需要做跨文化的探讨并做必要的修正，甚至扩充或更改，配合亚洲人的心理与行为，而不能全盘性地借用。特别是对于问题的适应模式、治疗的策略，更要时时地调节，配合时代与文化的背景。

哲学上的考虑

除了技术与学理，还得从哲学的立场来了解与探讨心理治疗有关的基本问题。譬如，从亚洲文化与哲学的立场而考虑：究竟人生的基本意义是什么，对人生所面对的困难宜保持何种看法与态度，是否接受事实或加以更改，是顺从自然与天注定的命运还是去克服与变化现实与大自然等，都是与心理治疗有关的基本哲学问题，会随文化的价值观而有所不同，是推动心理卫生发展要考虑的根本前提，这一点会直接或间接地左右心理治疗的推行。

要特别考虑的一些问题

针对亚洲的情况，就亚洲的文化系统，应付东方人的情形，在心理治疗上有一些地方需要特别注意。让我们把几个比较需要关心的问题提出来，引起大家的注意。

对一般人际关系上的处理

对比较注重个人单位的西方社会里,心理治疗多少要把治疗的焦点放在个人,注重内心精神的状态。可是相对的,由于亚洲社会是注重人际关系、强调人情、关心相互恩惠等等,有关人际关系的问题是心理治疗上必须常去处理的。如何保持自己与他人的界限,即:如何保持适合社会与文化上所要求的对人关系,而同时又去保护自己个人的存在,是很微妙的心理课题。任何有关内在精神的烦恼、自我的信心、对自己的期待,都可以透过人际关系的层次来了解与处理。因此,跟朋友、亲戚、同事、邻居是如何相处的,是治疗心理问题时,必须去审察的。特别是跟权威者的关系、跟领导的相处,都是很值得重视讨论的课题。

对家庭里人际关系的处理

亚洲人对家庭很重视,很强调家里人紧密的关系,也注重上下代的连接关系。在注重母子关系的家庭里,常容许儿子被母亲溺爱与过分依赖的情况。作父母的,心理上也相对地依赖子女,年岁大以后,还缺乏自我照顾的观念与习惯。极端时,子女被当成是父母的所有品,不让下一代独立自主。但这样要求紧密的家庭里,实际上又可能充满计较、嫉妒,甚至相斗的趋势,所以很需要心理上的辅导。可说,不能忽视家庭内存在的各种心理问题,而且要考虑什么是文化上被认定与许可的健康家庭而施与辅导。西方人也注重家庭,但是也同时强调各个成员的独立自主,因此,比较需要关心个人在家庭里能建立适当的个人界限,保持适当的距离,跟东方的情况稍有不同的性质。

对心身问题的处理

容易以躯体化的方式来申诉与表达问题,是东方人常见的趋势。可是要值得注意的是,当患者申诉躯体症状时,要以动态的眼光去了解与分析,了解是狭义的躯体化现象,或者只是透过躯体症状来获取他人的关心,是遵循文化模式的求医行为表现而已

(Tseng, 1975)。在治疗上能以“心身合一”的看法而去辅导,不必要勉强让患者把问题从躯体“提升”到心理的层次里来,而能就心身合一的角度去给予适当的辅导即可。也就是说,不用像西方似的,把“心”看成是比“身”还高级,鼓励以心理的层次而表达问题,脱离躯体化的情况。

对文化变迁的适应问题的处理

不管东西各个社会,都正处于文化急速变迁的现代局势。现代的特点是交通发达,信息系统进步,文化相互交流。各个社会里本身不但随时间更改,而且再加上外来文化的影响,更促使大家必须去调整各个的文化系统与生活方式。亚洲有历史悠久的传统,但我们不能只固执于过去与传统,而要能以有弹性的性质,去适应变化。这不仅是整个社会的课题,也是每个社会成员要去面对的现代趋势。在心理治疗的过程里,也要考虑到这一点,要随时帮助被辅导者去了解社会、家庭与环境随时代的变化,督促如何适应现代化中的目前生活。

最后要提的是:从广义的眼光来说,心理治疗在“文化”上有几种不同而不相抵触的意义与课题。即,心理治疗的目的是在于:澄清文化上对正常与非正常的定义与划分、加强文化上的价值观念、鼓励配合文化系统而处理问题、供给文化上的一时性“休假”(暂时的不受文化的约束)、提供尝试文化系统以外的其他处理困难的途径与方法(即超脱本身文化而试用新异的方法来面对问题)等(Tseng & Hsu, 1979)。换句话说,我们施行心理治疗,不仅要“配合”文化,有时还得考虑如何脱离传统性文化的范围与限制而去寻找新异的处理办法。对于面对文化变迁而急速进步的社会,更要以这样的动态性的眼光与开放性的态度来考虑与接受文化上的问题。

第五节 结语：东西两方的相补与扩充

从上面的讨论，我们很清楚地了解：我们的心理、行为、心情问题、处理困难的方式，深受文化因素的影响，因此，东方与西方有显著的差异。在心理治疗方面所依据的有关心理的学理，需要随文化因素而调整。虽然我们运用"亚洲"的资料间接地跟"欧美"的情况相比，反射"东方"与"西方"的差异，显示文化上的不同，但是更主要的，还得站在一个更高的层次上，在强调如何了解东西的不同之后，如何运用两者极端性的差异来扩充我们整体性的学理上的视野，并推敲如何以相补的精神来扩大对心理治疗的全盘性概念。换句话说，我们不再强调东方人只顾依据东方的文化而施行配合东方文化的治疗，而西方也只主张根据西方的文化而实行适合西方文化的治疗。我们要从广阔的学理性"谱带"(spectrum)里，了解两个极端性的不同差异，也体会两者的共同性，而且要进一步去明白对何种情况，对何种对象，对何种问题，要以何种方式去进行治疗，拓宽我们治疗策略上的选择。源于东方的某些观念或态度，或者可适用于西方某些人去适应某些情况；而相反的，来自于西方的若干看法与精神，或许可运用于东方一些人去处理一些情况。这样，东西相补，可把治疗的方式与原则扩充。总之，从差异里求如何东西相补与全盘性的运用，是我们研究文化与心理治疗的最终目的(Tseng, Chang & Nishizono, 2005)。

参考文献

1. 李从培．快速综合疗法的创用与回顾：社会文化和时代背景及临床经验的探讨．见：曾文星．华人的心理与治疗．北京：北京医科大学中国协和医科大学联合出版社，1997．380—387
2. 吴彩云．气功：中国传统的心理治疗．见：曾文星．华人的心理与

治疗.北京:北京医科大学中国协和医科大学联合出版社,1997.372—379
3. 许又新.孔子和老子的思想:在心理治疗中运用的可能性.见:曾文星.华人的心理与治疗.北京:北京医科大学中国协和医科大学联合出版社,1997.355—369
4. 吕秋云.从临床实例透视华人亲子关系问题.见:曾文星.华人的心理与治疗.北京:北京医科大学中国协和医科大学联合出版社,1997.380—387
5. 张妙清,张建新,宋维真.从中国心理测验看华人的性格:(一)量表的运用.见:曾文星.华人的心理与治疗.北京:北京医科大学中国协和医科大学联合出版社,1997.39—67
6. 宋维真,张妙清,张建新.从中国心理测验看华人的性格:(二)测量结果.见:曾文星.华人的心理与治疗.北京:北京医科大学中国协和医科大学联合出版社,1997.68—86
7. 郑仰澄.从中国神话及文学作品看华人的心理发展:中国人的"伊底帕斯".见:曾文星.华人的心理与治疗.北京:北京医科大学中国协和医科大学联合出版社.1997.133—155
8. 徐静.中国人的家庭与家族治疗策略.见:曾文星.华人的心理与治疗.北京:北京医科大学中国协和医科大学联合出版社,1997.413—441
9. 崔玉华.日本森田疗法在中国施行的经验与探讨.见:曾文星.华人的心理与治疗.北京:北京医科大学中国协和医科大学联合出版社,1997.508—525
10. 曾文星.华人的心理与治疗.北京:北京医科大学中国协和医科大学联合出版社,1997
11. 曾文星.文化与心理治疗.北京:北京医科大学出版社,2002
12. 曾文星,徐静.心理治疗:理论与分析.第四部:文化与心理治疗.北京:北京医科大学中国协和医科大学联合出版社,1994

13. Chang SC, Rhee DS. Buddhistic teaching: Relation to healing. In: Tseng WS, Chang SC, Nishizono M, eds. Asian culture and psychotherapy: Implication for East and West. Honolulu: University of Hawaii Press, 2005
14. Cheung FM, Gan YQ, Lo PM. Personality and psychopathology: Insights from Chinese studies. In: Tseng WS, Chang SC, Nishizono M, eds. Asian culture and psychotherapy: Implication for East and West. Honolulu: University of Hawaii Press, 2005
15. Doi T. Omote and ura: Concepts derived from the Japanese two-fold structure of consciousness. Journal of Nervous and Mental Disease, 1973. 157 : 258—261
16. Frank JD. Persuasion and healing: A comparative study of psychotherapy. New York: Schocken Books, 1961
17. Hsu J. Counseling in the Chinese temple: A psychological study of divination by chien drawing. In: Lebra WP, eds. Culture-bound syndromes, ethnopsychiatry, and alternate therapies. Honolulu: University Press of Hawaii, 1976. 210—221
18. Kawahara R. Japanese Buddhist thought and Naikan therapy. In: Tseng WS, Chang SC, Nishizono M, eds. Asian culture and psychotherapy: Implication for East and West. Honolulu: University of Hawaii Press, 2005
19. Kim KI. Culture-relevant psychotherapy in Korea: Cultural insight. In: Tseng WS, Chang SC, Nishizono M, eds. Asian culture and psychotherapy: Implication for East and West. Honolulu: University of Hawaii Press, 2005(In press)
20. King AYC, Bond MH. The Confucian paradigm of man: A

sociological view. In：Tseng WS，Wu DYH，eds. Chinese culture and mental health. Orlando：Academic Press，1985. 29－45

21. Kitanishi K. The philosophical background of Morita therapy：Its application to therapy. In：Tseng WS，Chang SC，Nishizono M，eds. Asian culture and psychotherapy：Implication for East and West. Honolulu：University of Hawaii Press，2005
22. Nishizono M. Culture，psychopathology，and psychotherapy：Changes observed in Japan. In：Tseng WS，Chang SC，Nishizono M，eds. Asian culture and psychotherapy：Implication for East and West. Honolulu：University of Hawaii Press，2005
23. Song WZ. A preliminary study of the character traits of the Chinese. In：Tseng WS，Wu DYH，eds. Chinese culture and mental health. Orlando：Academic Press，1985. 47－55
24. Torrey EF. Witchdoctors and psychiatrists：The common roots of psychotherapy and its future. New York：Harper & Row，1986
25. Tseng WS. The concept of personality in Confucian thought. Psychiatry，1973,36：191－202
26. Tseng，WS. The nature of somatic complaints among psychiatric patients：The Chinese case. Comprehensive Psychiatry，1975,16 (3)：237－245
27. Tseng WS. Folk psychotherapy in Taiwan. In：Lebra WP，eds. Culture-bound syndromes，ethnopsychiatry，and alternate therapies. Honolulu：University Press of Hawaii，1976. 164－178

28. Tseng WS. Psychotherapy for the Chinese: Cultural adjustment. In: Cheng LYC, Baxter H, Chueng FMC, eds. Psychotherapy for the Chinese－Ⅱ. Hong Kong: Department of Psychiatry, Chinese University of Hong Kong, 1995. 1—22
29. Tseng WS. Handbook of cultural psychiatry. San Diego: Academic Press, 2001
30. Tseng WS. Culture and psychotherapy: An overview. In: Tseng WS, Streltzer J, eds. Cultural competence in clinical psychiatry. Washington DC: American Psychiatric Publishing, Inc, 2004. 3—12
31. Tseng WS, Chang SC, Nishizono M, eds. Asian culture and psychotherapy: Implication for East and West. Honolulu: University of Hawaii Press, 2005
32. Tseng WS, Ebata K, Kim KI, et al. Mental health in Asia: Improvements and challenges. International Journal of Social Psychiatry, 2001,47 (1): 8—23
33. Tseng WS, Hsu J. The Chinese attitude toward parental authority as express in Chinese children's stories. Archives of General Psychiatry, 1972,26: 28—34
34. Tseng WS, Hsu J. Culture and psychotherapy. In: Marsella AJ, Tharp RG, Ciborowski TJ, eds. Perspectives on cross-cultural psychology. New York: Academic Press, 1979. 333—345
35. Tseng WS, Hsu J, Ebata K, et al. Application of proverbs in psychotherapy: Asian experience. In: Tseng WS, Chang SC, Nishizono M, eds. Asian culture and psychotherapy: Implication for East and West. Honolulu: University of Hawaii Press, 2005

36. Tseng WS, Kim KI, Hsu J. The Oedipus complex: As reflected in Asian cultural products. In: Tseng WS, Chang SC, Nishizono M, eds. Asian culture and psychotherapy: Implication for East and West. Honolulu: University of Hawaii Press, 2005
37. Tseng WS, Streltzer J. Culture and psychotherapy: A guide to clinical practice. Washington DC: American Psychiatric Press, 2001
38. Yan HQ. Confucian thought: Implications for psychotherapy. In: Tseng WS, Chang SC, Nishizono M, eds. Asian culture and psychotherapy: Implication for East and West. Honolulu: University of Hawaii Press, 2005
40. Young DS, Tseng WS, Zhou L. Daoist philosophy: Application in psychotherapy. In: Tseng WS, Chang SC, Nishizono M, eds. Asian culture and psychotherapy: Implication for East and West. Honolulu: University of Hawaii Press, 2005

第四部

心理治疗的评估与研究

所有参与心理治疗或咨询工作的专业人员，不一定都要从事与心理治疗有关的研究工作，可是至少应了解心理治疗的评估原则与研究上必须考虑的因素，这样才能以客观的角度评估自己所施行的心理治疗或咨询的效果，了解所施行的治疗或咨询是否适合而有效。否则只靠自己的主观而相信治疗的效果，就会像是“王婆卖瓜，自卖自夸”似的，没有客观的根据，无法面对科学的评论。假如是真的要从事心理治疗的研究工作，那还要特别了解研究所需的各种条件与程序，按照方法上的要求而去调查比较，这样研究的结果才能有专业上的可靠性，会被学术界所接受。基于此，在这最后一部里，我们将讨论与心理治疗有关的评估与研究，可间接地提高大家对心理治疗学理上的评论能力。

我们首先论述心理治疗研究要考虑的基本因素与各种条件。接着回顾过去西方学者们所报告的各种主要研究结果，跟各种被提出来的学理与假设作个相对的比较。最后针对我们目前社会与专业进展的程度而作心理治疗评估与研究的建议。这样一贯性的讨论，可让我们对心理治疗的理念更进一层地了解与把握。

第十七章 心理治疗研究的基本概论

第一节 绪论:研究的需要

对于心理治疗的学理,我们在本书前三部里,以不同的途径分别加以讨论,即:从与各种治疗的模式有关的学理、针对各种精神疾患的病理,及文化与心理治疗的学理,这三个不同性质的方向而分别研究,希望能针对心理治疗的学理提供一个整体性的轮廓。接着在此部里,我们将谈论有关心理治疗的评估与研究,可以加强我们对心理治疗的效果有个客观性的了解,进而增加我们对心理治疗的充分体会。

从事心理治疗或辅导的专业人员多半是临床医生,他们所关心的是如何去了解治疗上的学理根据,磨炼治疗的技术,改进治疗的能力,以便提高治疗的效果。从事临床的治疗者,不一定参与或从事心理治疗的研究。可是以治疗者的立场来说,最好起码能了解心理治疗的效果是如何去评价的,并且宜使用何种方法来评审效果,这样才能知道到底自己所施与的治疗是否对病人有效,可以帮助治疗者去决定治疗的方向,提高治疗的效果。

再者,从学理的立场,我们很需要懂得心理治疗的研究,经由心理治疗的实际评估与研究的结果,我们才能客观地去判断我们所依赖的学理的可靠性、重要性、实用性。换句话说,经由研究的结果才能去审查学理是否正确,是否可运用,是否需要修正。因此,接着学理的探讨与说明以后,讨论心理治疗的评估与研究是很恰当的。

况且,我们的社会里,目前对心理治疗的接受度正在提高,心理辅导的工作正在发展,同时也在试图发展配合我们社会与文化背景的辅导方式,更需要有评估与判断辅导结果如何的基本概念与知识,这样才能帮助我们,引导我们宜往哪个方向去努力。

第二节 心理治疗评价的基本考虑

要讨论心理治疗的评估,我们首先要明白辅导效果的评价要从几个基本方向与因素来考虑。即:凭什么资料与依据来评估,由谁来做评价,是何种治疗因素发生效果,并且在什么时候做评审才适当(APA,1982; Bergin, 1971; Garfield, 1994)。因此,让我们就此几个问题做简要的讨论,说明为何要考虑这些基本的事项。

治疗效果的评价依据

当我们要评审心理治疗是否有效时,我们可以依据不同的准绳来评估,而各种依据有其各自不同的性质与意义,也有其不同的长处与短处,值得我们去斟酌。我们所关心而且需要去探讨与评审的,基本上至少有下列诸项目:

病人自我申述症状的改善

按照医学系统的传统观念与习惯,我们认为“疾病”是经由病人所申述的症状与可被观察或检验出来的症候所表现的;而症状与症候的减少或消失,也就意味疾病的改善或治愈。这也是描述性精神医学的基本取向。因此,根据这样的观念来查询病人所述的症状,或者家属、他人或医疗者观察到的行为表现,而做疗效的评估,是一个最通常的方法。

譬如:病人原来申述的各种心情症状,如焦虑、不安、忧郁、气愤、操心、恐惧等,经由治疗的结果,是否减轻或消失,是根据申述的症状来审核的方法。再加上病人的家属、朋友或同事们的报告，以及治疗者在会谈时所观察到的病人的一言一行，都可以当作是精神疾患的症候来评估。譬如：是否能比较集中精神与人谈话，是否对人的态度比较友善，是否能听取他人的意见等等。

这样针对症状或症候的审查，可简单地请病人自述，或者，比较仔细且客观地按量表去调查。请病人自我描述与报告的方法比较简单，可以随时施行；可是这样得来的资料是很主观的，而且会受病人当时的精神状况左右。譬如：病人在情绪高昂的躁态，会描述得很乐观；而相反的，在忧郁的情况，会把自己的病情描写得比较不好。患癔症（转化症）的病人，常表现“漂亮的不关心”（la belle indifference），对自己所呈现的转化性症状（如手脚的麻痹或失言）毫不焦急，也就不会去主动申述。有些病人，特别是患精神病的病人，如患精神分裂症的患者，其所申述的症状，如：睡得不好，胃口不好，嘴巴干等，跟他们所患的疾患的主要病情并没有直接的关系，是周边性的问题，因此无法用来作为评估病情是否改善的主要考虑依据。至于没有病识的妄想者，根本就不会承认自己有毛病，也不肯申述自己所患的症状。因此，依靠病人申述的症状，照道理是很重要的，但是有时很有限，也很不可靠，只对患轻微而以情绪问题为主的病人才可适用。

使用心理测验量表来做检查，基本上是比较适当的办法，也是进行比较正式的研究时，通常被采用的方法，是学者们认为比较客观的学术性依据。使用这样量表的好处是：比较全盘性地询问所有的病情，做谱带性的检验，包括病人自己未曾申述的问题，而且是比较有系统地去调查的关系。当然，关键问题是选择使用哪种量表来测验，其量表是否适当的问题。有些量表是针对比较广泛性的症状而设计的，如“症状测量表－90”（Symptom Check List-90，SCL-90）可用来测量各种症状的；而有些是针对某种特殊的征候群而测量其严重性，如测量忧郁程度的“曾氏抑郁测量表”

(Zung's Self-Rating Depression Scale, SDS)或测量焦虑程度的"状态-特质焦虑问卷"(State-Trait Anxiety Inventory, STAI)等,各有其特别的作用与不同的长处与短处,需加以考虑。譬如,回答量表的时间长短是否适当,所得结果的可靠性(包括信度、效度)多少等。

病人诉说问题的解除

有不少来接受辅导的病人,并不是为了患某些精神疾患而来求诊治(如癔症、强迫症、恐惧症或妄想症等),而是面对一些心理问题而来求辅导(如在学校的适应不良、夫妻关系不好而闹矛盾等)。这样的病人虽然也可能呈现情绪上的症状,如心境消沉,忧虑很多等,但单就症状而去衡量治疗的结果,有点不适当;而应该就所遭遇的困扰是否经由辅导而被处理或解除来衡量才好。比如:对于缺乏信心的人,是否变得比较有信心了;担心考不上大学而会被父亲责骂的年轻人,是否可以应付他所面对的问题;迁移到文化背景不同的社会里而难以适应的移民,是否可以适应新的社会与文化环境等,都是需要评估的核心问题。

由于问题是抽象的,不容易以客观的衡量单位来测量,只能依靠主观的方式由本人、他人,或治疗者来描述与定义。因此,不像病情的症状那么容易去叙述与评估。再者,随着各人的看法,对问题的定义与描述也有所不同,对问题改善的期待也会有所差异。譬如:一对夫妻婚姻关系不好,作妻子的,可能认为先生对她没有感情,不会时时地对她表示亲热而想结束他们的婚姻关系;而作先生的,可能认为妻子喜欢唠叨而不了解丈夫的辛苦。因此各有各的看法,也各有不同的改善的要求与目标。

通常来说,可以依靠病人本身所感知与申诉的问题来作为基础而检讨是否改善了。可是病人对问题的感知与看法,可能随着辅导的进行而改变对自己面对的问题的了解,并可能随时演变与更换,这是值得注意的。另外一个方式是根据治疗者,以职业性的眼光，基于动态心理学的知识而判断，确定个案问题的性质而进行辅导，靠治疗者的定义而用来做辅导效果的准绳。可是跟病人自我叙述的一样，随着治疗的进行，对病人问题真相的逐步了解，治疗者对病人的核心问题的看法也很可能随时改变，而这是很自然的、常见的现象。

人际关系的改进

有些病人来求辅导，是由于跟人相处的问题而来的，因此，评估的依据应该是他们对人际关系上的适应是否改进了。譬如：对于闹夫妻关系的，是否改善了他们的相处关系；害怕跟同学或朋友们相处，而避开社交行为的，是否改善了其社交恐惧趋势；总是跟同事或领导相处不好，闹问题的人，是否改善了与人相处的方式，都是属于评估的主要准绳。使用人际关系来评估时，值得考虑的是，由谁来评价，采用何种资料而评估的问题。病人本身可说是一个主要来源，可是有时自己无法客观地评价，需要依靠四周人，包括家人、朋友或老师等观察者的资料来评估，也可以依靠治疗者在会谈里对不同病人的观察而做判断。

社会生活的适应

有时候，需要评价的是病人在社会生活里适应的能力与结果。此包括，是否能好好就读、上学；是否能长期维持在工作单位工作，表现其职业技能；是否有能力维持家计；是否能跟邻居相处等等。特别是从社会的立场来说，这是比较切实的问题，表示是否自己可以以社会的一分子而执行其社会生活，有基本的贡献，而不用他人或社会来抚养、负担、照顾。这种评估的准绳对于患比较严重的精神疾患的情况时特别有其意义。比如：患情感精神病、严重抑郁症的，经过治疗后，个人的社会生活可以恢复到何种程度；患精神分裂症的患者，是否康复而可以回到社会里去；患物质滥用的患者，经由治疗后，是否能在社会里经营普通的社会生活，是否会再发等。

内在心理的稳定

有时候,需要去评估的,并不是病人所呈现的症状、问题、人际关系,或者社会的适应情况,而是病人内在精神的情形。譬如:对自己所患的情结的了解(理智性病识或情感性病识)与应付的情况,内在精神的稳定情形(包括原我、自我、超我三者间的相互平衡关系),对挣扎或矛盾的处理能力(也就是自我的能力),对挫折或应激的适应与防御机制的使用情况(即使用比较幼稚性的或者比较成熟性的防御机制)等等,都是评估一个人内在精神的例子。这是精神分析治疗时,常考虑与评估的方向,是动态精神医学取向的结果。

由于内在精神状态是很抽象的事情,无法客观地去把握,只能依靠主观的描述。往往只能依靠病人提供的描述性资料,经由治疗者运用职业性的知识而加以判断。这在研究的立场来说,有其缺点,缺乏可衡量的客观性;可是从治疗的立场,特别是分析性的心理治疗,这是很重要的一个需要考虑与衡量的准绳。

性格方面的成熟

最后一样值得考虑而评估的准绳是性格的问题。许多病人,在其症状或问题的初步改善以后,往往可以接着发觉,剩下来的,却是性格上的问题。譬如:面对应激而发生转化性症状的癔症病人,等到其转化性症状消失以后,马上可以令人发觉,剩下来的是其幼稚或自恋性的性格,对心性发展上没成熟的人格问题;或者,患抑郁症的病人,我们往往发现不是患着很依赖的性格,就是患着强迫型性格的人,由于其性格有追求完美的趋向,对自己或对事情总是不够满意,容易让病人发生忧郁的结果,让治疗者感到需要治疗的是其基本的性格上的问题。

由于性格的变化,往往很缓慢,要经过数年以后才可以稍微发觉,因此只能依靠长期性的追踪调查才能获得是否变化了的资料。再者,依靠与性格有关的量表来测量,如:"明尼苏达多相个性调查表”(Minnesota Multiphasic Personality Inventory, MMPI),或者“艾森克问卷”(Eysenck Personality Questionnaire, EPQ)等,由于其敏感性的限制,通常显不出很明显的数据,因此很难给予适当的评估,只能依靠病人自我的感知与治疗者的职业性判断而做评估。

以上各种准绳都是可以用来测验心理治疗是否对病人有所帮助的指针。评估时,不用依靠单种依据来评估,而可以使用数种准绳来同时检验,可是要考虑哪些项目比较适当而有用,是比较有意义的反射治疗结果。譬如,闹夫妻关系问题而自杀的妇女,来接受辅导后,单靠忧郁的症状而评估是不够的,一定要审核对夫妻间的人际关系上的适应情形如何而判断,而有时,还得考虑其喜欢跟异性对象发生争执的内心情结是否能纠正,而其意见很强,喜欢竞争的性格是否有所改善等等,可以从不同的层次而多样考虑与评估。总之,需要根据职业性的判断,觉得把焦点放在哪里去评估会比较有意义,而就其判断而做适当的选择与决定。

治疗效果的评价者

从心理治疗的评估与研究的立场来说,除了要针对那些准绳与层次来评估与检查以外,基本上还得考虑要依靠谁来做评价。因为随着不同的评价者,其所得的资料及其意义会有所不同,而且各有其不同的长处与短处。

病人本身

心理治疗的医疗效果如何,由被辅导的病人来衡量与评价是理所当然的事。毕竟来说,治疗的对象是病人,受惠的是病人,因此宜由病人来检验治疗对他的效果如何。特别是要以患难的症状或遭遇的问题的角度来衡量的话,病人是很适当的评价者。病人是否仍感到焦虑、不安、忧郁、怀疑,都要依靠病人来报告;是否仍害怕上学校,是否对配偶的感情转好了,对领导的关系改善了,都可以依靠当事人(即病人)来评估。

可是依靠病人的报告时,有几样事情要考虑与注意。首先要想的是病人报告病情的动机是什么,是纯粹关心到自己的患病问题,还是其他。是否想多延迟疾病的恢复,来继续休假而不用面对工作上的辛苦,或者领取保养费,获得经济上的好处,甚至是牵涉诉讼的官司,还没解决,希望能多点赔偿金等,都会很显著地左右病人自我报告病情的情况与害病的严重程度。

我们在上面已经提到,病人有时对自己的病情毫不关心(如有些癔症),或者对病情的描述只注重周边的问题,而没有适当的病识而申诉核心性的症状,而让评估的方向脱节。譬如:患妄想症的病人,只会报告自己如何紧张或害怕,但不会申述自己如何怀疑与妄想的毛病。精神分裂症的患者,有时还认为自己没有什么"毛病",而无法担任疗效的自我评估者。

从心理治疗的角度来说,还有个很要紧的事情与现象,需要治疗者与研究者了解。就是:病人(心理或行为上)的改善,并不见得跟所呈现的(心情性)病情平行,而且有时甚至表现为相反的关系。比如:有些病人对自己的情结问题认识了以后(从分析的立场来说,是比较"进步"了),可是由于认知了自己的根本问题,而会暂时地感到不安、焦虑或忧郁(好似是病情症状上的"退行"或"恶化");行为上比较改进些(譬如:患社交恐惧症的患者,现在敢出去外面,开始尝试社会化的活动,表现行为上的改进),可是也就在这样的尝试阶段,难免感到特别紧张或恐慌(好似是"恶化"了);或者病情好转以后,要出院,需要面对外在的现实,而感到焦虑、不安或忧郁,都是疾患愈复的自然性过程,也是病情有所起伏的现象。因此要以动态性的眼光去了解与把握,不能以静态的取向去衡量与判断。

病人周围的人

心理治疗以后,其疗效如何,有时可以依靠病人的家属、亲友、老师或同事们提供资料来评审。特别是病人对人际关系方面的表现、对生活方面的适应如何，可以依靠跟病人生活在一起的家属来评审，或者一起工作的同事们来评估。可是惟一要注意的是，这些四周的人能提供的是他们能观察到的资料，是关于病人的外在行为表现(如：是否发脾气，是否跟大家相处得好)，是外在表现与生活上的成就，却没有办法知道病人内心里的心境状态。譬如：病人是否还受着听幻觉的影响，是否被妄想影响着其思考与决定，是否仍不想上学，仍不喜欢目前的工作等等，无法直接了解病人的所思或内心的感觉，只能做侧面性的推测，有其限制性。靠四周人的观察，还有个缺点就是观察者的敏感性问题，即：是否能够敏锐地省察发觉病人的行为表现有何本质上的不同，是否有所改善。假如这些人没有敏锐的观察能力，再加上没有足够的注意与关心，就不太可靠。假如这些人对病人有私人性的偏见，或者有什么动机，其叙述的资料也可能就被歪曲，失掉其客观性。

治疗者

照理施与治疗的辅导者，也是可以扮演很好的评审员。因为治疗者不但知道病人的申述，观察到病人的行为表现，还随时知道病人对辅导的反应，包括动态性的反应，以及对辅导所表现的疗效等。可是治疗者站在他的立场上，容易受自己主观的意见，发生偏差，失掉其客观性。一般来说，治疗者容易把病人任何的改善或进步归根到治疗的结果，而忽略了可以导致病人改善的其他因素。譬如：自然的愈复，随着时间而自然而然的恢复，由于年岁的增加而自然地成熟，或者是环境的改变，减除了应激或困难等。这些自然愈复的情况常发生，而治疗者没有仔细考虑的话，容易把改进的情况都归功于治疗的结果。

研究人员

为了比较客观而科学性地评估，最好的办法是由负责研究的工作人员，以第三者的立场去做定期性的评估。由于他们知道病人的情况,也知道辅导进行的情况,而可以站在旁观者的角色而进行中立性、客观性的评估。特别是他们从研究的角度知道要评判的项目是什么,评估的方向是什么,因此可以比较有效地去进行审核工作。惟一的问题是,病人是否欢迎这样第三者的介入,时时对他们施行询问或调查,这样是否会影响辅导工作与程序。不用说,这样的方法会花费许多精力、人力而来进行,只能在特别的研究条件与环境里,才能尝试。

治疗因素发生效果的探讨

从专业的角度来说,单单评审是否有效,是不令人满足的;还得去探讨与发觉在治疗过程里,到底什么因素发生了作用,影响治疗的效果。这可从几个方向来考虑。

病人本身的因素与客观条件

从过去的临床经验里,我们得知,病人是否感到自己面对着困难,是否为了问题而感到难受,是否因而有动机接受治疗,而且对心理治疗的了解情况与期待等等这些因素都会直接与间接地影响接受治疗的结果。再者,从个人本身的因素来说,年龄与知识水准也会有点影响。一般来说,比较年轻的人,其性格还有伸缩性,容易纠正与改变行为,而年纪越大,越不容易发生性格上的改变。知识水准比较高,也就比较会善用辅导。可是这些都是一般性的说法,随着个人而可有所不同,不能一概而论。

从客观的立场来说,经济情况、交通与时间因素,都会影响治疗的结果。假如病人住在比较远而交通不方便的地方,那么,定期且长期地来诊所接受治疗就比较困难。假如经济条件比较差,难以负担治疗费用,也就不容易继续接受治疗,也是很现实的影响因素,间接地左右治疗的结果。

治疗者的个人因素与职业性经验

与病人相对的,治疗者本身的条件也是值得考虑的影响因素。

治疗者的专业经验多少，个人性格如何，特别是是否能提供支持与安慰，是否对病人感兴趣，是否有热心照顾病人，对人生的经验是否丰富等等，都是客观性的因素，都会很显著地影响治疗的结果，都是不能轻易忽略的重要因素。

治疗上的操作

这是比较专业性的问题。即：治疗者是否供给适当的支持，不过分，也不少；治疗者是否能很机警地体会病人的心理问题，能有深度地把握病人的深层心理问题，是否能在适当的时机提供解析与指点；是否能适当地提供鼓励与奖赏来促进病人的改善；对病人的非适应性行为是否会及时地给予阻挡或控制；是否懂得帮助病人发挥本身的潜在力；是否能鼓励病人去充分运用四周的支援等等，都是治疗上的治愈因素，是有经验的治疗者才会发挥使用的条件。

治疗模式的选择

这也是专业性的问题，牵涉选择使用何种治疗模式来辅导何种病人、何种问题，是比较适当的问题。譬如：患抑郁症的病人，是采用支持性的辅导比较有效，还是施与分析取向的辅导为宜，是值得去研究的课题。对于闹夫妻关系的求医者，是供给个人治疗比较适当，还是同时采用夫妻辅导来双双地帮助他们比较妥当等，也要靠临床经验与研究的结果来判断。

治疗者与病人的相互反应

到底在治疗进行当中，病人与治疗者之间发生何种相互反应，是很值得探讨的，是对治疗效果很有连带关系的因素，但很少被人仔细研究（Garfield, 1994）。譬如说：治疗者认为病人对于治疗缺乏动机，对辅导表现很防御性的态度与反应，对治疗者表示敌对等等，而治疗者对病人这样的态度与表现会呈现负性的反应，而无形中减少治疗的效果。反过来说，假如治疗者从开始就觉得病人对治疗很认真，肯合作，治疗者对病人的态度也就变得很正性而可能对治疗效果有积极的影响。到底病人为何对治疗表现消极，对治疗者不合作等问题,都很需要去探讨,这样才能进一步去了解治疗的施与会得到怎样的结果。

治疗效果的评价时期

除了依什么准绳来评估、由谁来评审、探讨有哪些治愈因素以外,心理治疗的研究还牵涉一个很实际的问题,就是在什么时候进行疗效的评价。由于心理治疗的进行是一个程序上的操作,而病人对治疗也是随着其经过而表现先后的反应,因此在不同的阶段去评估,会有不同的结果与意义。

根据临床经验,病人在治疗刚开始时,由于感到已经被接受治疗,获得治疗者的关心,觉得有改善的希望,因此,有不少病人会即刻感到放心,表现病情上的初步改善。可是这种改善是一时性的,被称是蜜月式的改善。其实症状性的进步通常还要经历一段时间(起码数个月左右),根本的问题大致解决了以后,各种困扰的症状才会逐渐消失。假如要认知上的改进,态度上的改变,要等到一段时间(譬如数月到一年左右)以后才可预料到。至于性格上的改变,是缓慢发生的(起码一两年),因此,在实行长期性治疗时,才可以观察到结果。有时,还得等到治疗结束后若干年,才可以发现长期性的效果。

基于这个理由,我们要凭所希望评估的项目(即:症状、心理问题,或者性格的改善)而在适当的阶段去进行评估,而且要了解在不同阶段施行评审时,会有何种不同的意义与作用。

治疗开始前期

通常在治疗开始之前,可以查问病人对心理治疗的了解程度,对治疗的期待,同时可测量病人所申述的症状、问题或性格特性,作为底线,可用来作日后的比较。

治疗初期阶段

假如想知道病人对治疗的初步印象,对治疗的初步满意度,就得在治疗刚开始的阶段施与测验。

治疗中期阶段

若是想知道病人在治疗过程进行中，以何种方式在呈现改变或进步，那就得在治疗的中期随着适当的时期作定期测验。譬如：每次会谈后就作简单的测验，或者每隔一个月就作中等度的评估等。

治疗结尾阶段

治疗结束后可以进行病人对治疗过程的总评价，包括哪些方面对病人特别有所帮助，而病人的症状如何，问题的解决情况如何，性格上是否有改变等等，作为治疗效果的总评价。

治疗后追踪期

等到治疗结束后，过了一段时期，可能是一两年，或者是三至五年，做追踪随访调查，可以了解病人对治疗的长期性的效果，可说是比较重要的疗效评价的阶段。

第三节　心理治疗效果的研究方法

要施行心理治疗，还得考虑研究方法上的问题，其所得的结果才能有其学术上的价值与可靠性。这对任何研究工作都是一样的道理，而针对心理治疗的研究也不例外。让我们就下列各种项目逐步说明与讨论。

个案报告与集体性研究

个案报告是由治疗者根据单个病例作详细的报告，不但包括病情史、病人的病理分析，还要说明治疗上所发生的仔细经过与起伏，所遭遇的波折与困难，对发生治愈效果的机制的推测等等，详细提供个案的报告。这样的报告，其长处是很精细，充分提供治疗者对治疗所发生的体会，可帮助其他治疗者参考之用。假如做治疗的病人是比较特殊的、比较罕见的病例,那也有其特殊的学术性贡献。其短处是,完全靠治疗者的主观性观察与推测,而且没有集体性的、客观性的资料来证实其所报告的疗效的真实性。

与此相对的,便是依靠多数的个案,经由客观性搜集的评估资料,作统计上的处理,来证实所发现的情况。其优点是比较客观,有其可靠性;而其缺点是,所得的结果有时无法作适当的解析与了解,究竟是经由何种机制与理由而发生了变化与愈复,缺乏临床上的意义。

临床报告与实验研究

跟临床研究与实验性研究相对而来的是“功效”与“效果”的不同意义。所谓“功效”(efficacy)与“效果”(effectiveness)在英文字意来说原本是相同的,可是近年来,临床心理学家却特意加以区别使用。所谓“功效”(efficacy)指的是由治疗者经由其临床经验与观察而所认识的治疗效果,是主观的见解。其长处是:有其实际性,也有其专业上的意义;其短处是:缺乏客观性,没有具体的数据可用来支持其见解。与此相对的,所谓“效果”(effectiveness)指的是根据实验而所获得的疗效结果,是依靠数据来表现,有其客观性,但常缺乏临床上的意义。

治疗对象的选择与控制

从研究的立场来说,假如要真正地施行多数个案的研究,那么首先需要考虑的是被研究的治疗对象要如何去做适当的选择与控制。一般来说,研究的对象可以是混合种类的,或者同种类的对象。对心理治疗的研究,基本上来说,是选择同种类的对象而研究为比较适当。譬如,都是针对患抑郁症的病人,或者是虑病症、强迫症的病人而去施行同种类对象的心理治疗,看其结果如何,那么我们就可以就其结果而报告心理治疗对抑郁症、虑病症、强迫症的各种不同病情的疗效如何如何。这比对门诊所有的病人而施行的，针对混合种类的治疗效果的报告比较有其特殊性，有其临床上的意义。

除了依靠病名诊断来决定其同种类以外，也可以就其所面对的问题的性质来做选择。譬如：喜欢逃学的学生、闹离婚的夫妻、对移民不适应的家庭等等。也可就不同性格的病人来施与治疗与研究。假如要更仔细一点，还可以考虑性别与年龄等个人因素，包括知识水准等等。可是考虑的因素越多，实际上的研究操作就越不容易，因此要适可而止，做个临床上的判断。譬如：是治疗患酒精瘾的，最好要考虑性别上的因素，因为男的酒精瘾跟女的酒精瘾有不同的性质。假如是针对有行为问题的对象而施与辅导，最好要控制年龄的因素；因为年轻人患行为问题的，跟成年人患反社会行为的，有不同的性质，要依靠临床上的经验来做判断。

治疗模式的控制

除治疗对象的选择与控制以外，同时要考虑的是所施与治疗的模式。譬如，对强迫症的病人施与（特殊的）行为治疗，总比对患强迫症的病人单施行（广泛性的）心理治疗的报告，会比较有力，可以说明是何种治疗模式针对某种对象的治疗效果，从专业上来说比较有学术上的分量。为了研究的目的，首先就要选择所给予的治疗模式是什么，并且要控制，有其一贯性。这是很难去遵守的条件。因为，心理治疗的进行，往往要考虑病人的反应而随机应变与调整，很难以呆板式的方式而施与治疗。可是，至少要大致上规定，是采用何种模式的治疗。譬如是：支持性治疗、行为治疗、分析取向的治疗、认知治疗，或者是家族治疗等等。这样，我们还可以说，针对某种对象而施与某种模式的治疗，而其疗效如何等。

说起来，这是很重要的事情，可是实际施行起来，往往有其困难度，很不容易控制。虽然标榜是分析取向的心理治疗，可是在其治疗过程里,随着病情的需要,常会无形中转变而施与支持性的辅导,或者采取认知性的辅导,并不能有始有终地保持分析取向的治疗。再者,假如是多数治疗者而进行的治疗研究,还得考虑是否每个治疗者都是采取一样的模式而进行,他们的治疗经验与能力是否都相似而没有很大的差异等等。

比较讲究的研究,就要注意到这些会影响治疗效果的因素,制定治疗的操作手册,想办法要求依手册而进行治疗,并随时加以检查,给予适当的控制,免得发生挂羊头卖狗肉的现象。

对照比较的安排

比较科学性的研究,都要求有对照组的比较,这是研究者的常识。除了对照组之外,假如能设计两种不同的治疗模式,那么比较容易了解究竟哪种模式比较有效果,这样与单跟对照组比较还有说服力。特别是研究特殊的治疗方法,那么一定要设计特殊治疗的研究组,以及其他通常被采用的治疗组,再加上没有(心理)治疗的对照组,这样才能检验到底所谓的特殊治疗是否比对照组好,而且比普通的治疗是否有所差别。

回顾性与前瞻性研究

从研究的立场上来说,能事先作计划与设计,作前瞻性的研究,总比治疗后才去回顾性的评估要好。原因很简单,前瞻性的研究,能事先评估病人的底线,考虑治疗模式的选择与控制,也能适当控制治疗的进行情况,可得到比较合乎实验性的研究;而事后作回顾性的调查,就没有这些好处。

与心理治疗研究有关的医德问题

最后要附带说明的是有关研究的医德问题。虽然医德上的考虑并不是单限于心理治疗的研究,在任何临床上的研究都需要考虑，但施行心理治疗时，更需要注意。特别是有不少心理治疗的疗效研究，采用等待治疗的病人作为控制组来作比较，可是这些需要治疗而被摆放在等待治疗的对照情况，长久没给予治疗时，剥夺了病人被治疗的机会，是很不道德的事情，需要尽量避免这样的研究措施。另外要考虑的是病人的测量问题。为了研究的目的，病人往往被要求对许多测量表去作回答，而这些测量对病人并没有任何帮助，只是为了研究而已。因此，测量表的选择，要测量的表的数目与所需的时间都要一一考虑，不要浪费病人的时间。最后一点就是对研究结果的评估与报告方面的问题。由于心理治疗的疗效结果的资料可以从不同的方式与角度而进行分析，往往可得到不同的结论，因此，研究者千万不要为了研究的目的或个人性的动机，有意或无意地进行资料的分析，得到自己期望的结果，甚至夸大疗效的结果。这样的报告不但没有医德，还可能误导学者与临床医师，是要尤其去避免的事情。

参考文献

1. APA Commission on Psychotherapies. Psychotherapy research: Methodological and efficacy issues. Washington DC: American Psychiatric Association, 1982
2. Bergin AE. The evaluation of therapeutic outcomes. In: Bergin AE, Garfiled SL, eds. Handbook of psychotherapy and behavior change: An empirical analysis. New York: John Wiley & Sons, 1971. 217—270
3. Garfield SL. Research on client variables in psychotherapy. In: Bergin AE, Garfield SL, eds. Handbook of psychotherapy and behavior change. New York: John Wiley & Sons, 1994

第十八章 有关心理治疗研究的回顾与探讨

我们在上章里讨论了有关心理治疗研究的基本概念，包括特别需要考虑的因素与研究方法上的问题以后，在本章里接着我们将就若干文献去回顾过去有关心理治疗疗效的研究报告与结果，并且适当地给予评论，帮助我们获得有关这方面的实际学术知识，充实我们对治疗研究的专业性评判能力。

第一节 早期的报告与评论

随着精神分析在20世纪初开创，心理治疗这门专业性工作逐渐在欧美社会里普遍施行，不但精神分析的专家、精神科医师，连临床心理学家都参与，提供心理上的辅导，可是对于治疗效果的研究与探讨却很少，而学者们几乎没有注意。随着当时的风气，就精神分析学家本身的主观性说法，大家都认为心理治疗是很有用的医疗法，特别是精神分析有其特别的效果。到了20世纪中叶，英国的心理学家H·J·艾森克（H. J. Eysenck）在1952年提出他的回顾性论文报告，指出心理治疗没有效果的见解，才导致大家对心理治疗疗效的注意，并且引起学者们的争论，可说是学术界里关键性的论文，值得我们在此简要说明该报告，并做适当的评判。

艾森克(Eysenck)的报告

艾森克把过去20世纪20年代到40年代的，有关心理治疗效果的研究报告做审核，把其中他认为研究方法与报告结果还适当的24个报告作综合性统计分析，其中5样报告是关于精神分析的疗效报告，而19样是精神分析以外的选择性(eclectic)治疗模式的报告。为了综合统计的关系，他就凭他自己的方法，把原来作者所报告的疗效结果重新划分与区别为：治愈或显著改善、改善、稍微改善、没改善或脱离治疗四种情况。根据他这样的划分，他再把前三种情况(即：治愈或显著改善、改善、稍微改善)归属为“改善”的综合情况，而求其治疗结果有改善的百分比。结果，他报告：关于精神分析的总疗效是44%；而非精神分析的其他治疗模式是64%。

他再把这些得来的疗效结果跟所谓“自然愈复”(spontaneous recovery)作比较。他认为平常人虽然没有经过“治疗”，有些人会随着时间而其病情也会“自然”而然地愈复。因此，施与治疗以后，所得的治疗率要跟这样自然愈复的治愈率比较，跟这样的底线(base line)数据比较后，才能真正显出施与心理治疗到底有多少功效。根据这样的观念，他就去寻找自然愈复的资料。

由于当时没有没经过治疗而自然愈复的病人的资料，艾森克就依赖两个资料来推测精神疾患患者的自然愈复率。他所采用的是兰迪斯(Landis)于1938年报告的资料，即：神经官能症患者进入(纽约)州立精神病医院后的出院率。由于20世纪20年代的精神科医院并没有积极的治疗，只有拘禁式的管理，因此艾森克认为病人能出院，就表示是自然愈复，被用来当作没有接受治疗而康复的情况。结果他发现这样的病人三分之二以上都在年内出院，而推断其自然愈复率是70%。另外一个被艾森克所引用的资料是登克尔(Denker)在1946年报告的资料，是关于接受残疾保险的神经官能症患者，经过一般医师的(内科性)医疗，而在两年内里72%被诊治医师判断已经愈复的数据。他认为由于内科医师只提供一般性医疗而并没有施与特别的心理治疗，也就被用来作为没接受心理治疗而愈复的资料。由这两种资料，艾森克就认为神经官能症患者的“自然愈复”率是72%。

因此,艾森克就提出他的报告说:经过精神分析治疗的病人,其治愈率只是44%;接受非精神分析治疗的病人,其治愈率是64%;而没接受过心理治疗的病人,其自然愈复率反而高,是72%。他就下结论说:病人被心理治疗而治疗好的频率比自然愈复率还低;比较讲究而且长期性的精神分析治疗,其治疗效果更是低。换句话说,艾森克不但把心理治疗的功用推翻,还把当时被大家认为很有特殊功能的精神分析的效果完全否定。

由于艾森克的结论跟当时的学者们的看法不一样,曾经引起了学术界的骚动,也动摇了施行心理辅导的临床家的信心。

对艾森克报告的评判

自从艾森克炸弹性的学术报告出现后,就引起了学者们的纷纷讨论。反对的人,曾经提出若干理由来反驳艾森克的说法。专门研究心理辅导疗效的美国心理学家伯金(Bergin, 1971)就提出许多理由来说明艾森克所提的研究报告是方法上的错误,是偏见的结果。由于这样的批评,可以帮助我们了解研究方法上需要慎重考虑的诸样问题,因此让我们简略说明伯金的评判,可作为我们的参考。

伯金所批判的最主要关键是关于“自然愈复”的问题。伯金指出:虽然艾森克所提出的,跟自然愈复作比较的观念本身是对的,但是艾森克所依赖的自然愈复的资料却是不适当的资料,不能用来当作“底线资料”(base line)而作比较。患了严重的神经官能症的病人在精神病院住院以后,终于出院,并不表示就是病情(自然)“愈复”,只能说是“出院”罢了。由于20世纪初的精神病医院的条件很差,主要是针对病情严重的精神病患者施与拘禁式的管理,并没有舒适的护理,因此,患了神经官能症的病人很可能都尽早要求出院,而并非是病情愈复而出院的关系。至于其愈复而出院的定义是什么,没有清楚说明,因此值得推敲。伯金指出,艾森克所依赖的兰迪斯的原本资料里,兰迪斯还报告患酒精瘾的病人64%愈复而出院,而患精神病态(有反社会倾向的病态人格障碍者)(psychopaths) 75%愈复而出院,而这两者情况都是被精神科医师等专业人员认为预后很差的疾病,而其治愈率却被兰迪斯报告得那么高,跟我们临床上的经验与观点有显著的差距,间接地表示艾森克自己并没有运用临床上的知识,而随意使用他人的原本资料为其比较的根据。

同样的,我们也可以想像,被一般医师诊治的神经官能症的病人,虽然接受的是内科性的医疗(如开药、做检查等等),并没有接受正式的心理治疗,但是从广泛的角度来说,也可被看成是接受了支持性的辅导,跟病人接触,让病人感到被支持,栽培希望等等,发生心理辅导上的非特殊性一般功效。因此,其愈复率不能当作是纯粹毫无接受治疗而好转的自然愈复。

伯金指出弗里斯(Friess)跟纳尔逊(Nelson)早在1942年曾经针对就诊于内科医师的神经官能症的病人做5年的追踪调查,发现其愈复率只是29%,而假如接受两次的心理辅导后,其愈复率顶多也就是35%,跟艾森克所引用的登克尔的72%的资料只有一半之多,显然比较低。伯金也指出克林伦(Kringlen)在1965年发表他就神经官能症的十几年的追踪调查而指出,随着各个不同的病类而有显著的差异,但综合性地说,其愈复率是25%。根据这些资料,伯金乃指出,跟30%左右的所谓自然愈复率比较起来,心理治疗后的65%愈复率是令人相当满意的。

再者,伯金费心去重新检验艾森克所回顾而依赖的各种原本文献的资料,指出当时20世纪20或30年代早期关于所谓疗效的临床报告的研究方法简陋而其资料缺乏可靠性,根本就不适合用来作回顾性的统计。另外,伯金还发现艾森克犯了一些研究者在方法上的错误。原来,艾森克对疗效的结果重新划分归类,以便他去进行综合统计时,发生了偏差。他为了方便综合统计,把原本资料里所划分的各种程度的愈复情况重新划分。针对接受心理治疗的资料里,被原报告者归类为"稍微改善"的,艾森克认为这样的情况并不等于是改善,就把此数据一分为二,一半归属于"改善"的分类里去,而另一半就归属于"没改善"的分类里。他这样的做法本身并没有什么非议,可是问题是,同样的情形,针对没被接受治疗(而被看成是自然愈复的)的资料时,被兰迪斯原报告者所归类为介于:"治愈"与"没治愈"中间情况的"改善"就没有采取这样同样的方法去一分为二(即一半归属治愈而一半为没治愈),而统统归类到"治愈",因此,也就提高了其治愈率。换句话说,没有采用统一性的规则,而随其意而更改,是研究方法上的错误。另有人怀疑他是否有意去玩弄资料而降低心理治疗的疗效率,来说明他对心理治疗的负性看法。

另外一个方法上的错误是:针对接受精神分析的患者,假如提早结束或脱离治疗,就被艾森克归属为"没有治愈"的归类里去了。可是我们要了解,20 世纪 20 或 30 年代当时所施行的经典精神分析,标榜要长年的分析(平均 2、3 年),而且要每周看 5 次,所以不但很花费时间,费用也很高,因此不难想像有不少人不会继续完成分析的工作,而提早结束,或自行停断治疗。可是这些病人,并不就是等于"没有治愈"的病人,只是表示"停断"当时所认为应该继续的长期性治疗而已。可是由于把这些脱离治疗的病人全部归类为没有治愈,也就把精神分析的治愈率很显著地降下来了。至于这样的划分,是否艾森克有意去想把当时很风行的精神分析给予比较负性的评价,那就不得而知了。

总结来看,伯金认为艾森克的报告虽然引起了学术界的风波,但是从研究的角度来说,有许多缺陷。他强调不适当的研究报告还不如不报告为宜,否则反而提供不适当的资料,引导他人对心理治疗的误解。可是除了报告者本身所采用的方法上的问题以外,也充分表现早期对心理治疗疗效的研究方法不够理想，因此依赖并运用不适当的资料才会引来这种误会。

第二节　近年来的研究报告趋势

近年来对心理治疗的疗效研究方法比较重视，而且有所改善，从而对心理治疗的疗效到底如何，提供了比较客观的资料。根据伯金的回顾性研究，有关心理治疗的研究从20世纪60年代起开始不但方法比较进步，其研究报告也显著增加，而且一路上升到70年代。单在1966～1970这5年间，就有160个研究报告出现于文献中。在这段期间所进行的各个研究工作，虽然难免仍有方法上的缺点，但是综合起来，其结果指出心理治疗对精神病患者有中等度的治愈效果。

根据伯金的报告(Bergin，1971)，克罗斯(Cross，1964)回顾性地选择与讨论9个采用对照组的研究报告而指出其中6个报告心理治疗对精神疾病患者是有帮助的。两年后，迪特曼(Dittmann，1966)就克罗斯回顾研究的9个报告再加5个报告，合起来作回顾研究，结果判断性地指出总共14个报告里，10个报告指向心理治疗是有效的。可是凯利纳(Kellner，1967)却批评迪特曼的回顾报告过分乐观，指出那些被回顾报告的结果有时是矛盾的而并不一致。至于伯金本人在1971年作文献报告的回顾讨论时，把回顾的研究报告的总数目增加，共为52个，而指出其中22个研究报告说明心理治疗是有用的，15个报告不确定，而另15个报告结果是没有效果。就此，伯金认为心理治疗的综合性结果是中等度的治愈效果。可是他指出，这个不令人兴奋的结果是由于许多研究方法上的缺点而来的。譬如：为了使多数的治疗者们能一起参加研究，以便增加被治疗的病人总数，适合统计上的需要，结果，研究常包括采用经验不多而还在受训的治疗者，因此，治疗的技术并不理想

(间接地影响其治疗效果)。在他回顾探讨的文献报告里,22 个研究指出心理治疗有效,都是采用有临床经验的人来担任治疗者。其次的问题是:多半的疗效研究都是很笼统性的研究,并没有比较精细且特殊性的研究,探讨是何种治疗模式对何种病人与何种问题而发生治疗效果。最后一点,他强调好的研究,要使用适当的方法与测验来检验治疗的特别效果,而不能很广泛地探讨综合性的治疗效果。这些意见对我们将来的疗效研究有提醒作用。

第三节 针对各种疾患与对象的治疗研究

精神分裂症患者的疗效研究演变

20 世纪 60 年代的研究

针对精神分裂症的患者,作不同治疗模式的比较,早在 20 世纪 60 年代就开始尝试 (Fairweather et al., 1960)。即:针对精神分裂症的患者施与个人心理治疗或群体治疗,而探讨其疗效。这种早期的研究,对于治疗者并没有好好控制,由临床经验参差不齐的治疗者参与。并且对病人的诊断也没有统一性的标准就纳入研究。可是这样不理想的研究,却已经提出一个大致上的结果,即:慢性的精神分裂症患者对心理治疗的反应比较差。

20 世纪 70 年代的研究

我们已经(在第十二章讨论精神分裂症的学理时)提过,在美国国家心理卫生研究所(NIMH)赞助之下,由哈佛大学医学院的麻州心理卫生中心于 1965 年开始,经历数年而进行了研究,主要是探讨精神分裂症患者的心理治疗结果。由于美国在 20 世纪 60 年代,还处于精神分析的高峰阶段,因此,在其学术观念影响之下,乃决定研究精神分析取向的心理治疗对精神分裂症有何效果。研究的计划是经由被选出来的 18 名资深而有精神分析背景的教授,每人分别处理被选出的精神分裂症的患者各两三名左右。病人是住院已经 3 年左右的慢性精神分裂症的患者，经由 3 位精神科医师分别同意诊断为患精神分裂症的病人。这些精神分析的资深专家，针对这些被选择而指定分配的精神分裂症患者在其住院期间进行分析模式的心理会谈，每周数次（总共两小时），如此为期两年，企图以精神分析的方式给予长期性心理治疗，看其疗效如何。探讨疗效的方法是依靠病人的症状、行为表现、社会性适应，以及住院的情况。经由尝试治疗后两年，去综合分析接受治疗的 41 名病人的资料，并跟其他住院的精神分裂症患者作为对照组而作比较，结果发现单单施与这样分析性心理治疗的病人，其结果比接受药物治疗再加上普通心理辅导的对照组病人的结果较差（Grinspoon et al.，1972）。

从研究的方法上来说，所选择研究的对象慢性的精神分裂症的患者，是对心理治疗最不易发生反应的。所选择的治疗方法是精神分析，事后才发觉是最不适合精神分裂症患者的治疗方法。为了由有资深经验的精神分析家来担任治疗者，治疗者的数目被限制，而且为了进行精深且长期性的分析性治疗，被研究的病人数目就变得比较少（只有 40 名），而且是经由特别选择而施与治疗的对象，并不是一般的精神分裂症患者。至于对照组也是被选择而没有依靠随意抽样本的方法。

虽然研究方法上有这些缺点，而且所获得的是负性结果（治疗没有效果），但是其研究结果却带来很重要的学术上的信息，即这个研究结果指出：患严重精神病的病人（因其精神状态崩溃，自我能力缺乏），无法接受精神分析模式的治疗。这对日后的临床工作提供了很有用的启示。

20 世纪 80 年代的研究

虽然上述 70 年代的研究，提出分析性心理治疗对精神分裂症患者并没有效果，而且反而有不利，但有些学者仍认为假如采用适当的治疗模式,或许还可能有效,因此,企图改变方式,再进行研究。这次在研究方法上比较讲究而有策划,而且在国家心理卫生研究所(National Institute of Mental Helath, NIMH)赞助之下进行(Stanton et al., 1984)。这次研究的对象改变选择非慢性精神分裂症患者,分别施与不同模式的心理治疗。即:一种是注重现实适应的支持性心理治疗,而另一种是注重病识的分析性心理治疗。对于此两种治疗模式的施行有很清楚的定义,并且订立操作手册,要求治疗者要按其手册进行治疗,提高研究的确实性。为了争取被研究对象数目的足够,乃由几个学术机构共同合作而同时进行,而把研究资料综合起来统计。

被研究的患者都接受至少6个月以上的心理治疗。为了判断疗效,在治疗开始前,先做调查获得底线,治疗开始后每隔半年作追踪调查,治疗开始后2年做最后的调查,探讨长期性的疗效。探讨的项目很广泛,包括症状、行为、认知能力、自我能力、性格、人际关系、家人关系,以及住院情况等。结果,发现接受支持性心理治疗的病人,比较少再发,而且日常生活适应比较改善;而接受分析性心理治疗的患者,对自己病情的认识比较改善,自我功能也较有进步。研究者的结论是,就整体而说,两种模式的心理治疗,对(非慢性)精神分裂症患者的疗效并没有很大的差异(Gunderson et al., 1984)。

对于这个研究结果,有些学者有所批评。为了进行2年后的长期疗效,在其等待期间,有不少病人出院,并且失去联系,因此,2年后被调查的总人数显著减少,统计上缺少力度。再者,有些对精神分裂症患者施与心理治疗的专家认为,只给予6个月到2年的治疗是不够的,至少要持续好几年才能看到显著的效果。研究者承认精神分裂症的患者多半都不容易接受长期性的治疗,容易脱队,不继续接受治疗。而且,对于脱离治疗的病人,因到处迁移而无法作追踪调查,让研究者无法去探讨为何而脱队,而且脱离治疗以后，他们的长期性结果是如何的问题。

有趣的是，对于继续接受治疗的个案，经由仔细分析治疗会诊的录像内容以后，发现接受分析性心理治疗的病人，经由治疗会谈的结果，对整体的心理状态比较有良好的改善。很可能继续接受分析性治疗的病人其自我能力本来就比较坚强，能受惠于分析取向的治疗，而改善心理状态。

抑郁症患者的对照比较研究

虽然近年来，学者们都认为情感精神病的病因是以生物性因素为主，但为了了解究竟心理治疗对于抑郁症是否有功效，美国的国家心理卫生研究所（National Institute of Mental Health，NIMH）在 20 世纪 80 年代进行了一项有系统的对照研究（Elkin et al.，1989）。他们针对 239 位（非双相型、非精神病性的）抑郁症病人为对象，分为 4 组进行实验。一组接受 16 周的认知行为治疗，一组接受 16 周的人际关系心理治疗，一组接受三环类抗抑郁剂治疗及基本临床护理，而另一组是以双盲（double-blind）的方法而接受安慰剂（placebo）及基本临床护理。整个实验里，68％的对象完成了 15 周时间，其间至少 12 次的治疗会谈。

就这些完成了实验的对象，在第 16 周时，再做症状的测量与评判。结果发现，假如是比较轻微的抑郁症病人的话，施行积极治疗的三组的结果，跟只接受安慰剂的一组毫无差异。可是假如是就比较严重的抑郁症患者而分析，却发觉各组有不同的结果。即：接受三环类抗抑郁剂治疗及基本临床护理的一组，其疗效最好，而施与心理治疗的两组，其效率也可观，只是施与人际关系治疗的一组，比认知行为治疗的，比较好些，而只接受安慰剂的一组，其结果最差。

结论是，虽然由生物性病因引起抑郁症，但经由心理治疗的施与，可改变脑部的神经生化系统，从而左右抑郁症的病情。

强迫症行为治疗的研究

患强迫症的病人不容易依靠心理治疗来收效。有些临床心理学家使用行为治疗来尝试,特别使用“暴露与仪式避免法”(exposure and ritual prevention, EX/RP)。为了探讨这样的治疗方法是否有效,阿布拉莫维茨跟他的同事们报告他们最近的研究结果(Abramowitz et al., 2002)。他们说:病人了解其特殊治疗的根据理由,在治疗中肯合作进行治疗操作,而且回家后肯按指导去面对暴露经验者,对症状的改善有显著的关系;可是仪式避免与仪式的自我控制跟症状的改善却没有相对应的关系。研究者表示,同样的治疗里,有些因素和技巧与治疗上的效果有关,而有些则没有。

创伤后应激障碍的特殊治疗研究

自从越战后,美国发现有不少军人发生跟在战场遭遇心理创伤有关的精神疾患,称是“创伤后应激障碍”(posttraumatic stress disorder, PTSD)。患这种疾患的病人,常呈现一系列的症状,如:闯入性的创伤回忆而发生惊怕等情感反应,时时紧张而对外来刺激发生过敏性的反应,情绪急躁,容易发脾气,睡眠不好,常做噩梦,而人格有变化,对人关系不好,容易怀疑,而有时会呈现解离性精神状态等。而这样的特殊症状持续很久,甚至数年,而不容易被治疗。临床医师对这样受心理创伤而发生应激反应的病人的心理治疗有不同的见解,有的认为宜鼓励并帮助病人去重新回忆并体验过去曾遭遇的创伤事件,以便纠正其应激反应;而有的认为这样去重新面对过去遭遇过的心理创伤,会反而产生情感上的不稳定,把病情恶化,不该如此尝试。

针对这样的临床上的不同意见,在荣民医院的心理卫生工作人员乃特别施行临床研究,把患有这样疾患的荣民(退伍军人)作为研究的对象(Ruzek, 2001)。这些病人事先已经接受过例行的、普通的治疗，即：接受辅导上的支持、人际关系上的适应训练、控制生气的训练、对应激处理的训练等治疗。针对这样的对象，分为两组，一组施与“创伤焦点群体治疗”（trauma focus group treatment）而另一对照组则没给予这样特殊的治疗。所谓“创伤焦点群体治疗”就是让病人在群体治疗下，让参加的人去积极回述他们过去曾面对过的心理创伤事件，并且重新体验与表露当时的情感反应，然后帮助病人去纠正他们对创伤的非适应性认知与态度，督促以比较适应性的方式去处理，以比较有效的办法来应付目前所呈现的应激反应症状。经过这样特别治疗以后，给予一系列系统的心理测验，包括特制的创伤后应激障碍症状测量表、一般性的症状测量表、焦虑测量表、抑郁测量表等。

结果发现接受这种重新去揭露并体验过去创伤的治疗方法，并没有把病人的病情恶化，但也没有改善其病情。研究者自我评论说：这样的疾患是慢性的，因此，即使所施与的特殊治疗有任何作用或效果，也不会在短期内就即刻表现出来。再者，只作症状性的测量，或许不够，应该也测量行为与社会适应的情况，或许有什么变化可侦察到。无论如何，此研究指出，这种去作揭穿并重新体验过去的创伤性事件的治疗方法，并不会把病情恶化，可以就实际情况去尝试治疗。

婚姻治疗各种治疗模式的回顾比较研究

婚姻治疗家们通常标榜他们采用不同的治疗模式与取向来施行夫妻治疗。即：行为婚姻治疗、认知取向婚姻治疗、情感重点婚姻治疗及病识取向婚姻治疗。为了了解究竟这 4 种不同模式与取向的婚姻治疗在疗效的角度来说有何区别，韦斯利跟沃陵（Wesley & Waring, 1996）回顾性地去调查有关婚姻治疗疗效报告的文献，并就其所标榜的不同模式与取向而作分别比较。结果，他们发现其 4 种治疗模式与取向的治疗方法，彼此并没有差异；而且也没发现哪种治疗模式与取向对哪种婚姻问题比较有效。他们建议,对婚姻治疗的疗效,不应单就治疗结束后马上作评估,而应作长期性的追踪调查,最起码要作治疗后一年后的追踪评估才有意义。

家庭治疗的研究

家庭是个特殊性的、私人性的小团体。针对有心理问题的家庭施与家庭治疗以后,其疗效结果如何,是耐人寻味的课题。汉普森与比弗斯(Hampson & Beavers,1996)利用他们自己过去已经创造的家庭功能的量表,以及针对通常家庭的研究经验,扩大他们的研究范围,去探讨家庭治疗的疗效问题。他们针对434个接受家庭治疗的家庭,在其治疗开始之前做测量,具备底线资料以后,进行家庭治疗。等到结束以后,再做同样量表的测验。结果他们报告他们研究的结果,即:发现大约75%接受家庭治疗的,都多少显示改善。而其问题的改善跟治疗次数的多少有关,越多者越有所改善,但也有例外。其他最主要的因素是治疗前家庭人员是否已经具有成熟的心理状态,有能力应付困难。越是成熟的家庭人员,接受家庭辅导后,越容易得到治疗的效果。

团体治疗的研究

针对团体心理治疗的研究报告很多,但有一个报告是比较有趣的,是关于治疗者与病人间相互反应有关的研究。加菲尔德(Garfield, 1994)、罗森维格与福尔曼(Rosenzweig & Folman)曾于1974年报告,根据他们的研究,假如团体治疗的治疗者在治疗刚开始时,经过两次会谈,而治疗者感到他是否对某病人能以同理心去了解该病人的情况、对该病人是否感到正性的感觉、感觉到该病人是否有能力跟别的病人相处,就可以预测到病人是否可继续团体治疗的程序。表示治疗者对该病人的评估与反应,跟病人是否能继续参加团体治疗，接受辅导的结果有连带关系。此结果给予临床医生有用的启示。

第四节　心理治疗研究所关心范围的扩大

治疗过程进行的研究

由于心理治疗的施行是个程序，到底病人需要经过多久的辅导才会开始好转，是经由何种机制与途径而好转的，都是很值得研究的课题。可惜针对这样的探讨与研究至今仍不多。这种治疗程序上的研究，往往要依靠治疗者经由他所施行的临床治疗才能实际性地探讨。

为了了解病人接受心理辅导后，需要多少次的辅导性会谈才会开始好转的问题，执业的临床心理学家曾作过这类的研究与报告，被称是“剂量与反应关系”(dose-response relationship)的研究。譬如，霍华德跟他的同事们(Howard et al.，1986)曾经报告，治疗刚开始时，疗效的表现比较多，而随着时间的发展，改善就变得比较缓慢。可是其同事科普塔等(Kopta et al.，1994)不满意他们自己的研究，经由方法上的改善，后来进行了更合适的研究。他们针对患抑郁症的病人作研究。他们联合了精神科医师、临床心理学家、社会工作者，共141名的治疗者参与研究。他们对治疗的抑郁症病人在治疗过程里，每次会谈后都随时给予症状测量表(SCL-90-R)做调查，研究他们在整个辅导过程里，何时开始发生症状性的改善。结果他们发现，为了半数的病人达到改善的程度：患急性抑郁症的患者，需要5次会谈，慢性抑郁症则需14次会谈，而性格性抑郁症患者，就需要104次会谈。表示要达到症状改善的情况，其所需的治疗会谈数，与病人所患的抑郁症的严重性与种类有关，即：越是急性的，所需次数越少，而越是慢性的，所需次数越多。

最近,阿塞伊跟他的同事们针对患情绪障碍与焦虑的病人做调查(Asay et al., 2002)。他们针对患抑郁与焦虑这样疾患而接受辅导的29名成人病人及40名儿童或青少年的病人做调查。病人由资深临床心理学家施与辅导。他们使用“疗效量表-45”(Outcome Questionnaire-45, OQ-45)来每周测量病人的治愈情况。该量表有45项题目,包含:内在精神的舒适状态、人际关系、社会功能表现等内容,而病人只需要每次花费5分钟就可回答。结果,根据他们的统计而认为,半数的病人要达到临床上改进的程度,成人病人平均需要54次会谈,而儿童与青少年则只需要14次会谈;表示年轻人对辅导的治疗反应比较快,而成人比较慢,跟年龄有关。

针对特殊问题的探讨

除了探讨总体性的治疗效果如何,也有不少治疗研究是针对特殊的临床问题而施与研究,企图获得答案。譬如:上面已经说明过的,有关患“创伤后应激障碍”(PTSD)的病人,在治疗上是否该让病人去回述并重新体验他们过去曾面对过的心理创伤事件,以求得对创伤的恢复与情感上的结束,是个特殊的临床上课题。为了这样的特殊问题而去探讨与研究,得到病人病情既不恶化,也不改进的结果以后,可让临床医生去考虑到底进一步该如何治疗的问题。这样的研究,有其特别的功用,值得多尝试。

病人对治疗的评估的研究

美国每年出版的《消费者报告》,是针对消费者进行调查,让他们对商业性商品或各种服务机构的服务情况作评估,以就其调查结果方便消费者与商业机构或服务机构双方的参考之用。此例行的报告在1995年特别有一项调查项目是关于心理卫生的服务,包括对心理治疗的经验评估。根据此调查，18 万消费者当中，7 000 名消费者对调查提供回答，其中 4 000 人表示他们曾接受心理卫生机构的服务。其中接受过心理辅导的，54%的消费者表示他们所接受的心理辅导对他们“很有帮助”，而总共 90%表示心理辅导对他们“有点帮助”。根据此报告，我们可以说，在美国的一般人对心理辅导的经验是正性而且相当满意的。可以说，这样针对接受心理辅导的病人做调查，由他们以消费者的立场来评估心理治疗的效果，是另外一种研究方法，有其特别的意义。尤其是被调查的对象数目巨大，其可靠性更是增加。

可是从纯粹的研究立场来说，这样的调查却有其缺点，即：这是属于回顾性的研究，没有对照组进行比较，调查的内容太简单，并没有调查哪种治疗者对何种问题的辅导结果如何，只作一般性的评估，缺少其研究价值(Jacobson & Christensen, 1996)。可是这样的尝试却提醒我们，从接受心理治疗的病人立场与角度来探讨治疗的效果是很重要而不可忽略的一环。毕竟来说，要受惠的是病人，他们的评估很重要。

少数民族的心理治疗

近年来，随着人权运动及其观念的兴起，美国对少数民族的心理卫生的服务情况甚为关心。特别是临床上的经验指出，跟多数民族的白人比较，属于少数民族的土著印第安人、非裔(黑人)、西班牙裔或亚裔，运用心理卫生医疗设施的不踊跃，而对接受心理辅导的情况不理想 (Zane et al., 2004)。比较上来说，接受治疗的期间比较短，而中断治疗的病人多。其原因很多，除了牵涉语言沟通上的障碍以外，种族间的隔阂与偏见也有影响，让少数民族背景的病人难以接受白人背景的治疗者。最主要的，是对“会谈治疗”的看法与是否重视的问题，包括对心理治疗的了解与治疗程序的熟悉与否很有关系，表示对少数民族的心理辅导，要特别费心做事先的解释与训练,而治疗者要特别能注重文化因素会如何影响辅导工作的问题才可以。

第五节 心理治疗研究上的其他考虑

心理治疗的不利影响

虽然我们都希望心理治疗会给病人带来良好的效果,可是,有些研究却提示事实并非全是如此;有些治疗,反而会给病人带来不好的影响,严重时甚至把病情变坏。根据伯金(Bergin, 1971)的报告,有两位心理治疗者针对相类似的病人施与心理治疗,而显示出巨大差异的结果。一位治疗者表现很好的治疗效果,而另外一位却很差。经由仔细研究,却发现,治疗效果很好的,对病人很关心,随时提供所需的支持,并且认真施与治疗;而另外一位治疗者,不但对病人不关心,也不认真,对治疗方法的施行并不检讨,施与不妥当的治疗,因此多半的病人并不进步,而有的反而变坏。因此,哪种治疗方式对病人不好,也是值得研究的课题,可以提醒治疗者宜如何施行治疗,避免危害病人。

对心理治疗脱队者的研究

为了实际关系,多数的疗效研究都把重心放在继续接受并完成治疗过程的病人,而忽略了停断治疗的病人。可是,为了确实而且全盘性地了解心理治疗对病人的影响,应该也注重研究停断治疗的病人,去了解为何而停止,停断治疗后的结果如何等。这样我们才能从反面去体会治疗对病人的影响究竟如何的问题。

第六节　提议与总结

关于心理治疗研究的提议

从本章的讨论中，我们了解到有关心理治疗疗效的研究，要慎重地考虑研究的方法，否则所得的结果没用；而且不适当的研究报告，有时还会误导我们对心理治疗的了解。我们对于心理治疗疗效的研究方法还有几点在此作个总结性的提议，可帮助引起大家的注意。

治疗者与治疗方法的控制

要好好地研究与证实心理治疗的效果如何，一定要控制治疗者的水准与经验，并保持治疗模式与方法上的控制，这样，所得的结果才能比较清楚地去说明是由何种治疗者，用什么方式的治疗方法而得到什么样的结果。不同水准与经验的治疗者，再加上不同的治疗方法，往往就相互发生混乱的现象与结果，无法弄清楚其治疗效果的实际情况。

单独性治疗与合并性治疗的问题

跟药物治疗与其他生物性治疗一样的，有时单独的治疗，并不出现治疗上的效果，而跟别的治疗合并起来，却可经由相互的作用而加强其治愈的效果。心理治疗也可能有这种情况，单独的治疗模式其效果并不显著，可是跟别的治疗模式合并以后，却可以加强其效果。譬如：针对抑郁症的病人，把药物治疗与支持性治疗合并起来，其治疗效果会比单独使用药物治疗或施与心理治疗时，其疗效会更高。因此，根据临床上的经验与体会，有时可以尝试合并性的治疗，去检验其治疗效果如何，而不要拘泥于比较简单且单纯的单独性治疗的研究。

临床医生与研究者的相互合作

无可否认,临床医生的重点是放在如何去治疗病人,而研究者是把其焦点放在如何去探讨疗效的结果,因此,彼此有不同的背景、目标和专长。两者最好能合作,由临床医生提供实际性的经验与体会,而由研究者提出研究上需要考虑的因素与条件。这样的配合,才能得到临床上有意义的探讨,获得有意思且有用的研究。

综合结论

从各种心理治疗的研究结果,我们可以获得一个大致的结论:越是严重而慢性的疾患,越是不容易治疗;越是年轻的病人,越是比较容易恢复;越是有经验的治疗者,越可以获得比较好的疗效;而越是认知能力高、有智慧而懂得内省的病人越会善用治疗而获得疗效。不同的学理与治疗模式,理论上会产生不同的效果,可是由于跟别的因素混合,往往显不出其差异性。换句话说,心理治疗的特殊性效果往往不明显。可是很清楚的,非特殊性(普通性)的因素,包括治疗者的支持、希望的培养,却可以显著地影响治疗上的结果。

最后,我们可以说,学理上的研究,可以引导我们治疗的方向,可是实际的效果,还得依赖治疗者的态度、基本的技巧,再加上病人的合作而综合性地产生。

参考文献

1. Abramowitz JS, Franklin ME, Zoellner LA, et al. Treatment compliance and outcome in obsessive-compulsive disorder. Behavior Modification, 2002,26 (4): 447—463
2. Asay TP, Lambert MJ, Gregersen AT, et al. Using patient-focused research in evaluating treatment outcome in private practice. Journal of Clinical Psychology, 2002, 58 (10):

1213—1225

3. Bergin AE. The evaluation of therapeutic outcomes. In：Bergin AE，Garfiled SL，eds. Handbook of psychotherapy and behavior change：An empirical analysis. New York：John Wiley & Sons，1971. 217—270
4. Elkin I，Shea T，Watkins J，et al. NIMH Treatment of Depression Collaborative Research Program：General effectiveness of treatments. Archives of General Psychiatry，1989，46：971—982
5. Eysenck HF. The effects of psychotherapy：An evaluation. Journal of Consulting Psychology，1952，16：319—324
6. Fairweather GW，Simon R，Gebhard ME，et al. Relative effectiveness of psychotherapeutic comparison of four programs for three different patients groups. Psychological Monographs，1960，74：1—26
7. Garfield SL. Research on client variables in psychotherapy. In：Bergin AE，Garfield SL，eds. Handbook of psychotherapy and behavior change. New York：John Wiley & Sons，1994
8. Grinspoon L，Ewalt JR，Shader RI. Schizophrenia：Pharmacotherapy and psychotherapy. Baltimore：Williams & Wilkins，1972
9. Gunderson JG，Frank AF，Katz HM，et al. Effects of psychotherapy on schizophrenic patients，Ⅱ：Comparative outcome of two forms of treatment. Schizophrenia Bulletin，1984，10：564—598
10. Hampson RB，Beavers WR. Measuring family therapy outcome in a clinical setting：Families that do better or do worse in therapy. Family Process，1996，35(3)：347—361

11. Howard KI, Kopta SM, Krause MS, et al. The does-effect relationship in psychotherapy. American Psychologist, 1986,41:159—164
12. Jacobson NS, Christensen A. Studying the effectiveness of psychotherapy: How well can clinical trials do the job? American Psychologist, 1996,51(10):1031—1039
13. Kopta SM, Howard KI, Lowry JL, et al. Patterns of symptomatic recovery in psychotherapy. Journal of Consulting and Clinical Psychology, 1994,62:1009—1016
14. Ruzek JI. Do post-traumatic stress disorder symptoms worsen during trauma focus group treatment? Military Medicine, 2001,166(10):898—902
15. Stanton AH, Gunderson JG, Knapp PH, et al. Effects of psychotherapy on schizophrenic patients, Ⅰ: Design and implementation of a controlled study. Schizophrenia Bulletin, 1984,10:520—562
16. Wesley S, Waring EM. A critical review of marital therapy outcome research. Canadian Journal of Psychiatry. 1996,41(7):421—428
17. Zane N, Hall GCN, Sue S, et al. Research on psychotherapy with culturally diverse populations. In: Lambert MJ, eds. Bergin and Garfields's handbook of psychotherapy and behavior change, 5th ed. New York: Wiley, 2004. 767—804

第十九章　对心理治疗研究的建议

我们在本部前两章里分别讨论两样事情，即：要进行心理治疗疗效的研究时需要具备的基本观念（第十七章），以及在国外欧美社会里曾经施行并报告的有关心理治疗的研究的回顾及讨论（第十八章）。接着，在本章里，我们将简略回顾在我们社会里对心理治疗研究的概况，并且对将来针对华人的心理治疗而宜进行的研究提些建议，供大家参考。

第一节　目前的困难与错误

缺乏研究工作与研究方法上的观念

由于我们的社会里，对心理治疗的工作刚开始发展，从事心理辅导的专业人员并不多，过去对心理治疗的研究可说是很少，只有近年来才有逐渐增多的趋势。从文献的回顾来看，在早期的报告里，多半是治疗个案的报告（吕与曾，1993；唐，1994；傅，1994），而有计划地逐步施行集体性、实验性的研究却很少（陈等，1996）。即使偶尔有实验性的、集体性的疗效研究的报告，其研究的计划与资料的分析，往往表现缺少研究方法上的基本观念，所报告的结果在学术上的价值不够理想，充分表现对这方面的研究工作还需要迎头赶上。

常出现的问题:治愈率的夸张

国内报告心理治疗的疗效,过去还有个问题,即过分地夸张治疗的效果。有不少报告指出他们治疗的病人几乎达到全部治愈的程度。在亚洲其他国家里,也有类似的趋向。譬如:在日本针对神经官能症施行的森田疗法,被治疗者报告其治愈率达到90%以上(Kitanishi, 2005);针对通常被学者们认为是难以治疗的青少年行为问题,内观治疗者报告他们的治愈率也几乎是90%以上,不但标榜其效果奇佳,还报告把其治疗方法推广而运用到通常是难以治疗的精神分裂症患者,并且宣扬其有效率很高(Kawahara, 2005)。从专业的立场来说,这些疗效特佳的报告令人费解也不容易被接受。这种夸张性的疗效报告,一方面是由于缺乏研究方法上的知识与观念,而且对国外学术界的一般研究报告并不熟悉;而另一方面是由于治疗者自己作评估,有商业性质似的心理,以"王婆卖瓜,自卖自夸"的趋向来鼓吹自己的特殊治疗的疗效结果,很少由第三者的研究者来施与客观性而且实验性的探讨。因此我们迫切需要以学术的立场来改进我们对心理治疗方面的研究工作。

第二节 可采用的研究方法与探讨

个案详细报告

由于我们当前的社会里,心理治疗工作刚开始进展,基本条件还不充实,无法一时就进行大规模的研究工作,因此还可暂时多以个案报告的方式来报告与心理治疗疗效有关的结果。我们在第十七章里已经简略说明过,个案报告的好处是可以就单独个案而作比较详细的分析与报告,说明病人对治疗的反应、辅导的经过、解析治愈的机制与改善的程序,可获得临床上对"功效"的体会,可供其他治疗者做参考，对临床的应用性很强。惟一要避免的是，不能提出过分的主观性结论，从个案去推广到一般的情况；也不该过分地夸张其效果，假如治疗上发生了错误或经历了失败的经验，也应该报告，好让其他同事们参考，有其临床上与学术上的价值。

假如治疗者能针对某一种类的疾患或特殊问题的病人多做治疗，把其积累的临床经验综合报告，并加以讨论与提供建议，也就会更增加其学术上的用处。由于是同一治疗者来进行辅导工作，无形中就控制了治疗的模式与方法，在研究上有其好处。

集体合作性研讨

为了弥补个案报告的缺点，另外一个可采用的方式是，由若干治疗者同业者联合起来，针对同样疾患或问题的病人施行同类模式的治疗，把其所获得的集体临床资料加以统计与分析，可以获得比较客观性的研究结果。假如要采用这样方式的探讨，最好事先就商量好，制定一套大家共同遵守与履行的治疗方式，并且选择适当的同类治疗对象，经由事先与事后的测量，就可形成有规模的治疗研究，而其疗效报告也就比较有用。不用说，要参与这样合作研究的治疗者们，其临床经验要类似，这样才有意义。假如由第三者身分的研究者来施行测量、统计与分析的话，那更是上策。换句话说，这样的研究方式比较经济，只要少数志同道合的治疗者们共同合作参加，经历时间上的经过，积累了足够的治疗对象，也就可以完成相当客观的研究作业。在我们社会里的目前情况，是未尝不可的研究办法之一。譬如：王与陈(2000)把他们两人对恐惧症所施行的行为治疗 9 例合并报告，也算是弥补了个案报告的缺点。

机构性大规模研究

对心理治疗比较正式而有规模的疗效研究，最好由大学系统的临床教学机构来负责进行。其好处是具有大批的治疗者可以在同一个单位里,经由商讨而共同进行治疗与研究的工作。大家了解研究的目的与方法,能遵守研究的纲要,按计划的治疗手册去施行治疗,而进行比较有系统性策划的研究工作。由于是与教学有关的医院或门诊,就诊的病人数目多,可以从中选择同类的病人对象而进行治疗,求得比较适当的资料,适合解释治疗结果。另外一个好处就是可以按计划而设立对照组,作比较,得到更有价值的研究结果。因为是教学机构,病人也比较可以了解研究的需要性,会协助参与测量的评估工作,比较方便。当然,假如是由第三者身分的研究者来负责资料的收集、统计、分析与解释,那是更客观而可信的,可减除主观性的偏见。

第三节 需要研究的课题

由于我们社会里,向来对心理治疗的研究很少,因此可说还是个处女地,各种各样的研究都可以去进行,也值得去尝试探讨,提供有用的研究报告。在此让我们就几个方向而个别做些提议,推荐可以研究的课题。

一般人对心理治疗的了解与态度

由于心理治疗在我们社会里正在开展,目前很有必要调查了解一般人对于心理治疗的了解与态度是什么。这样应用调查与研究所得资料,可供治疗者知道如何去向病人做初期的解释,帮助他们了解,以方便进行辅导的工作。由临床经验而得知,病人越是能了解辅导的性质,治疗操作施行的目的,病人越能合作,并且继续接受治疗,减少中途退出,提高功效。调查一般人对心理治疗的知识与态度,最好选择社会里各种阶层的人,包括不同年龄与性别、教育水准,也包含城市与农村等不同地区的人,这样才能比较全盘性地了解到底一般普通人对心理辅导的认识情况,对“谈话治疗”

的态度与观念如何的问题。

譬如：张与同事们就来门诊求医的患者进行问卷调查，查问他们对心理治疗的期望是什么，对治疗者的期待是什么（张宁等，2001），其所得资料很可以帮助从事辅导工作的治疗者们作为参考，了解怎样向病人做治疗前的准备与解释，同时去考虑如何去施行比较被求医者所期望的治疗。

钱与马（2002）在北京针对受高等教育的大学生做调查时，发现他们对心理咨询的了解情况。即：除寻求建议和忠告（66.8%）和学习解决问题的方法（63.0%）以外，还有少数的学生认为是：找一个知心朋友（28.2%）或找一个精神寄托（19.3%）。至于受中、下等教育的，或者在农村而心理卫生知识比较少的普通人，他们对心理治疗的了解情况如何就不得而知了，值得去探讨与研究。

对心理辅导施用的情况

除了上面所提的课题之外，接着需要了解的是，实际上目前是什么样的人在接受心理辅导，运用心理治疗。到底愿意接受心理辅导的是教育水准高的大学生，还是中等教育的人，是经济条件比较好的，还是普通水准的。当然，还值得调查，他们对心理治疗的期待是什么，是患了什么疾患，是想解决何种问题，而对当前接受的心理辅导有何种意见，是否满意，觉得有何需要改善的意见等等。相对的，也值得调查施与辅导或治疗的专业人员，他们对自己提供的心理治疗有何感觉，对病人的反应是否满意，是否感到哪些方面需要再改善等等。总之，这些基本上的资料都可提供给心理卫生系统与医学教育系统作参考，了解将来需要加强教育与推展的方向；同时也可以体会我们社会与别的社会是否有及有何差异的问题。

譬如：陈与同事们分析在上海由上海本地（86%）及其他各地（14%）的人使用电话咨询者的研究，发现在其 10 年期间里，求咨询的问题,逐渐从20世纪90年代,以恋爱为首、情绪问题为次、人际关系为三的情况,而逐渐转移到精神疾患有关的问题为首、情绪问题为次、恋爱问题为三的顺序,很清楚地表现,近年来大家在心理生活上所关心的问题是什么,怎样随社会与文化上的变迁,而逐渐在转变(陈等,2004)。这样的资料,可供治疗者对求医者的问题有所了解与认识,而针对求咨询者的需要去做准备。

对心理辅导与心理治疗的区别问题

习惯上由精神科医师针对病人而施与的心理方面的治疗,称是"心理治疗";而由临床心理学家提供的辅导就称是"心理辅导"。其实两者的实际操作基本上很类似,可是由于治疗者的专业背景与训练有所不同,被辅导的病人也略有差异,因此,习惯上被加以划分区别。在欧美社会里,由临床心理学家施与心理辅导的情况很多,有些病人因不愿意被他人认为是患了精神疾患,而回避看精神科医师,特意找临床心理学家接受心理辅导。我们华人社会里,临床心理学家其数目还很少,可是由于通常人对精神病的避讳心还是很强的,因此,这些因素如何左右病人对心理辅导与心理治疗的选择是值得探讨的。

对特殊疾患的研究

根据我们的临床经验而得知,华人社会里许多病人患着跟文化背景较有关的精神疾患,因此值得特别去研究这些特殊的精神疾患的治疗情况。

神经衰弱

在一般人的观念里,神经衰弱是比较通俗与熟悉的疾患名词,也是治疗者常使用的诊断病名。究竟患这种疾患的病人宜如何去治疗比较妥当,是专业上的一个被争论的课题。由于欧美社会里已经不使用这个诊断病名,况且患这种病的病人不多,因此对于这种病的治疗经验与研究几乎没有。因此，我们华人社会里的专业人员有职责去探讨与发觉其所需的答案。

过去，当“大跃进”运动推行时，由于中国内地患神经衰弱的患者很多，经由研究开创“快速综合治疗方法”，特别企图治疗这种病人，而且也尝试了研究，报告其效果令人满意（李，1996）。可是社会环境与时代变迁后，对神经衰弱的辅导并没有人再去做研究，这仍是值得去继续努力的。譬如针对这样的病人，到底是施与认知性的辅导、普通的支持性辅导、分析性的治疗、以躯体运动为主的康复活动，还是像原本的“快速综合治疗方法”似的，采用几样不同的综合性治疗来作对照性的比较，一定各有其临床上的意义，希望能去尝试研究。

躯体症

从文化精神医学的立场来说，我们华人习惯于以躯体的症状而表达心意的问题，被认为有躯体化的趋向。针对这样华人病人比较多的趋向，到底如何去治疗比较妥当，并且有效，也是临床上的挑战性课题，值得去探讨。譬如说，针对这样趋向于躯体化的病人，是否采用分析或认知治疗的模式，帮助病人去把“躯体”与“心理”的问题转换，改由心理的层次去正视自己的问题为宜，或者，保持病人躯体化的趋势，经由转弯式的，以躯体症状为焦点而进行辅导为宜，是个很值得探讨的治疗上的课题。

对不同治疗模式的比较

支持与分析取向治疗的比较

从文化的立场有不少学者曾经提出他们的见解，认为源于西方的分析心理治疗，不适合于东方人的心理辅导；但另外有些学者却认为只要运用适当，不但可以使用，还很有帮助。到底对这样的专题争论，其究竟是如何，很少经由实际的科研来证实，所以很需要这方面的研究。虽然近年来对分组对照比较的研究方式变得比较普遍,对于支持与分析的治疗模式疗效的比较也开始出现,可是其主要问题是,对于各种治疗模式没有清楚的说明,也没有事先制定的治疗上要遵守的施行手册,因此不太清楚到底是施用了何种治疗模式,是否实际施行了分析治疗。因为单就分析心理治疗而说,其实际施行的情况可有很多变化,随着治疗者对精神分析学理的了解程度与运用经验而会有个性的巨大差异,因此需要对这方面的研究方法进行改进。

个人与家庭取向治疗的比较

从文化精神医学的立场,我们也得知,东方人的社会里,比西方人来说,更注重家庭,我们的个人生活跟家庭关系很密切,而且跟家庭有关的心理问题也就随之增多(吕,1996),并且也认为需要运用此特点,多进行以家庭为重点与取向的心理辅导(徐,1996)。可是从实际的立场来说,很少有人去尝试比较:到底对同样类似的病人,对相似的问题,是采用个人的心理辅导比较合适,还是牵涉家庭的辅导比较有功效。针对这个专业问题而作个彻底的比较与研究,可说是很需要去探讨的问题。再者,要施行家庭治疗,也可以采用不同的治疗模式,如结构性、分析性、行为性、策略性的家庭治疗等。到底针对华人的家庭,哪种家庭治疗模式比较适用,也是需要去研究与探讨的课题。

对特殊治疗模式的探讨与评估

假如使用特别创立的心理辅导模式,很值得、也很需要去进行各种疗效的研究,来探讨并证实其特别的治疗模式跟其他通常的辅导模式是否有其特异的性质与疗效。针对这样的特殊治疗模式,可以研究许多课题,包括:接受这样特殊性辅导的病人是否因配合他们的(文化)背景而比较容易接受(愿意继续接受辅导而脱队者比较少);是否由于治疗者对于这样配合他们自己的(文化)背景、想法、价值观念而感到比较熟悉,而比较有信心去施行(连临床经验比较少的治疗者也感到比较容易去操作）；跟已经被人们通常采用的“普通”辅导模式比较起来，到底这样比较“特殊”的治疗方法有何疗效方面的差异；这样的特殊性辅导模式是否比较适合于辅导特别的对象（如教育水平比较高或低、年纪比较大或年轻、城市里比较现代化的人或农村比较传统的老百姓等），以及任何其他不同种类的疾患或不同性质的心理问题等等。这些都是一连串值得去探讨的问题。

森田疗法的疗效探讨

森田疗法是由日本精神医学家森田氏，在20世纪初创用，针对当时比较多的，患了“对人关系恐惧症”、“神经质”等的病人，而以住院治疗的方式而使用。最近，随着日本的社会环境与时代的变迁，患这些疾患的病人逐渐减少，而森田疗法的使用也不普遍了（Nishizono，2005）。而且其疗法也在逐渐演变，只注重其医疗的基本哲学观念而试用于门诊病人，被称是“新森田疗法”（Kitanishi，2005）。可是在近一二十年里，被介绍到中国来，一时很流行（崔，1997）。

针对这样的情况，就森田疗法的研究也不少（李与靳，1988；李等，1989）。最近，张向阳跟其同事报告他们针对住院的强迫症患者施与改进的森田疗法（张向阳等，2000），报告效果好。可惜在其研究策划里，并没有跟其他“普通”的住院治疗或辅导方式作对照比较，因此无法了解到底研究者所报告的疗效是跟森田疗法有关，或者是单纯住院而给予“一般性”辅导或护理就改善的问题。另外一点是，该研究并没有跟“原本”的森田疗法作比较，因此，不能知道到底经由其“改进”以后，如何提高了疗效的问题。这些方法上的问题都是将来可以改进的地方。

道家取向认知治疗

从文献上来看，这是以中国传统思维里比较富于哲学性思考与人生态度的道家思想为根据而创导的认知性辅导。针对这样新异创造的治疗方法很值得研究。根据张亚林及其同事们的报告(张亚林等,2000),他们曾就:使用道家认知法、使用药物治疗法,及合并使用道家认知法与药物治疗的三组来治疗焦虑障碍的病人,并经由其对照比较,而报告合并使用道家认知法与药物治疗时,其效果比单独使用道家认知法或者药物治疗法的效果较好。在这样的对照组比较研究里,可惜没有对照比较其他通用的辅导模式,譬如与单纯的支持性辅导来作比较,因此,显不出这样为了华人而创造的特殊性疗法是否有其特别适用的地方。再者,因为还没有运用此治疗方法去试用于患抑郁障碍或其他疾患的病人,并比较其疗效,因此,也不知道这样特别创立的辅导方法是只适用于焦虑障碍的病人,还是也可运用于其他疾患的病人,这些课题多需要日后继续其研究。

气功的疗效

在我们的社会里,练习气功的人不少,而且也被专家推认运用气功的方式可以帮助一些患躯体化疾患的病人(吴,1997)。可是针对这样的假设,并没有学者去研究其实际疗效如何,有待将来探讨。特别是,气功是否提供非特殊性的治疗效果,或者是针对患躯体化疾患的病人有特殊性的疗效,是需要研究的。另外,对照比较接受一般性的心理辅导跟接受气功的疗法,到底是否有及有何差异,都是令人所期待的探讨工作。

第四节 总结与建议

治疗技术的进展与疗效研究的双轨并行

治疗技术进步以后,才会发现需要哪些方面的研究;而研究有了结果,才能引导治疗操作的进展。因此,临床工作与探讨研究是相互并行的。因此,需要以双轨的方式来推进。令人庆幸的是,在我们目前的学术界里，已经开始有这方面的认识，逐渐往这样的情形去发展。我们可以说，有了问题，才做研究，研究是企图为问题而寻找答案的。因此，临床医生与研究者要能密切合作与练习，才能发生双轨进行的情况。

对照的设计与治疗方法的适当控制

虽然我们当前的学者们已经很熟悉对照比较的研究方法，而且也经由这样的方式而企图进行研究工作（王等，1999；杨等，1999；彭等，2003），可是仍需要费力去改进的问题是：关于被采用而对照的治疗模式的施行，需要有仔细、具体而且清楚的说明。这样我们才能了解，到底是施行了怎样的治疗工作，才能真实地进行比较。在研究课题的计划里，要有个治疗上的规划与操作手册在施行治疗的时候能遵行；而在研究结果报告时，要能清楚说明，让其他学者明了，这样才是有水准的研究工作。

学理上的假设与研究而求证

目前的研究报告，很多报告里没提到“假设”，说明为何需要去从事所计划的研究，也就因此，没有针对假设来印证是否正确。许多科研，都是想收集资料而没有学理上的思考与推测，因此，也就缺少其研究的用意。这样的问题，牵涉大家对心理治疗上的学理还没有充足的关心与认识，也就因此缺乏了疑问，在没有“假设”的情况下就开始收集资料。由于这样没有学理上的根据，也没有“假设”的建立，其所计划的研究方案也就没有针对假设而建立整套的系统，不但对研究对象的选择、测量与评估的内容、采用的量表、研究的方式等等，而且对资料的统计都没有一个引导的重心。因此，如何首先思考学理上的问题，建立“假设”，然后去进行研究方式的策划，是比较有意义的进行途径。

中外疗效研究的比较与参考

如何跟别的社会里已经被研究而所发表的报告作参考与比较,是很重要的一环,很需要往这方面去改进。不但要了解在别的社会里已经进行过何种研究,以当作我们计划研究课题与方法的参考,而且其所得的结果也可以跟我们自己发现的结果作相互的比较,这样才可以增加其学术上的功用。如何去回顾文献,如何去研讨别人已经研究过、发表过的结果,是科研的必要部分。通常在科研的报告里,在其开头就要有“文献回顾”的部分,接着提出“假设”的问题,依序说明研究动机的发展、计划的形成、采用的方法,然后才能对自己所得的结果作个比较有见解的解释。

配合文化的心理治疗的探讨

最后要提议的是,要多多去研究如何发展适合文化的心理治疗的问题。我们都知道,为了配合我们的社会与文化背景而需要调整西方引进来的心理治疗的观念与方法,并且,必要时还要研究与创用适合我们华人的心理治疗的模式(Tseng et al.,2005)。了解什么是比较适合我们自己文化的辅导方式,这些方式是否比较恰当,是否比较有用,都是一连串需要去探讨的研究课题,还要等待临床医生与研究者的共同合作与努力而去开拓。

参考文献

1. 王传耕,陈文泽.行为疗法治疗恐怖症 9 例.中国心理卫生杂志,2000,14(5):351—352
2. 王长虹,贾富军,方润领等.理智-情绪疗法对 95 例心境恶劣障碍治疗效应的对照研究.中国心理卫生杂志,1999,13(3):172 —173
3. 李从培.快速综合疗法的创用与回顾:社会文化和时代背景及

临床经验的探讨.见:曾文星.华人的心理与治疗.北京:北京医科大学中国协和医科大学联合出版社,1997.380—387
4. 李成涛,靳陶聪.住院森田疗法治疗神经症.中国心理卫生杂志,1988,2(5):205—208
5. 李成涛,靳陶聪,刘志云.门诊森田疗法治疗神经症16例.中国心理卫生杂志,1988,3(2):67—68
6. 吕秋云.从临床实例透视华人亲子关系的问题.见:曾文星.华人的心理与治疗.北京:北京医科大学中国协和医科大学联合出版社,1997
7. 吕秋云,曾文星.好斗但又怕人的"小公鸡".中国心理卫生杂志,1993,7(1):42—43
8. 徐静.中国人的家庭与家族治疗策略.见:曾文星.华人的心理与治疗.北京:北京医科大学中国协和医科大学联合出版社,1997.413—441
9. 陈华,朱晓彤,季建林.上海电话心理咨询常见问题10年分析.中国心理卫生杂志,2004,18(5):318—320
10. 陈珠璋,高淑芬,张宏俊.华人团体心理治疗的经验.见:曾文星.华人的心理与治疗.北京:北京医科大学中国协和医科大学联合出版社,1997.479—507
11. 杨德森.中国人的心理与中国特色的心理治疗.见:曾文星.华人的心理与治疗.北京:北京医科大学中国协和医科大学联合出版社,1997.22—38
12. 张亚林,杨德森,肖泽萍等.中国道家认知疗法治疗焦虑障碍.中国心理卫生杂志,2000,14(1):62—63
13. 张向阳,吴桂英,张培琰.住院森田疗法在治疗强迫症中的改进及疗效分析.中国心理卫生杂志,2000,14(3):171—173
14. 张宁,李箕君,袁勇贵.对心理咨询及咨询师的期望与要求的研究.中国心理卫生杂志,2001,15(4):250—252

15. 崔玉华. 日本森田疗法在中国施行的经验与探讨. 见:曾文星. 华人的心理与治疗. 北京:北京医科大学中国协和医科大学联合出版社,1997. 508—525
16. 吴彩云. 气功:中国传统的心理治疗. 见:曾文星. 华人的心理与治疗. 北京:北京医科大学中国协和医科大学联合出版社. 1997
17. 唐登华. 一例恐怖症的综合心理治疗. 中国心理卫生杂志,1994,8(3):127—128
18. 傅文青. 狂犬病恐怖一例的心理治疗. 中国心理卫生杂志,1994,8(1):35—47
19. 钱铭怡,马悦. 北京市大学生对心理治疗专业工作的认知. 中国心理卫生杂志,2002,16(10):659—662
20. 彭纯子,燕良轼,马晓虹等. 大学生社交焦虑团体治疗的比较研究. 中国心理卫生杂志,2003,17(4):229—331
21. 杨昆,杨明辉,刘海平等. 陪同式系统脱敏治疗社交恐怖症的对照研究. 中国心理卫生杂志,1999,13(4):238—239
22. Kawahara R. Japanese Buddhist thought and Naikan therapy. In: Tseng WS, Chang SC, Nishizono M, eds. Asian culture and psychotherapy: Implication for East and West. Honolulu: University of Hawaii Press, 2005
23. Kitanishi K. The philosophical background of Morita therapy: Its application to therapy. In: Tseng WS, Chang SC, Nishizono M, eds. Asian culture and psychotherapy: Implication for East and West. Honolulu: University of Hawaii Press, 2005
24. Nishizono M. Culture, psychopathology, and psychotherapy: Changes observed in Japan. In: Tseng WS, Chang SC, Nishizono M, eds. Asian culture and psychotherapy: Impli-

cation for East and West. Honolulu: University of Hawaii Press, 2005

25. Tseng WS, Chang SC, Nishizono M, eds. Asian culture and psychotherapy: Implication for East and West. Honolulu: University of Hawaii Press, 2005

英汉词汇对照与索引

[A]

[C]

[D]

[F]

[G]

[H]

[L]

[M]

[**O**]

[**P**]